美容・健康・免疫力アップ からだづくりに欠かせない

たんぱく質のきほんとレシピBOOK

監修　たんぱく質博士　宮地元彦
料理　栄養士・料理家　ほりえさちこ

朝日新聞出版

Contents

Part 2

もりもり食べたい たんぱく質がしっかりとれるおいしいおかず

この本の使い方

- 材料は１～２人分を基本にしています。レシピによっては、作りやすい分量などもあります。
- 栄養価は1人分です。作りやすい分量の場合は1/2量として計算しています。
- 計量単位は大さじ１=15mℓ、小さじ１=5mℓとしています。
- 電子レンジは600Wを基本としています。500Wの場合は加熱時間を1.2倍にしてください。
- 「少々」は小さじ1/6未満を、「適量」はちょうどよい量を、「適宜」は好みで必要があれば入れることを示します。
- 保存期間は目安です。冷蔵・冷凍庫内の冷気の循環状態、開け閉めする頻度などにより、おいしく食べられる期間に差が出る可能性があります。
- 保存の際には、食品の粗熱をしっかりと取り、清潔な箸や容器を使ってください。

❶ 最新研究でわかったたんぱく質のヒミツをわかりやすいグラフや図とともに解説!

たんぱく質の摂取量と筋肉の関係などグラフをもとにわかりやすく解説！

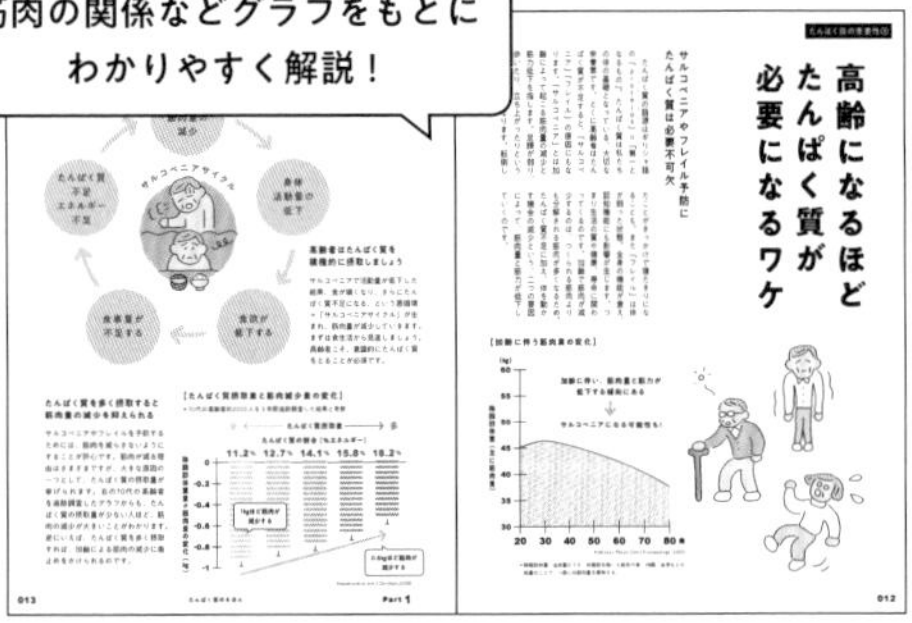

普段の定番の食事にたんぱく質をプラスするアイデアも必見！

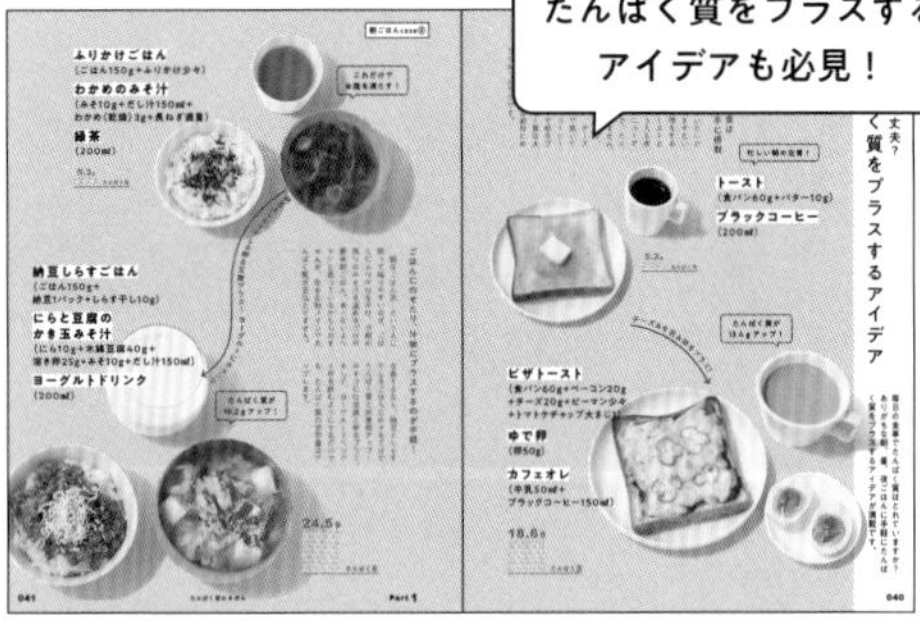

❷ たんぱく質を効率よく吸収でき、おいしく食べられるレシピが満載!

１皿でたんぱく質やそれ以外の栄養がとれるワンボウルレシピ

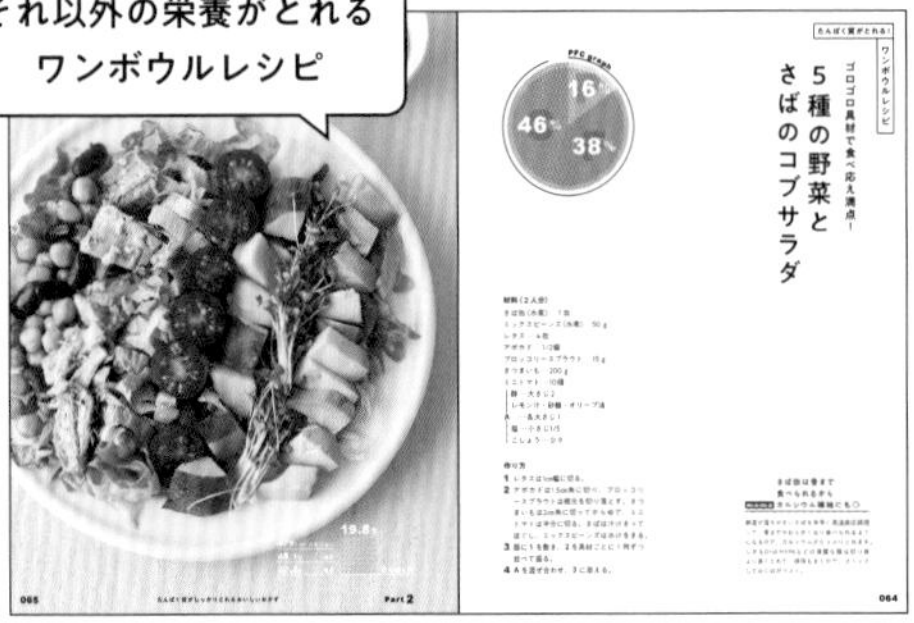

肉、魚、卵、乳製品、大豆製品などの食材別のたんぱく質おかずが満載！

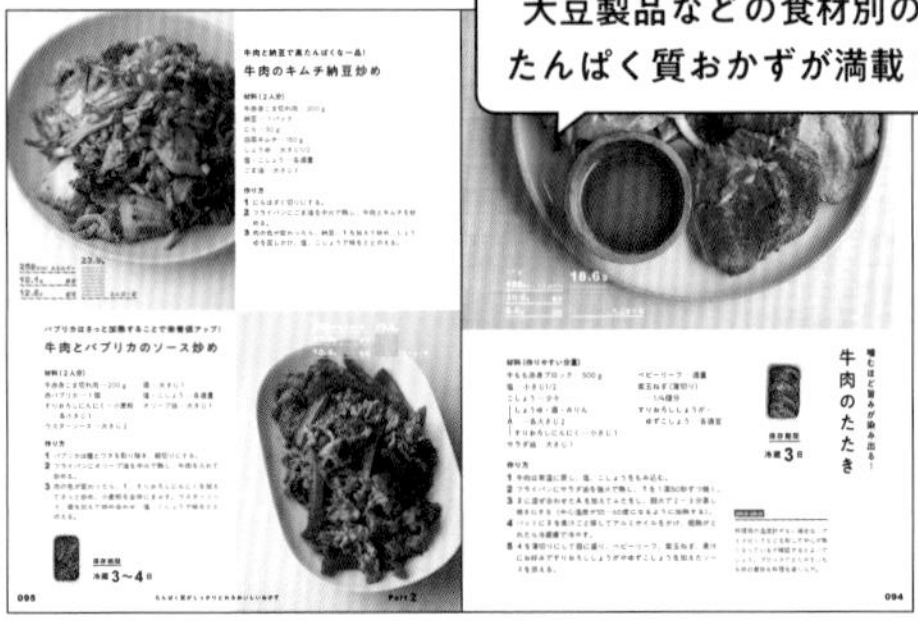

栄養価はエネルギー、糖質、脂質、たんぱく質量を表示。
たんぱく質量はひと目でわかるグラフつき!
食材の栄養のこと、献立のPointを入れたmemoも充実!

Part 1

もっと知りたい たんぱく質のきほん

たんぱく質ってどうして必要なの？　１日にどのぐらいとるべき？　たんぱく質は手軽にプラスできる？など、もっと知りたいたんぱく質。グラフや図を用いて丁寧に解説。

現代の日本人はたんぱく質不十分

ダイエットやメタボ対策で、すべての世代でたんぱく質摂取量が減っています

「日本人は栄養不十分」と聞いたら、多くの人は驚くことでしょう。これまではむしろ食べすぎのカロリー過多や肥満、それらによる生活習慣病を警告されてきたからです。しかし実際には現代人の多くが、生きていくためのエネルギーや体のもととなる、大事な栄養素「たんぱく質」が不十分な状態です。戦中や戦後のものがなかった時代、日本人のたんぱく質摂取量は目標量に達していませんでした。

その後は下のグラフの通り、戦後から高度成長期にかけて伸びていき、バブルと呼ばれる時代にはとりすぎな状態に。しかしそれ以降、急激に摂取量が減少し、戦後と同じレベルまで落ち込んでいます。生活習慣病に対する意識が高まり、ダイエットやメタボ対策で摂取カロリーを減らした結果、大切なたんぱく質まで不十分な状態になっていると考えられます。

【たんぱく質摂取量の推移（成人平均値）】

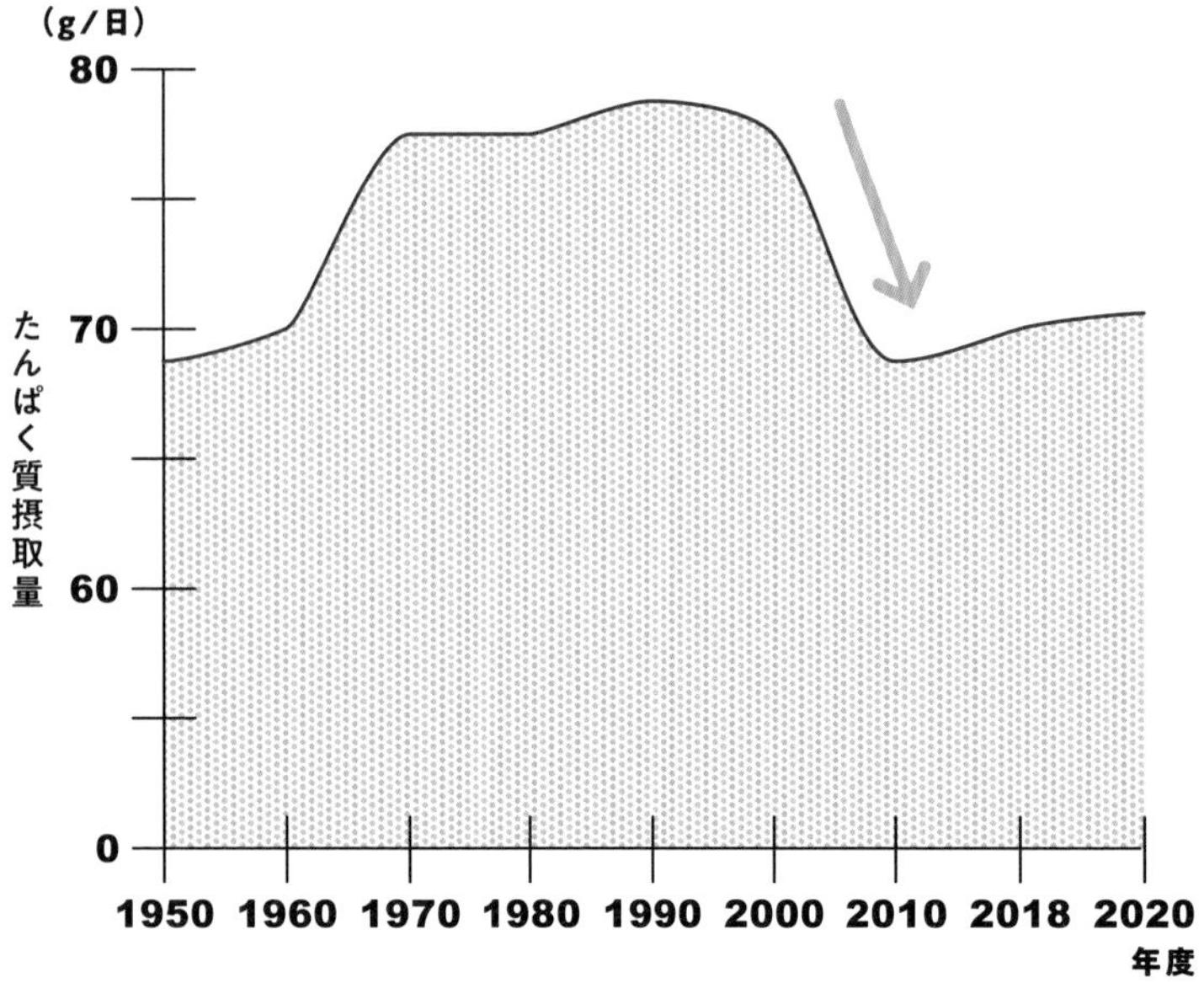

出典：厚生省／厚生労働省.1947～1993「国民栄養の現状」、1994～2002「国民栄養調査」、2003～「国民健康・栄養調査」

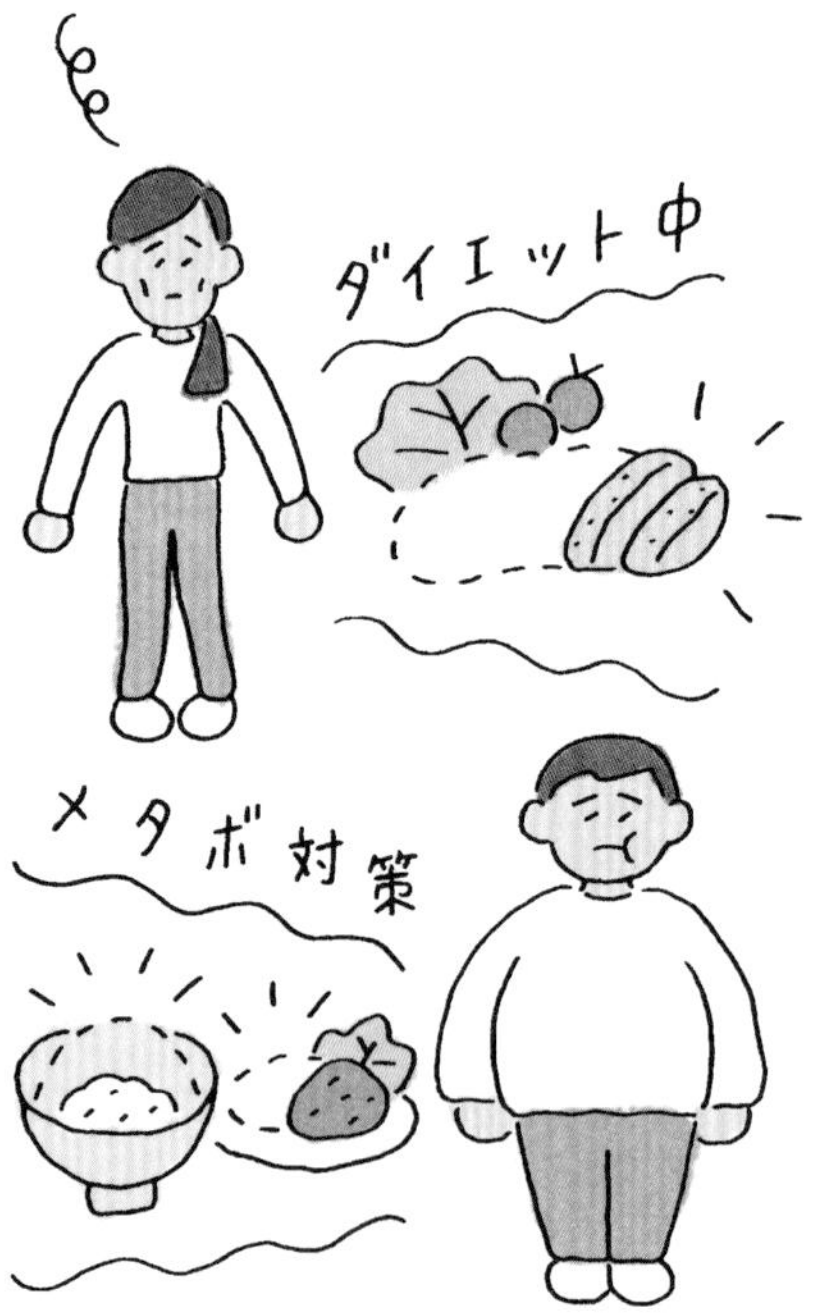

【たんぱく質の摂取実態と「目標量」との差異】

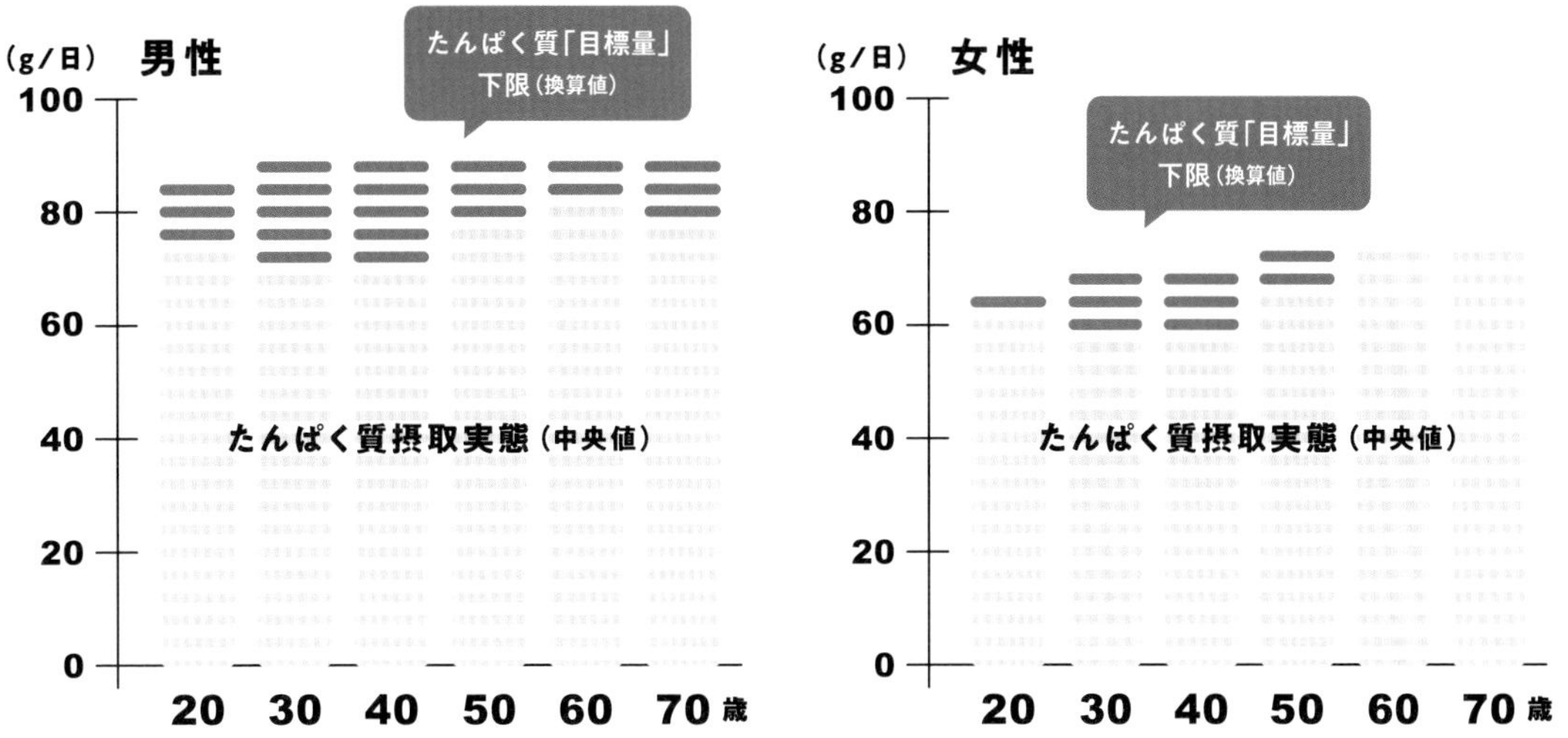

出典：厚生労働省／平成29年国民健康・栄養調査報告、日本人の食事摂取基準2020年版

20歳以上で、男性は10~13g、女性は2~7g程度、目標量下限を下回っています

人生１００年時代を生き抜くために必要なたんぱく質が少し足りない

上のグラフのように、すべての世代においてたんぱく質の摂取量が目標値に届いていない人の割合が多い状態です。心配なのは若い世代。とくに女性の摂取量は、グラフでは目標量まであとわずか、というふうに見えますが、実態は深刻です。たんぱく質の目標摂取量は体重を基準に決められ、体重50kgの人なら1日に60gが目標量となりますが、日本人女性の平均身長１５８cmで体重50kgはちょっとやせ気味。筋肉量も十分ではありません。筋肉は年齢を重ねるほどに減少し、もともとのたんぱく質の摂取量が少なく、筋肉を十分に蓄えていない人の場合、筋肉の減少によって足腰が弱り、寝たきりを招くなど、老後に大きな影響を及ぼします。人生１００年時代といわれますが、80、90歳になっても元気に若々しく過ごせるかは、どれだけたんぱく質を蓄えておくかで明暗が分かれてくるのです。

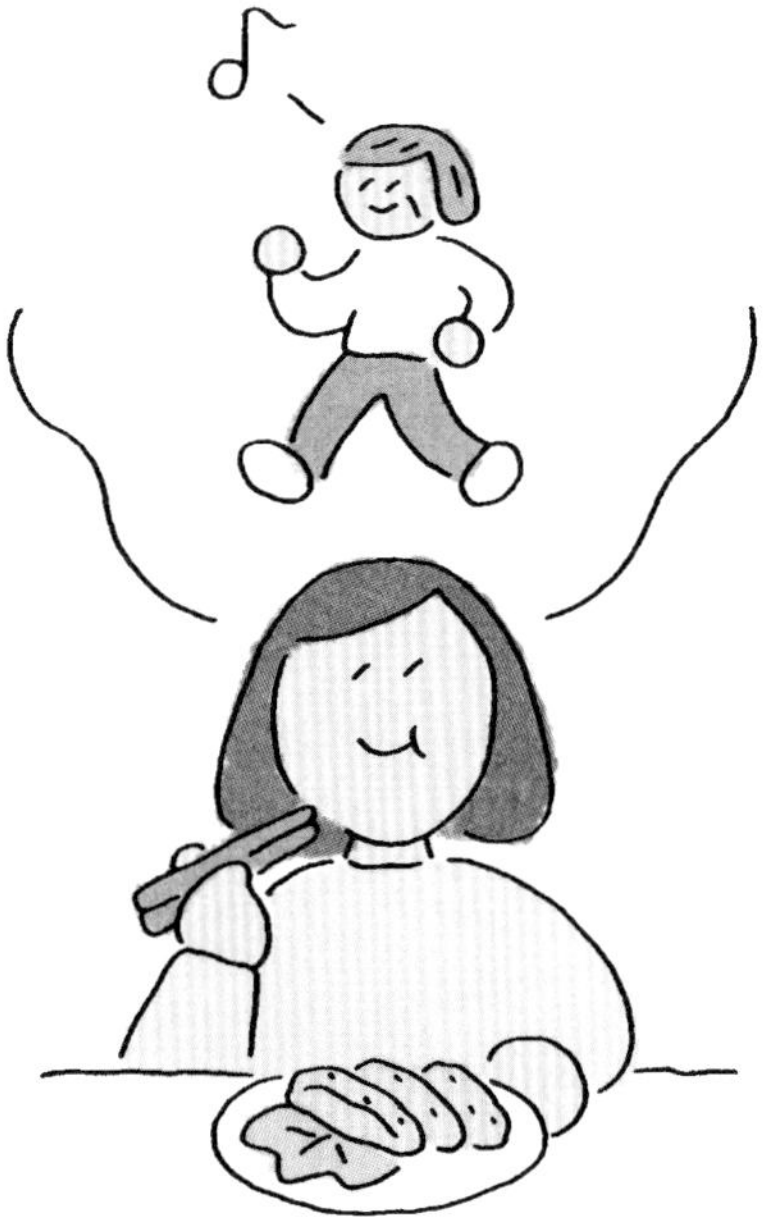

たんぱく質はすべての年代において必須の栄養素

高齢者はもちろん、若い頃からたんぱく質を摂取することが大切です

人生100年時代、元気に過ごせる時間を長くするために、たんぱく質はとても重要です。たんぱく質をきちんと摂取し、適した運動を行えば、必ず筋肉量を増やすことができます。これは高齢者でも同じなので、ぜひ今から、大切な栄養素であるたんぱく質を積極的に摂取するようにしましょう。

また若いからといって、たんぱく質をとらなくてよいわけではありません。十分な筋肉を蓄え、将来に備えましょう。とくに前ページのグラフの通り、20~40代ではたんぱく質不足が心配されます。たんぱく質摂取量と目標量との差は男性で10~13g、女性で2~7g程度ですが、女性は意識して多くとることをおすすめします。たんぱく質が不足していると筋肉が減少したり、免疫力が落ちたりするほか、女性では月経不順といった全身の不調にもつながるからです。

memo たんぱく質は体をつくる構成要素

右のグラフから、人の体を構成している物質としてもっとも多いのは水分ですが、たんぱく質は18%と、残りの大きな部分を占めていることがわかります。人の体には、約10万種類のたんぱく質が存在するとされており、体内のあらゆる部分にたんぱく質が使われています。たんぱく質といえば、筋肉の材料となるのはよく知られているようですが、それだけではありません。内臓や皮膚、髪の毛といった体の組織、血液、ホルモンなどの分泌物、消化酵素など、あらゆるものがたんぱく質からつくられています。またたんぱく質がなければ、免疫システムを担う免疫細胞や抗体などもつくられなくなってしまいます。このように、体を構成し、体内のさまざまな場所で、生きていくために欠かせない働きをしているのがたんぱく質なのです。

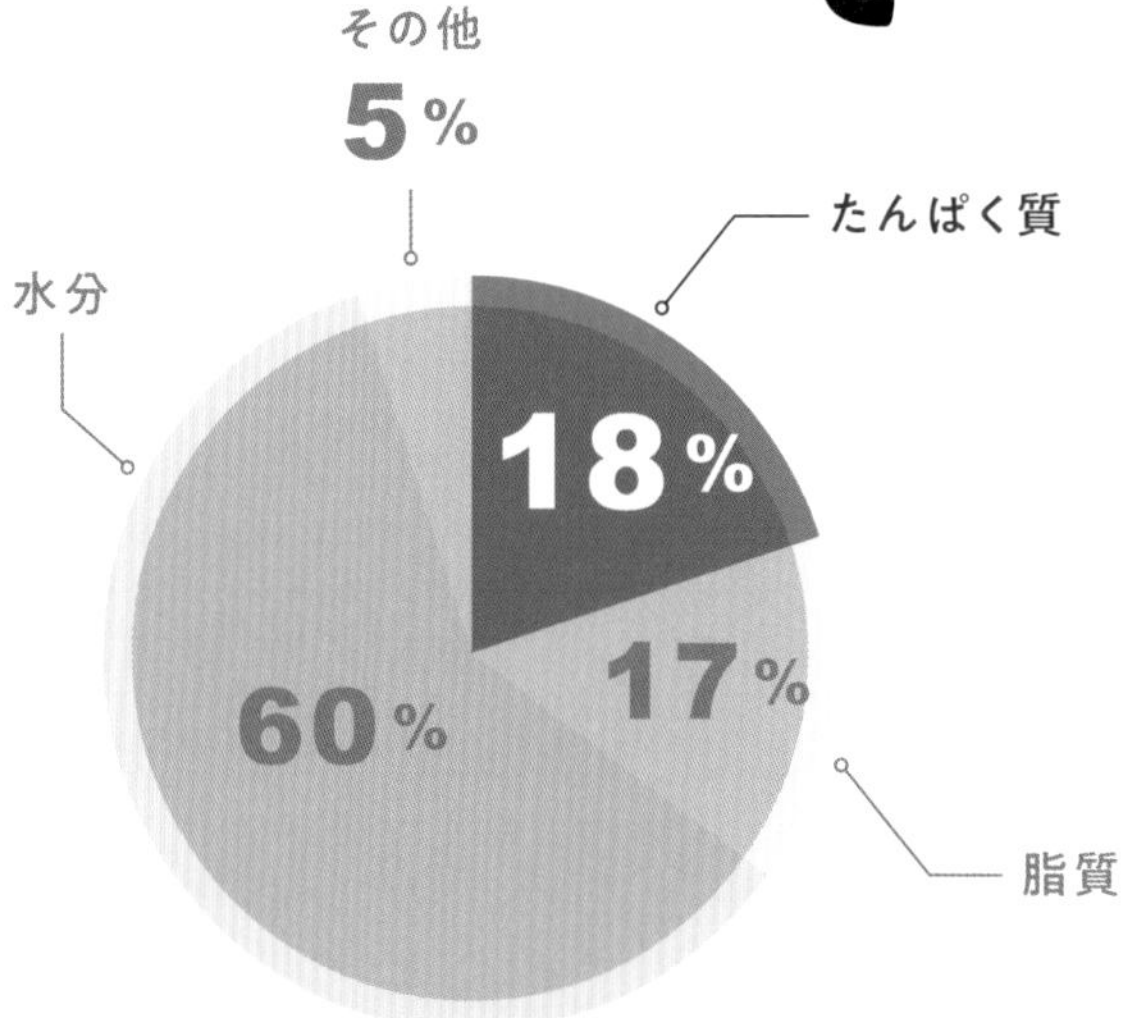

〔たんぱく質摂取不足の影響〕

成人男性

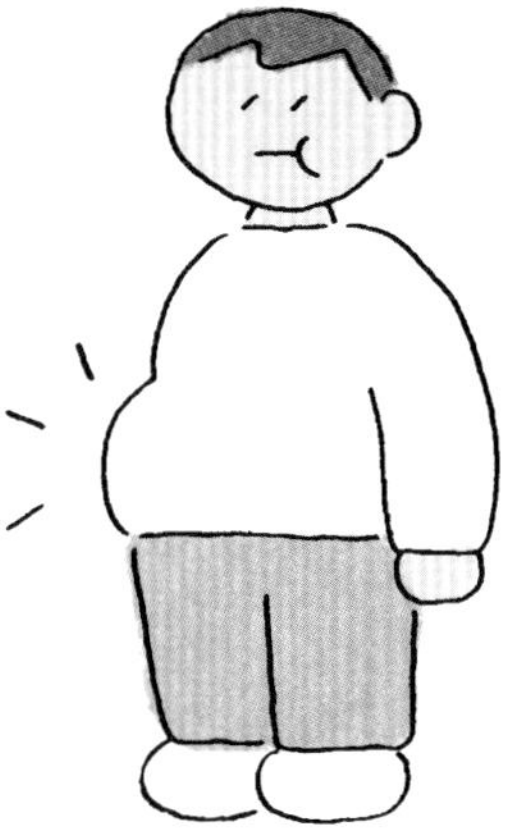

運動不足や過食、たんぱく質摂取不足による基礎代謝低下の可能性がある。

⬇

肥満
（メタボリックシンドローム）が増える

若年女性

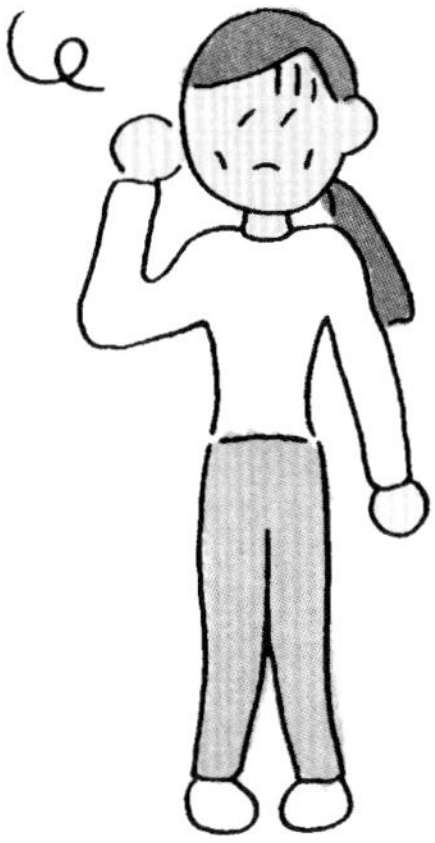

過度なダイエットなどによってたんぱく質摂取不足となり、体調不良、貧血などの可能性がある。

⬇

やせすぎ・貧血や低出生体重児の出産が増える

高齢者

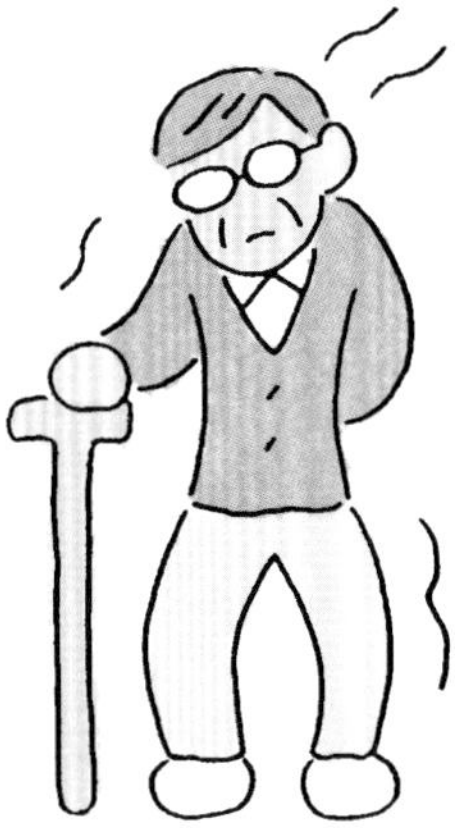

活動量が減り、少食になりやすいため、たんぱく質摂取不足となり低栄養を招く。

⬇

やせすぎ・筋量と筋力低下が介護の一因になる

過剰栄養

低栄養

免疫力・抵抗力の低下

高齢になるほどたんぱく質が必要になるワケ

サルコペニアやフレイル予防にたんぱく質は必要不可欠

たんぱく質の語源はギリシャ語の「proteios《プロテイオス》」＝「第一となるもの」。たんぱく質は私たちの体の基礎となっている、大切な栄養素です。とくに高齢者はたんぱく質が不足すると、「サルコペニア」「フレイル」の原因にもなります。「サルコペニア」とは加齢によって起こる筋肉量の減少と筋力低下を指します。足腰が弱り、歩いたり、立ち上がったりという動作がしにくくなります。転倒したことがきっかけで寝たきりになることも。また「フレイル」は体が弱った状態。全身の機能が衰え、認知機能にも影響が生じます。つまり生活の質や健康、寿命に関わってくるのです。加齢で筋肉が減少するのは、つくられる筋肉よりも分解される筋肉が多くなるため。たんぱく質不足に加え、体を動かす機会の減少という、二つの要因によって、筋肉量と筋力が低下していくのです。

【加齢に伴う筋肉量の変化】

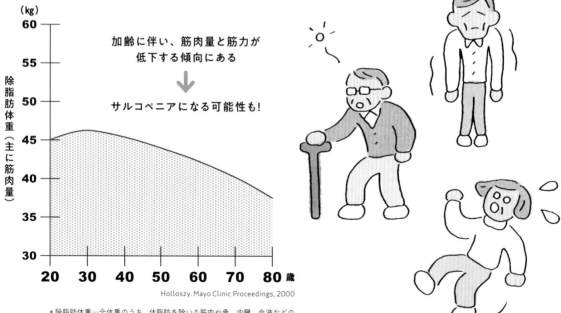

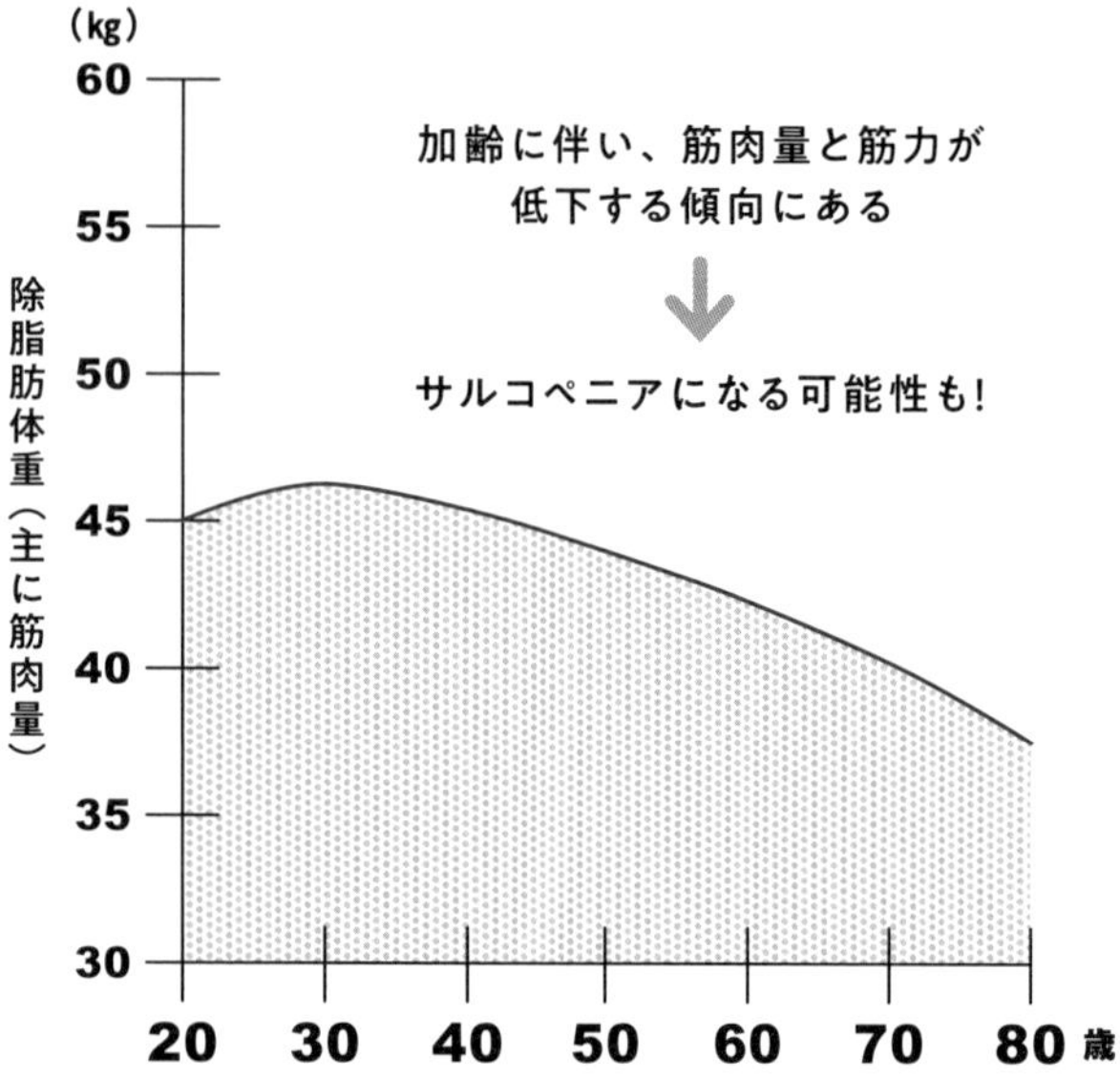

Holloszy. Mayo Clinic Proceedings, 2000

＊除脂肪体重…全体重のうち、体脂肪を除いた筋肉や骨，内臓、血液などの総量のことで、一般には筋肉量を意味する。

高齢者が食が細くなると陥りやすいサルコペニア

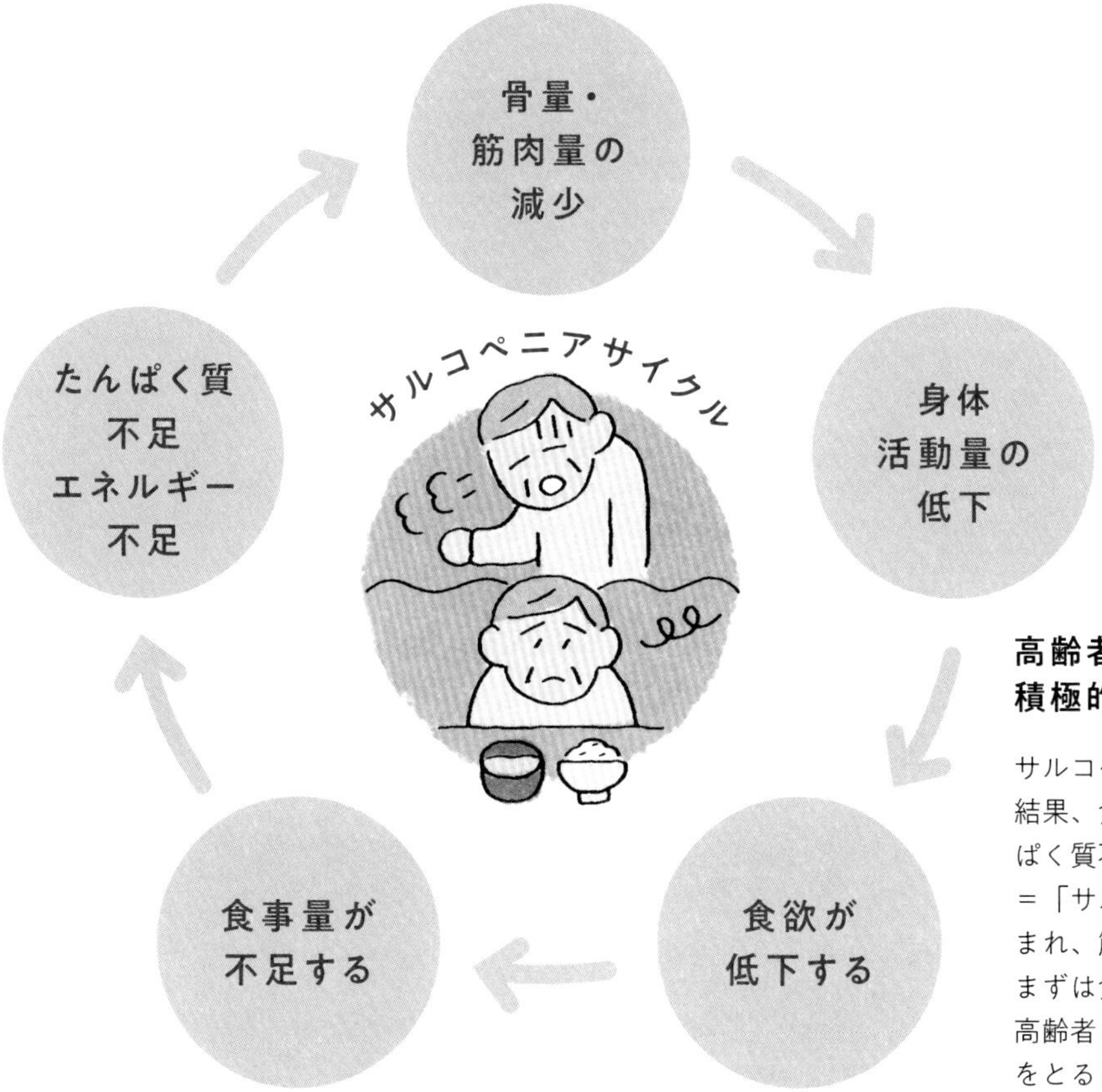

高齢者はたんぱく質を積極的に摂取しましょう

サルコペニアで活動量が低下した結果、食が細くなり、さらにたんぱく質不足になる、という悪循環＝「サルコペニアサイクル」が生まれ、筋肉量が減少していきます。まずは食生活から見直しましょう。高齢者こそ、意識的にたんぱく質をとることが必須です。

たんぱく質を多く摂取すると筋肉量の減少を抑えられる

サルコペニアやフレイルを予防するためには、筋肉を減らさないようにすることが肝心です。筋肉が減る理由はさまざまですが、大きな原因の一つとして、たんぱく質の摂取量が挙げられます。右の70代の高齢者を追跡調査したグラフからも、たんぱく質の摂取量が少ない人ほど、筋肉の減少が大きいことがわかります。逆にいえば、たんぱく質を多く摂取すれば、加齢による筋肉の減少に歯止めをかけられるのです。

【たんぱく質摂取量と筋肉減少量の変化】

＊70代の高齢者約2000人を３年間追跡調査した結果と考察

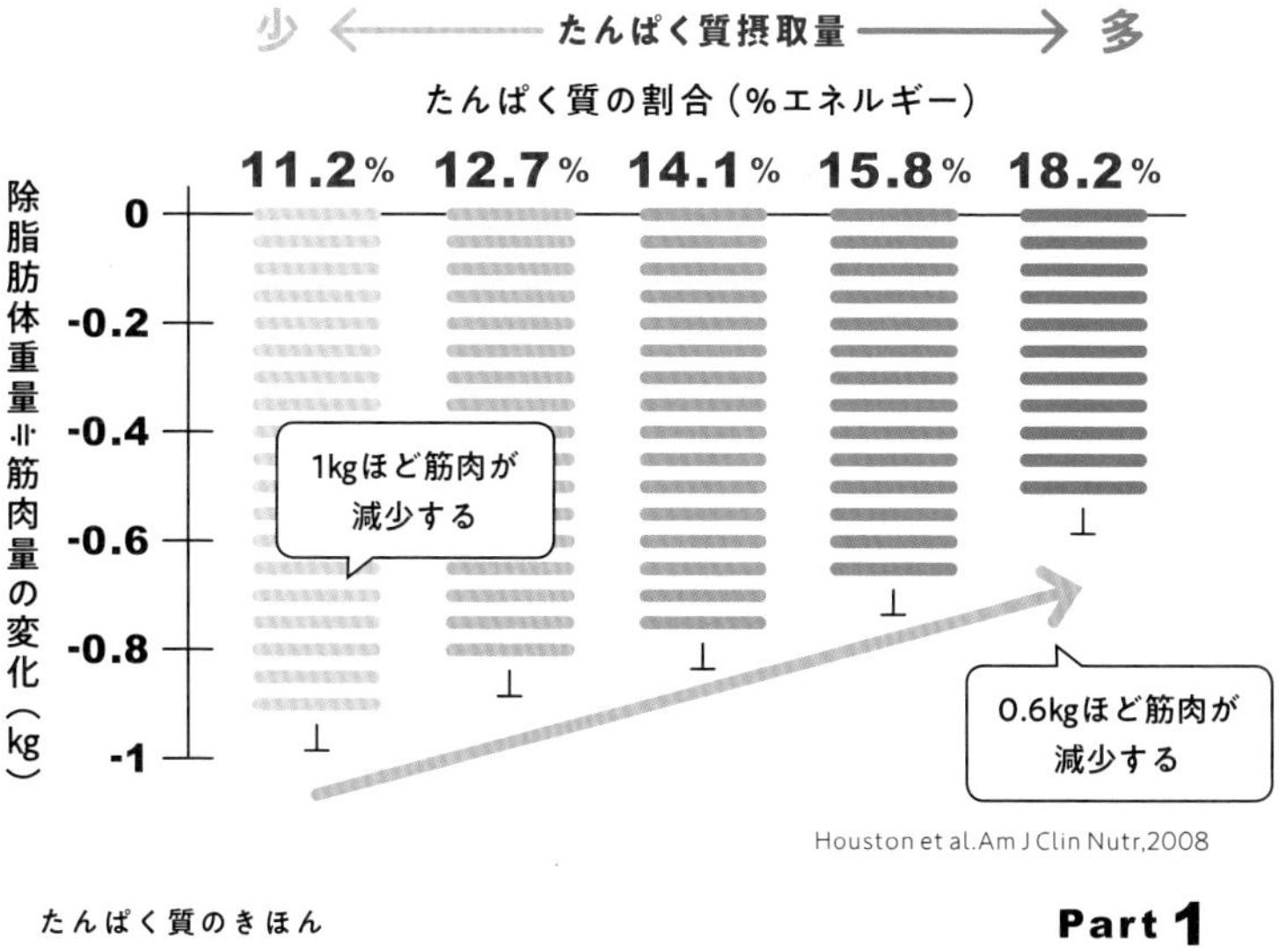

Houston et al. Am J Clin Nutr,2008

たんぱく質を5g、10g増やすだけで筋量は増える

理想的な総たんぱく質摂取量は1.3〜1.5g／体重1kgを目指して

厚生労働省の食事摂取基準では、体重1kgあたり1日に1・2gのたんぱく質を摂取するよう推奨されています。体重50kgであれば60gです。ただし、これは筋肉を維持するために必要な量。将来のサルコペニアやフレイルを防ぐためには、筋肉を増やして貯金しておいたほうがよいのです。そのために適正な量は、体重1kgあたり、1・3〜1・5gのたんぱく質。例えば体重50kgであれば65〜75gということになります。下のグラフにあるように、1日のたんぱく質摂取量が多いほど、増える筋肉の量も多くなっています。ただし、無限大に増えるわけではなく、ある部分で頭打ちになります。それがグラフの青い線の、ちょうど体重1kgにつき1・3〜1・5gのあたり。これが、一番効率よく筋肉を増やせるたんぱく質摂取量ということなのです。

【総たんぱく質摂取量と筋量変化量との量反応関係】

＊実線は平均値、点線は95％信頼区間を表す

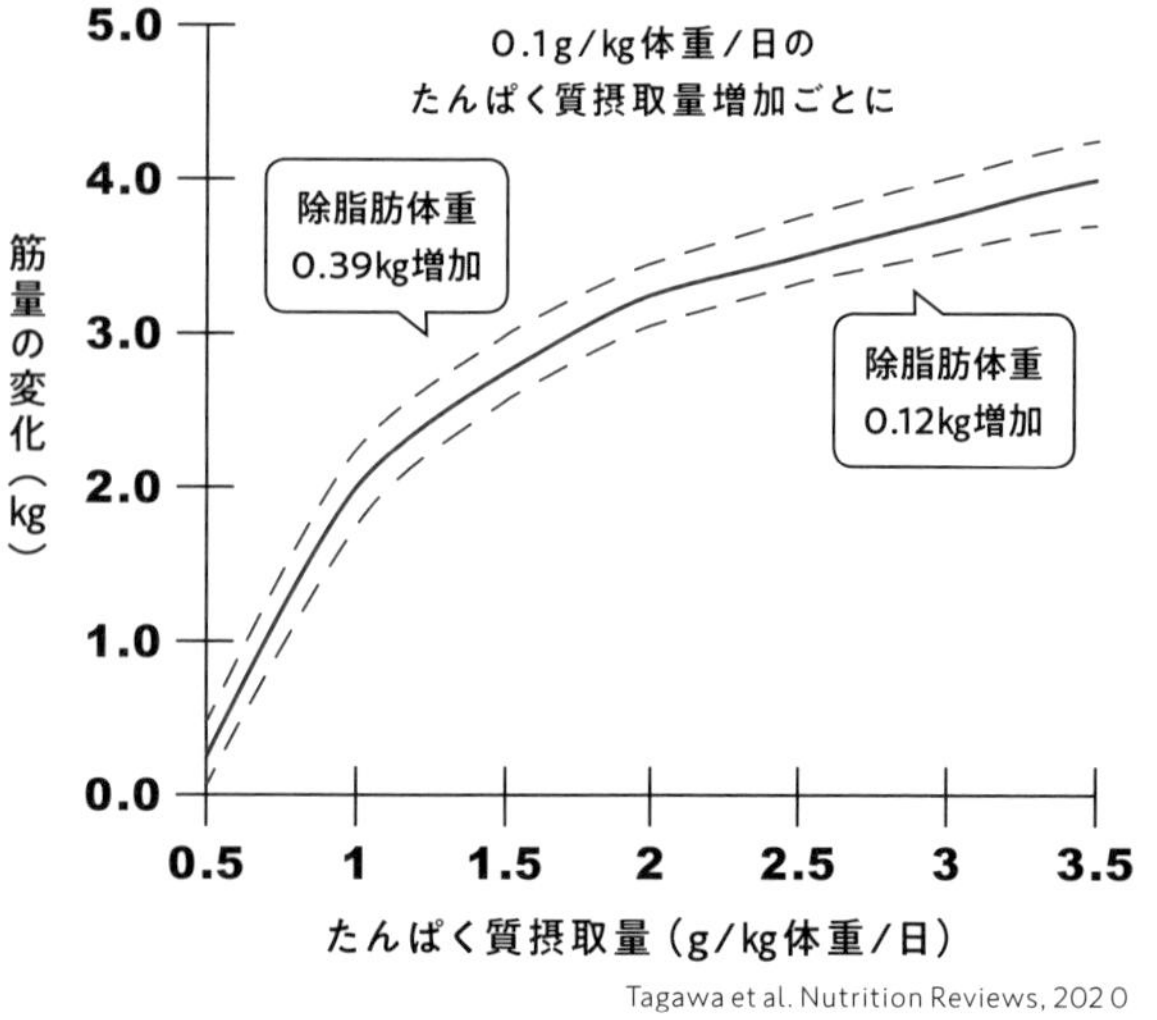

Tagawa et al. Nutrition Reviews, 2020

体重50kgの人の場合、
毎日総たんぱく質摂取量を10g増やすと
2〜3ヶ月で筋量が800gほど増えることがわかる。

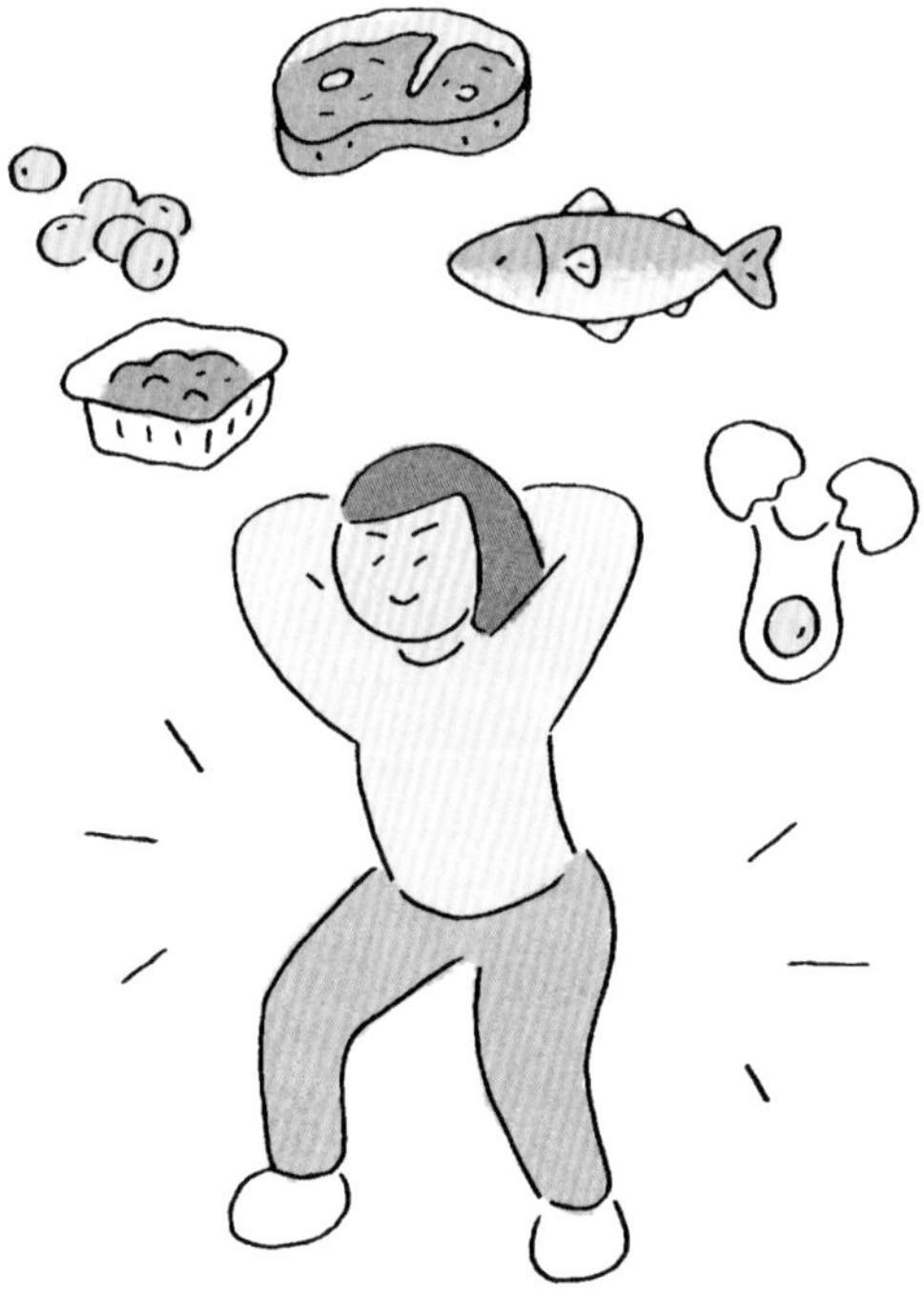

たんぱく質をどのぐらい摂取したらいいの？

食事のうちどれぐらいたんぱく質を摂取したらよいかを示す目標値もあります。厚生労働省が定める日本人の食事摂取基準2020年版では、摂取するエネルギーのうち、50～64歳では摂取エネルギーの14～20%、65歳以上は15～20%をたんぱく質でとるよう推奨しています。また20代に比べて下限の値が高くなっているのは、高齢になるほど、たんぱく質不足によるサルコペニアやフレイル発症のリスクも引き上がることを示しています。

日本人の食事摂取基準（2020年版）
「たんぱく質」摂取目標量

18～49歳	**13～20%**
50～64歳	**14～20%**
65歳～	**15～20%**

「日本人の食事摂取基準」策定検討会報告　2019.12.24
＊フレイル及びサルコペニアの発症予防を考慮し、50歳以上の目標量の下限値が従来の13%から引き上げられた

体重や年齢、運動量ごとに設定されたたんぱく質の摂取目標量を把握しましょう

たんぱく質の摂取目標量は上記のように摂取エネルギーから求められますが、一般的には摂取エネルギーから必要なたんぱく質量を考えるのは難しいため、体重1kgあたり1.3～1.5gのたんぱく質量を目安にすればOKです。食事から良質なたんぱく質を摂取して、スクワットなどの筋力トレーニングをすればより効果的。筋肉をもっと増やしたい場合は、1.5gを目標にたんぱく質を取り入れ、さらに筋トレをするのがおすすめです。

たんぱく質は目的別に考える

筋肉を増やしたい　**1.5g/kg**

筋力を増やしたい　**1.3g/kg**

体重［　　］kg × **1.5g** or **1.3g** ＝ たんぱく質摂取量［　　］g

自分の体重を当てはめて、1日に必要なたんぱく質摂取量を求めてみましょう。Part2から紹介するレシピを組み合わせながら、適切なたんぱく質量を摂取するようにしましょう。

5~10gの目安

いつもの食事に、たんぱく質を含む食品をプラスしましょう。たんぱく質5~10ｇを含む食品の目安量を要チェック。

ゆでだこ 40g
たんぱく質**6.2g**

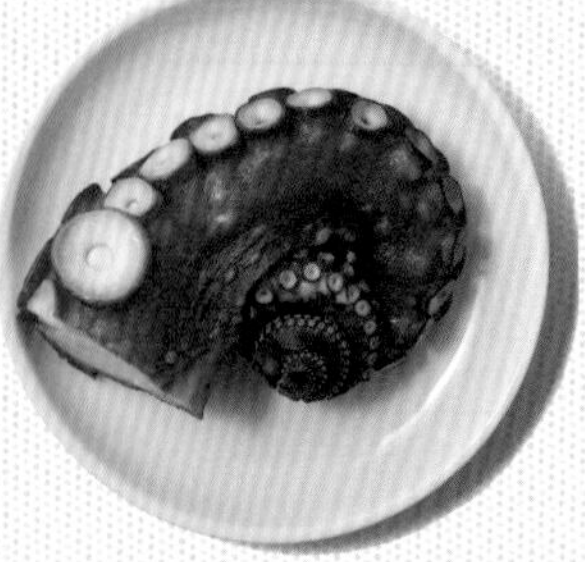

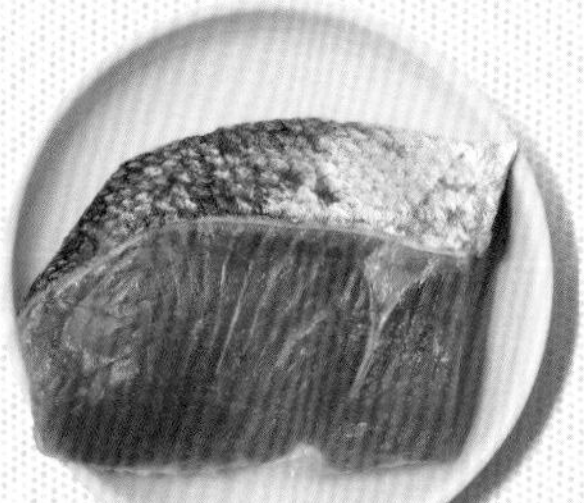

銀鮭 50g
たんぱく質**8.4g**

かつお（秋獲り）
40g
たんぱく質**8.2g**

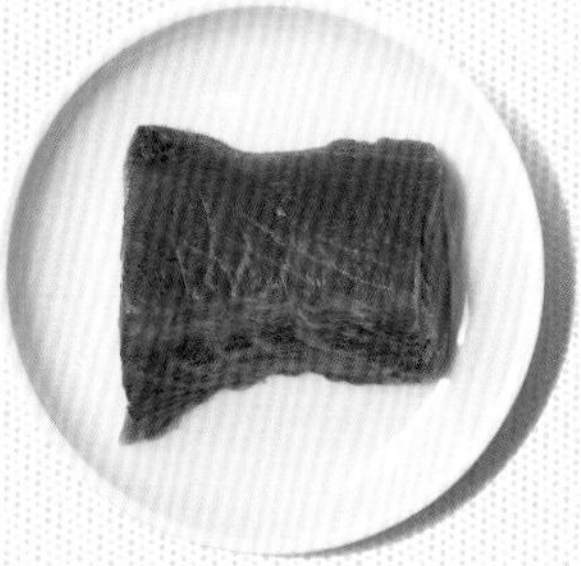

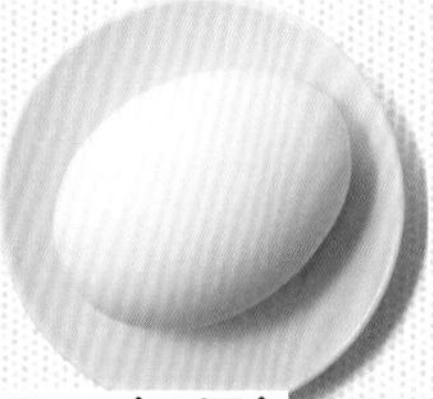

卵 50g（1個）
たんぱく質**5.7g**

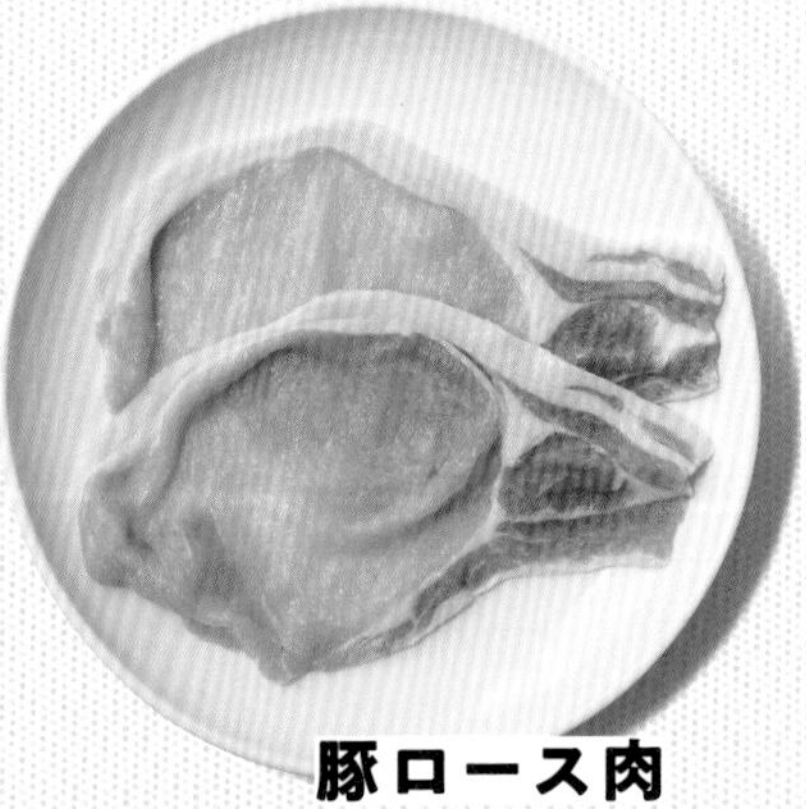

豚ロース肉
50g（2枚）
たんぱく質**8.6g**

鶏むね肉（皮なし）
40g
たんぱく質**7.7g**

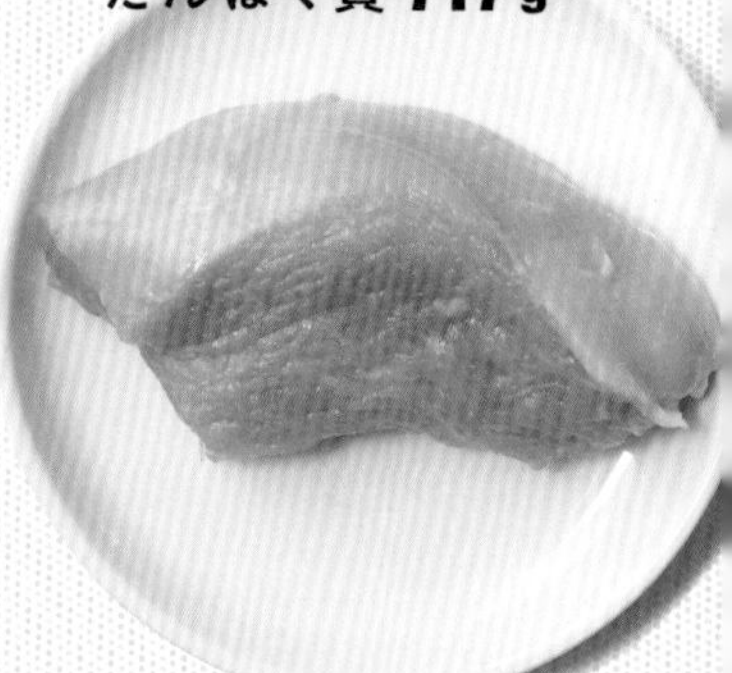

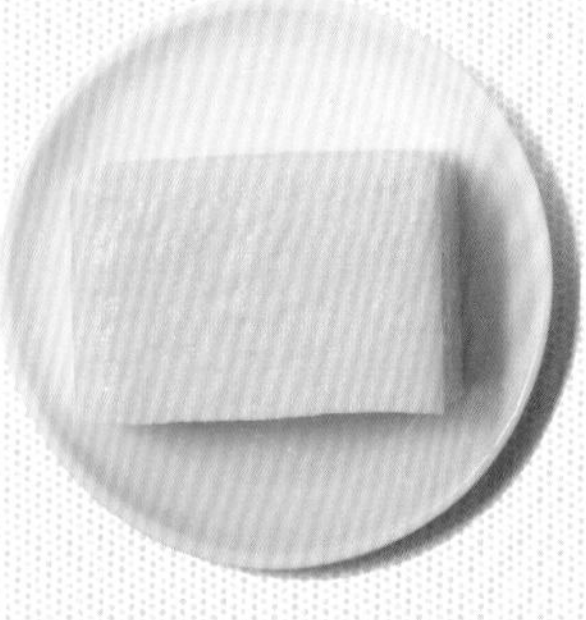

木綿豆腐 100g
たんぱく質**6.7g**

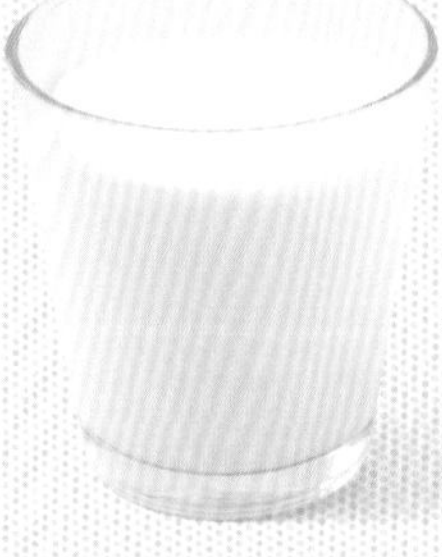

牛乳 200mℓ
たんぱく質**6.3g**

プロセスチーズ
30g
たんぱく質**6.5g**

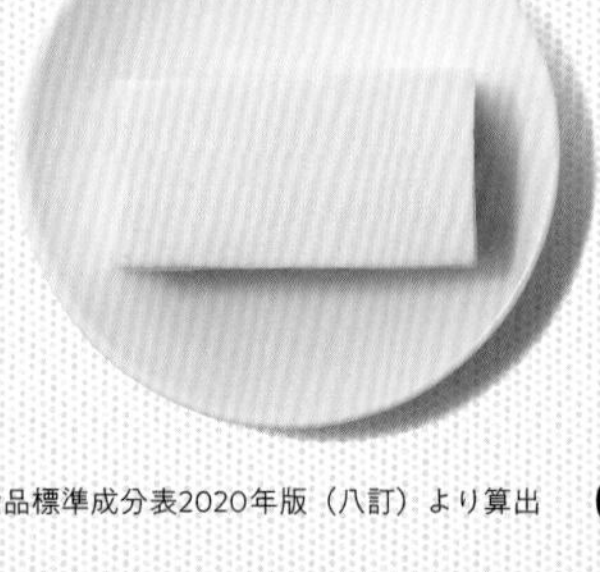

プレーンヨーグルト
200mℓ
たんぱく質**6.9g**

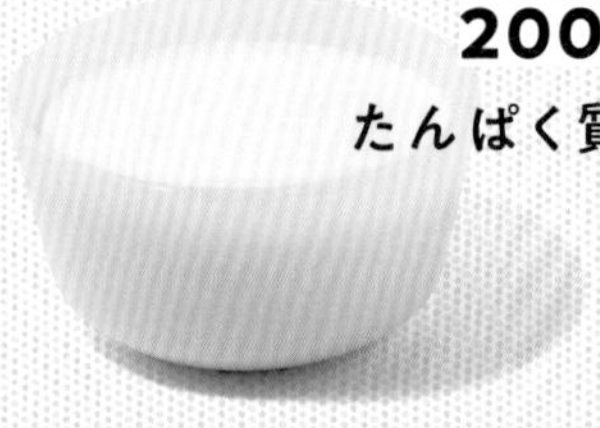

湯葉 30g
たんぱく質**6.4g**

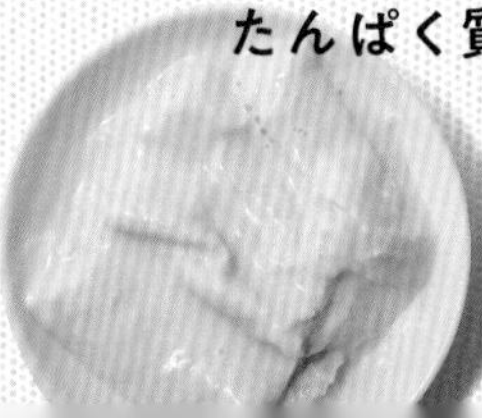

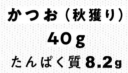

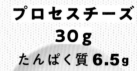

出典：日本食品標準成分表2020年版（八訂）より算出

食品に含まれるたんぱく質

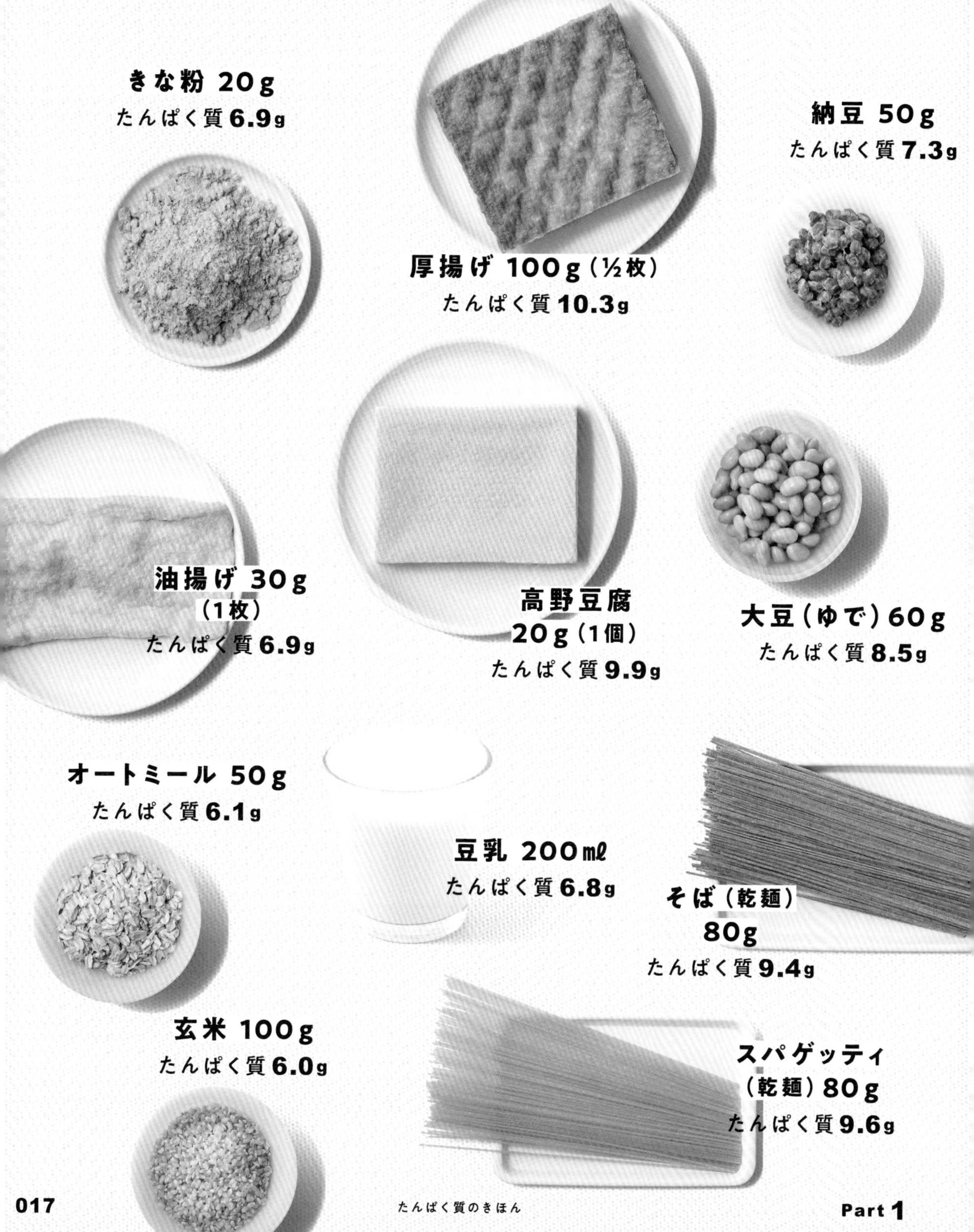

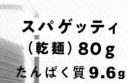

きな粉 20g
たんぱく質6.9g

厚揚げ 100g（½枚）
たんぱく質10.3g

納豆 50g
たんぱく質7.3g

油揚げ 30g
（1枚）
たんぱく質6.9g

高野豆腐
20g（1個）
たんぱく質9.9g

大豆（ゆで）60g
たんぱく質8.5g

オートミール 50g
たんぱく質6.1g

豆乳 200㎖
たんぱく質6.8g

そば（乾麺）
80g
たんぱく質9.4g

玄米 100g
たんぱく質6.0g

スパゲッティ
（乾麺）80g
たんぱく質9.6g

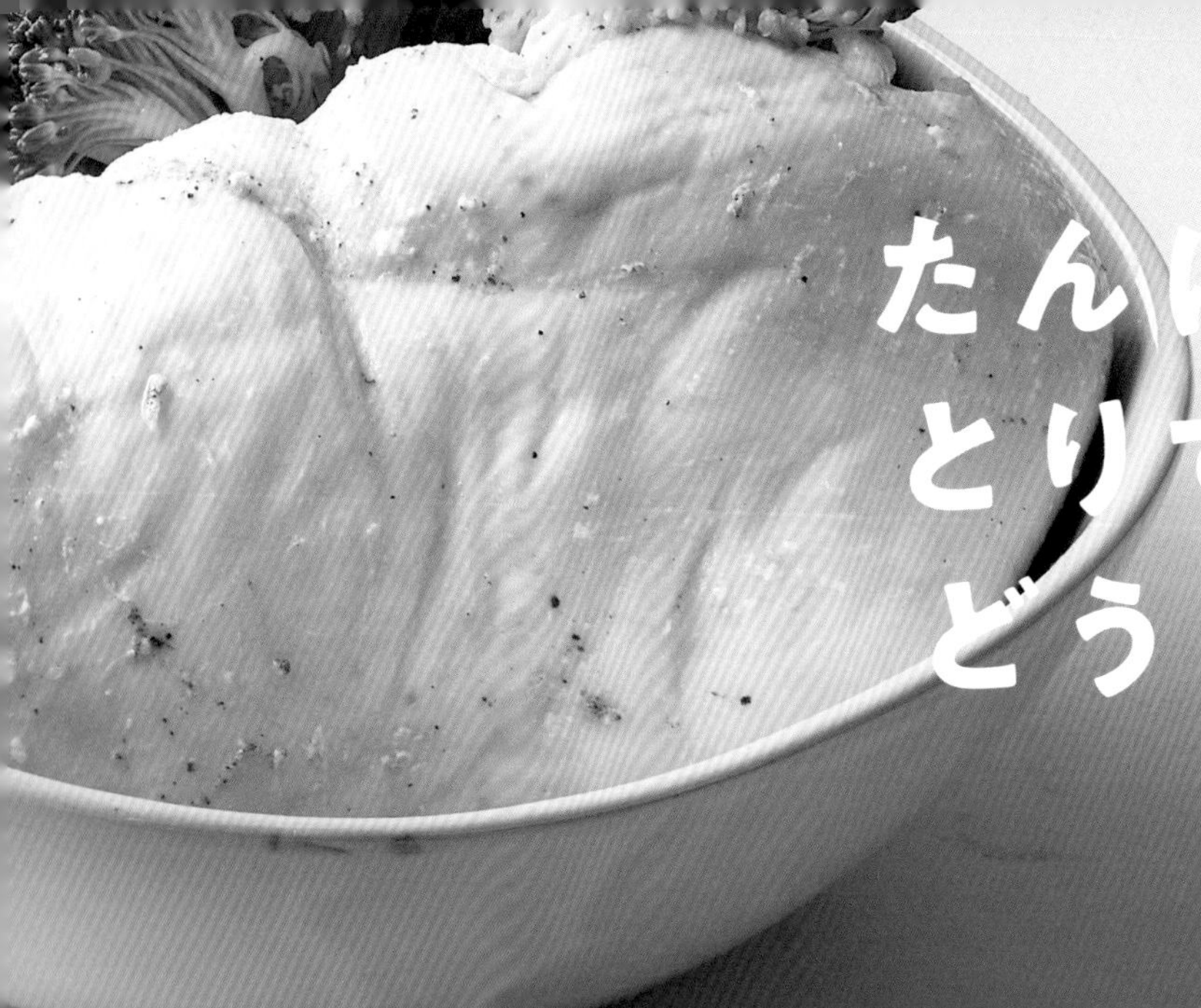

たんぱく質をとりすぎるとどうなるの？

腎臓病、尿路結石のリスクが高まります

体の主要な構成成分であるたんぱく質は、生きていくために不可欠な栄養素。また、サルコペニアやフレイルを防ぎ、健康寿命を延ばすためにも重要です。しかし、たくさんとればよいということはありません。どんなに体によいものであっても、とりすぎるとかえって健康を害する結果になります。では、たんぱく質をとりすぎるとどんな影響があるのでしょうか。まず、たんぱく質を消化するときには肝臓や腎臓が働きます。必要以上に摂取すると、これらの臓器に余計な負担をかけてしまうことに。こうした状態が長く続くと、慢性腎臓病を発症するケースもあります。また、不要なたんぱく質を排出するときに発生する老廃物が尿路結石の原因になることもあります。

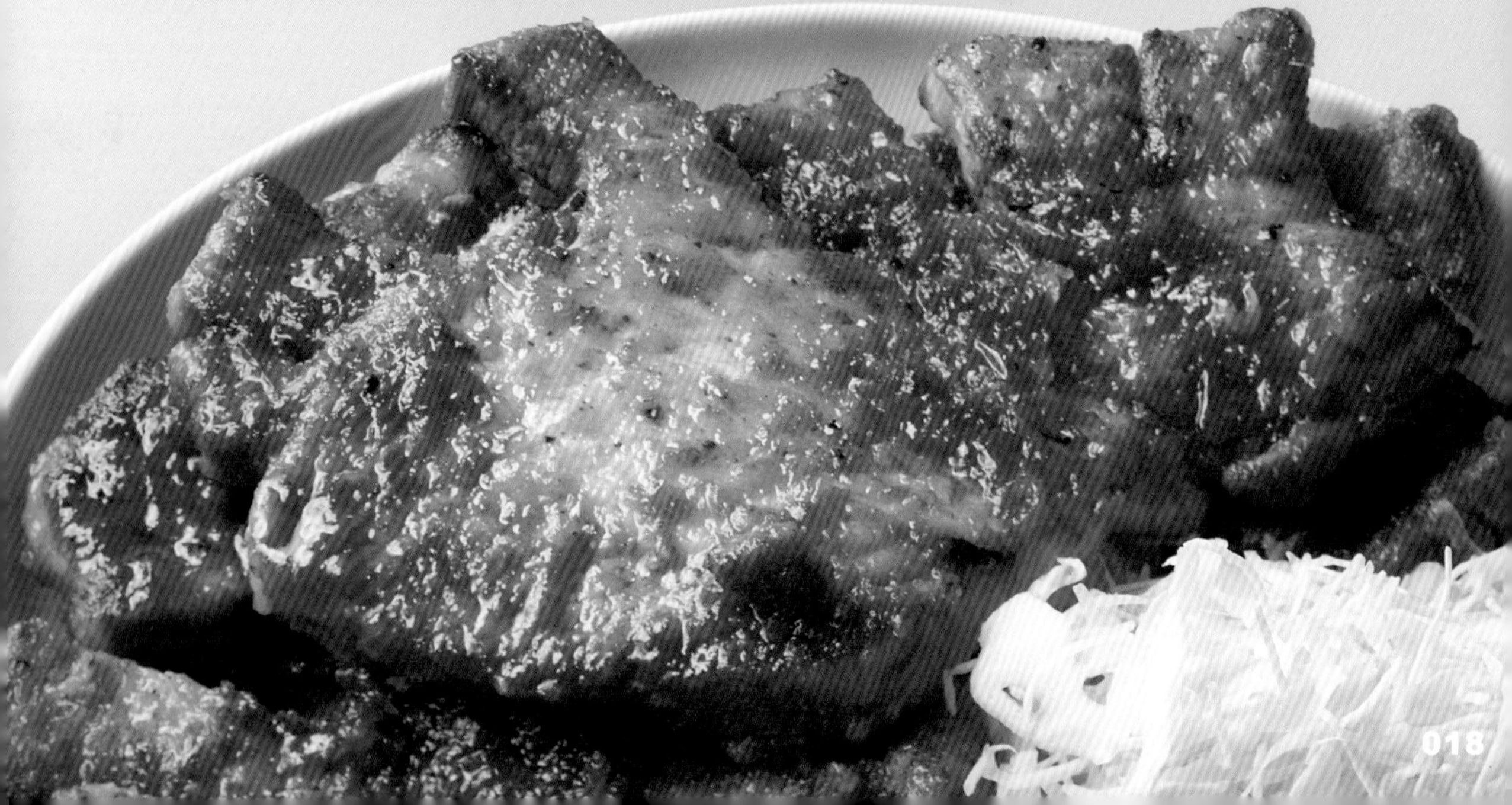

脂質のとりすぎによる肥満や生活習慣病も

そのほか、とりすぎて余ったたんぱく質が腸内に残ってしまうことで悪玉菌の餌になり、腸内環境の乱れにつながります。たんぱく質が直接影響するわけではありませんが、たんぱく質が豊富な食品は脂質を多く含む場合が多いため、脂質のとりすぎによる肥満や生活習慣病を招きやすくもなります。とくに肉類は、飽和脂肪酸を含むのでとりすぎには注意が必要です。P15で解説したように、たんぱく質摂取の目標量は食事で摂取するエネルギーの15%~20%と定められています。この数値は人体の構造からも理にかなっています。人間の体に占めるたんぱく質の割合は18%。ですから、摂取するたんぱく質も18%程度がちょうどよいといえるでしょう。

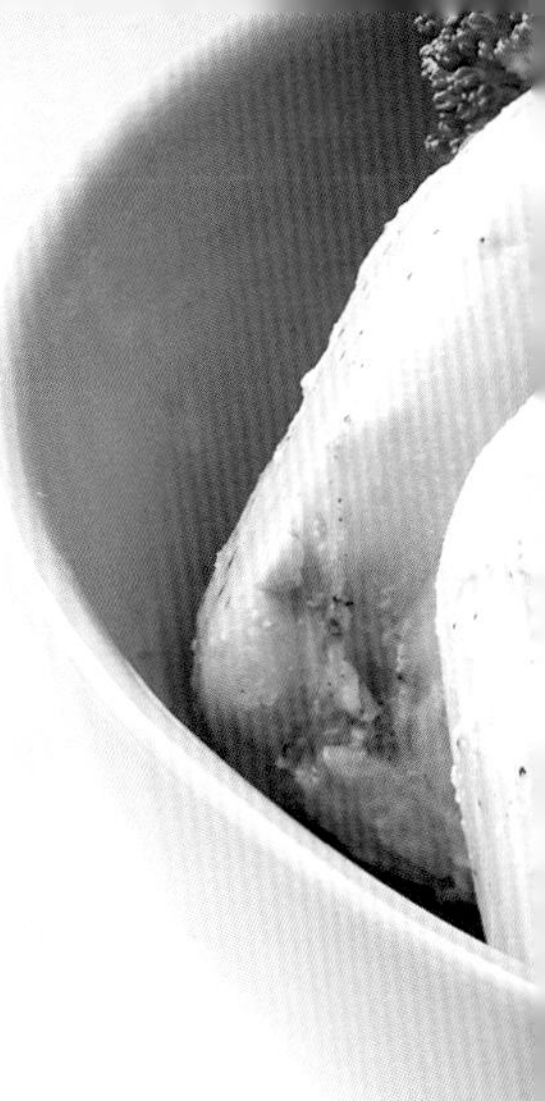

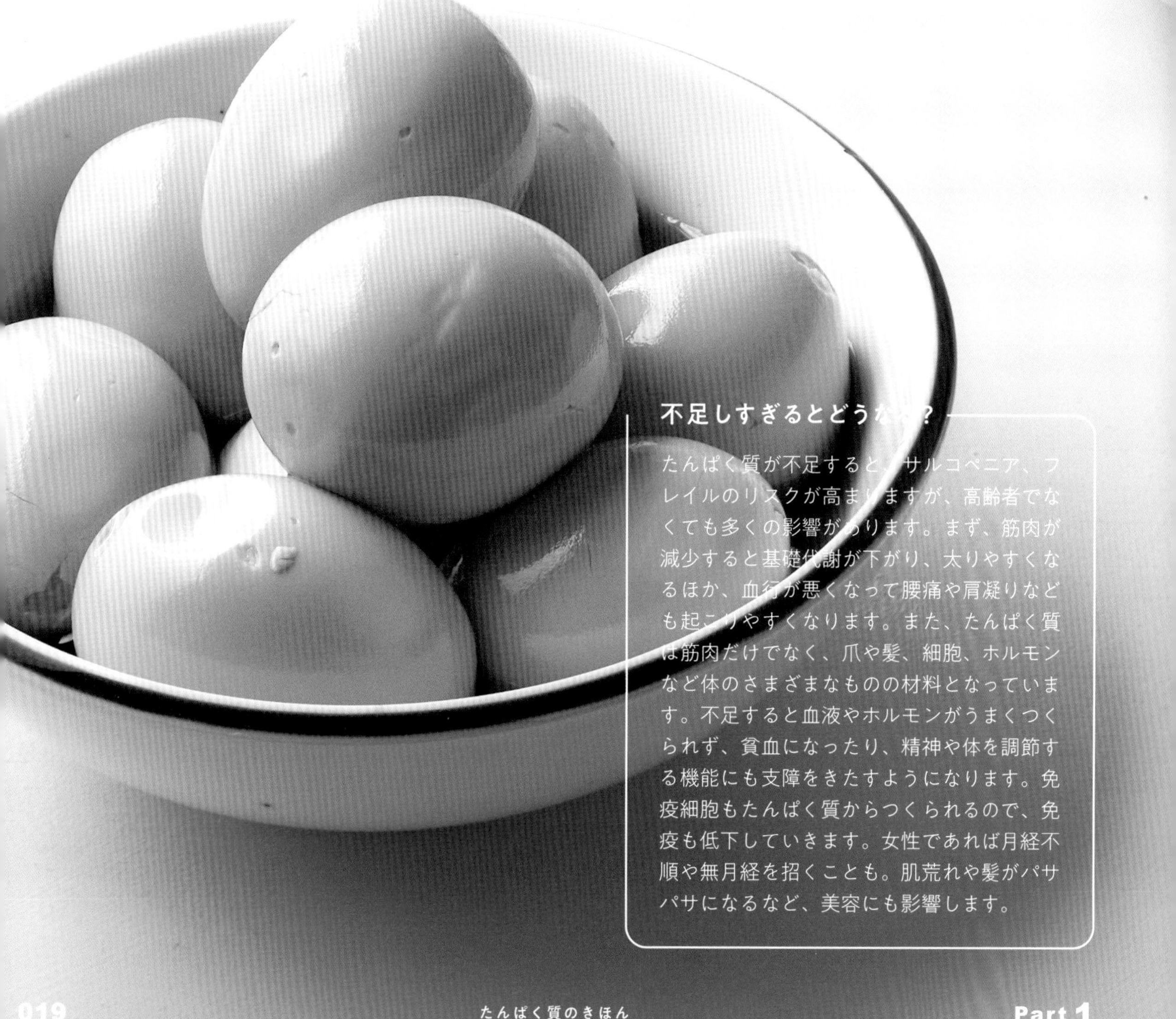

不足しすぎるとどうなる？

たんぱく質が不足すると、サルコペニア、フレイルのリスクが高まりますが、高齢者でなくても多くの影響があります。まず、筋肉が減少すると基礎代謝が下がり、太りやすくなるほか、血行が悪くなって腰痛や肩凝りなども起こりやすくなります。また、たんぱく質は筋肉だけでなく、爪や髪、細胞、ホルモンなど体のさまざまなものの材料となっています。不足すると血液やホルモンがうまくつくられず、貧血になったり、精神や体を調節する機能にも支障をきたすようになります。免疫細胞もたんぱく質からつくられるので、免疫も低下していきます。女性であれば月経不順や無月経を招くことも。肌荒れや髪がパサパサになるなど、美容にも影響します。

植物性と動物性のたんぱく質はバランスが大切

さまざまな食品からたんぱく質を摂取するのがベスト

たんぱく質といえば「肉」というイメージがありますが、実際にはいろいろな食品からとることができます。食品のたんぱく質は大きく分けて2種類。一つは「動物性たんぱく質」。肉や魚、牛乳、乳製品、卵などに豊富に含まれ、必須アミノ酸をバランスよく含み、含有量も高いので、筋肉をつけたいときに重要なたんぱく質です。もう一つは「植物性たんぱく質」。大豆や大豆製品などの植物性食品に豊富に含まれ、そばや米といった穀類にも植物性たんぱく質が含まれています。そばなら十割そば、米なら玄米など、精製されていないものほどたんぱく質の割合も高くなっています。これらのたんぱく質は、どちらかに偏りすぎず、バランスよくとるのがおすすめです。なぜなら、食品によって、たんぱく質を構成しているアミノ酸バランスや栄養素が異なるからです。また、たんぱく質は種類によって、それぞれメリット、デメリットがあります。

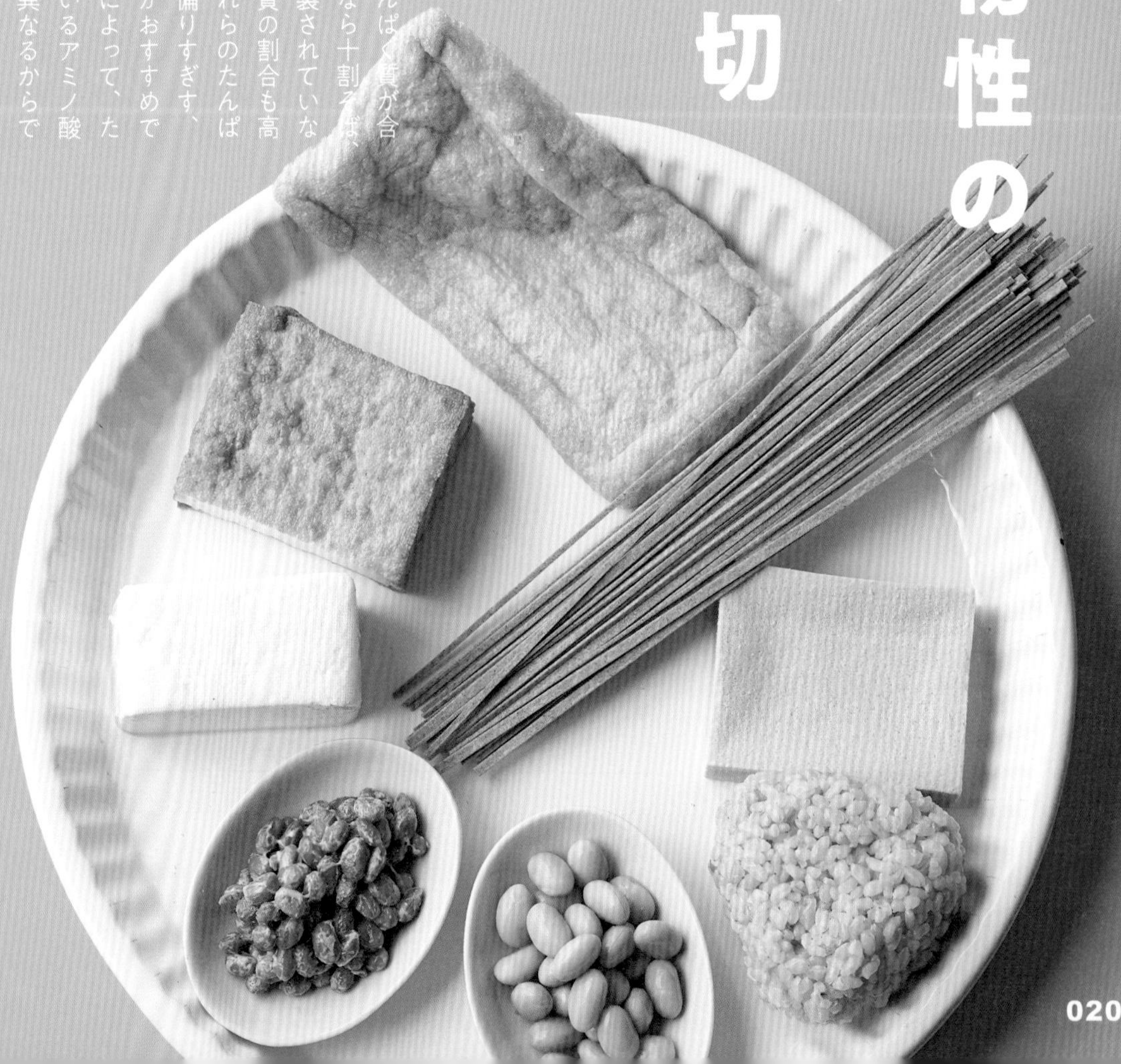

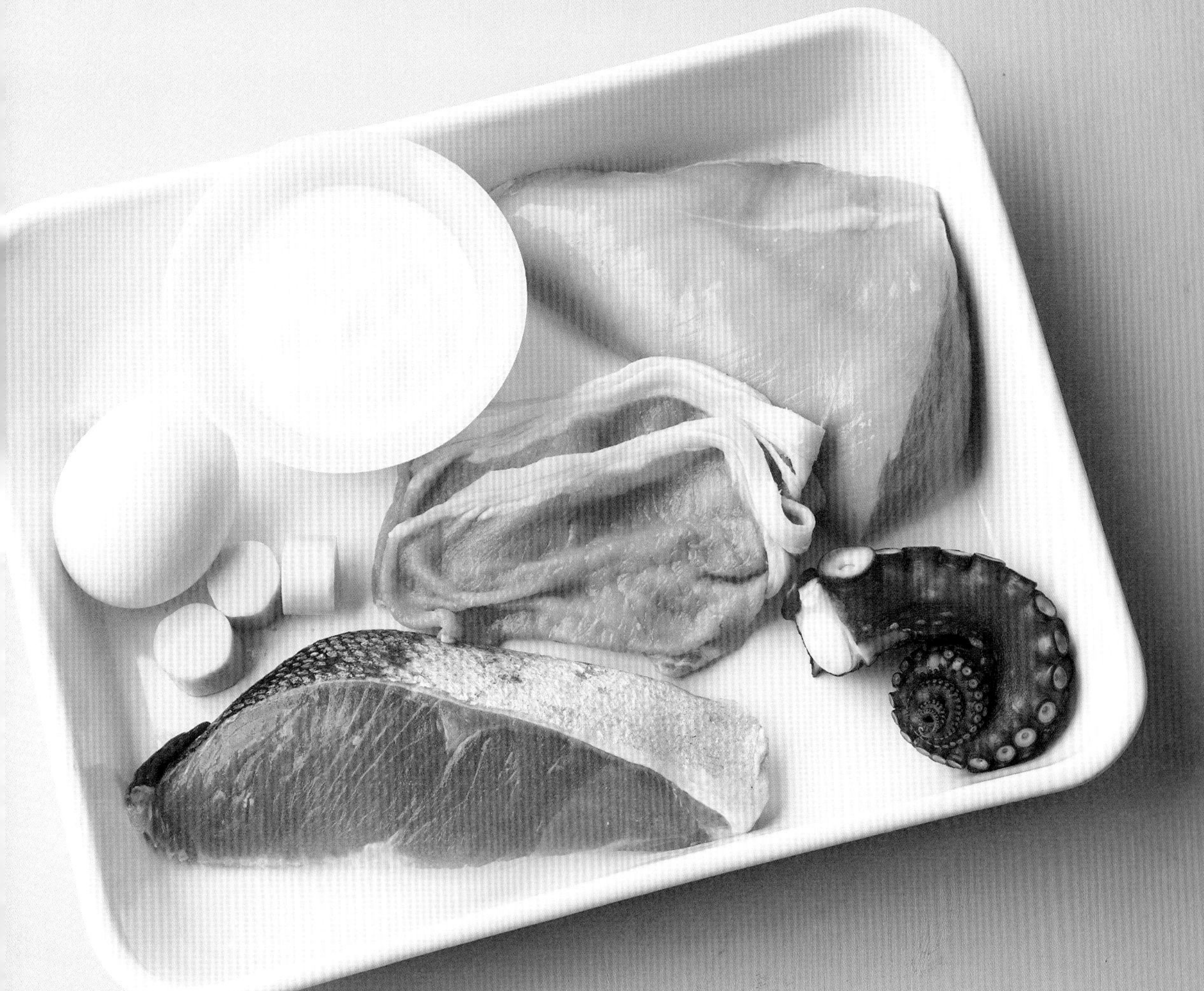

ロイシンが多く含まれる食材を意識して食べましょう

動物性たんぱく質の大きなメリットが、ＢＣＡＡが豊富なこと。ＢＣＡＡとは人体に必要な必須アミノ酸9種類のうち、ロイシン、バリン、イソロイシンを指し、とくに筋肉づくりに役立つアミノ酸です。筋肉を増やしたいなら、これらが豊富な動物性たんぱく質をしっかりとりましょう。ただし、動物性たんぱく質に偏ると、大腸がんなどのリスクが高くなるという研究報告も。また、肉ばかりだと脂質が高くなりがちで、肥満を招きやすくなります。一方、同じ脂質でも魚の脂であれば血液をサラサラにする働きがあるので、動物性を取り入れるなら、魚も積極的に食べましょう。植物性たんぱく質はアミノ酸バランスの点では動物性に劣りますが、植物性を取り入れることで高カロリーになるのを防ぎ、食物繊維もとりやすくなるというメリットがあります。

たんぱく質と一緒にとるべき栄養素のこと

筋肉づくりにはたんぱく質以外にビタミン、ミネラルも必須

筋肉づくりには、たんぱく質が大切なのはもちろんですが、ただ、たんぱく質だけをたくさん摂取していても効果は期待できません。たんぱく質が体に取り込まれ、筋肉につくり替えられる過程では、ビタミン、ミネラルなどさまざまな栄養素が関わっています。たんぱく質の分解や合成に働くビタミンとしては、ビタミンB_6、B_2などが挙げられます。またビタミンDも、カルシウムと一緒になって骨を強くするとともに、筋肉の合成を促す働きがあります。カルシウムはほかに、血液中で神経伝達や筋肉収縮を調節する役割を担っています。そして、たんぱく質をとろうとすると、どうしても不足しがちなのが食物繊維。食物繊維は腸内の善玉菌の餌になり、腸内環境を整える働きがあります。免疫力など全身の健康にも関わってくるため、不足しないようにしましょう。

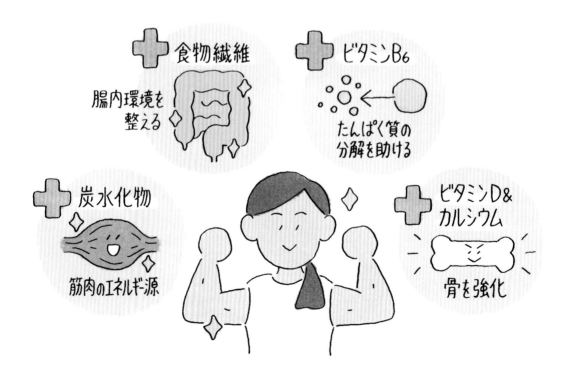

ビタミンD

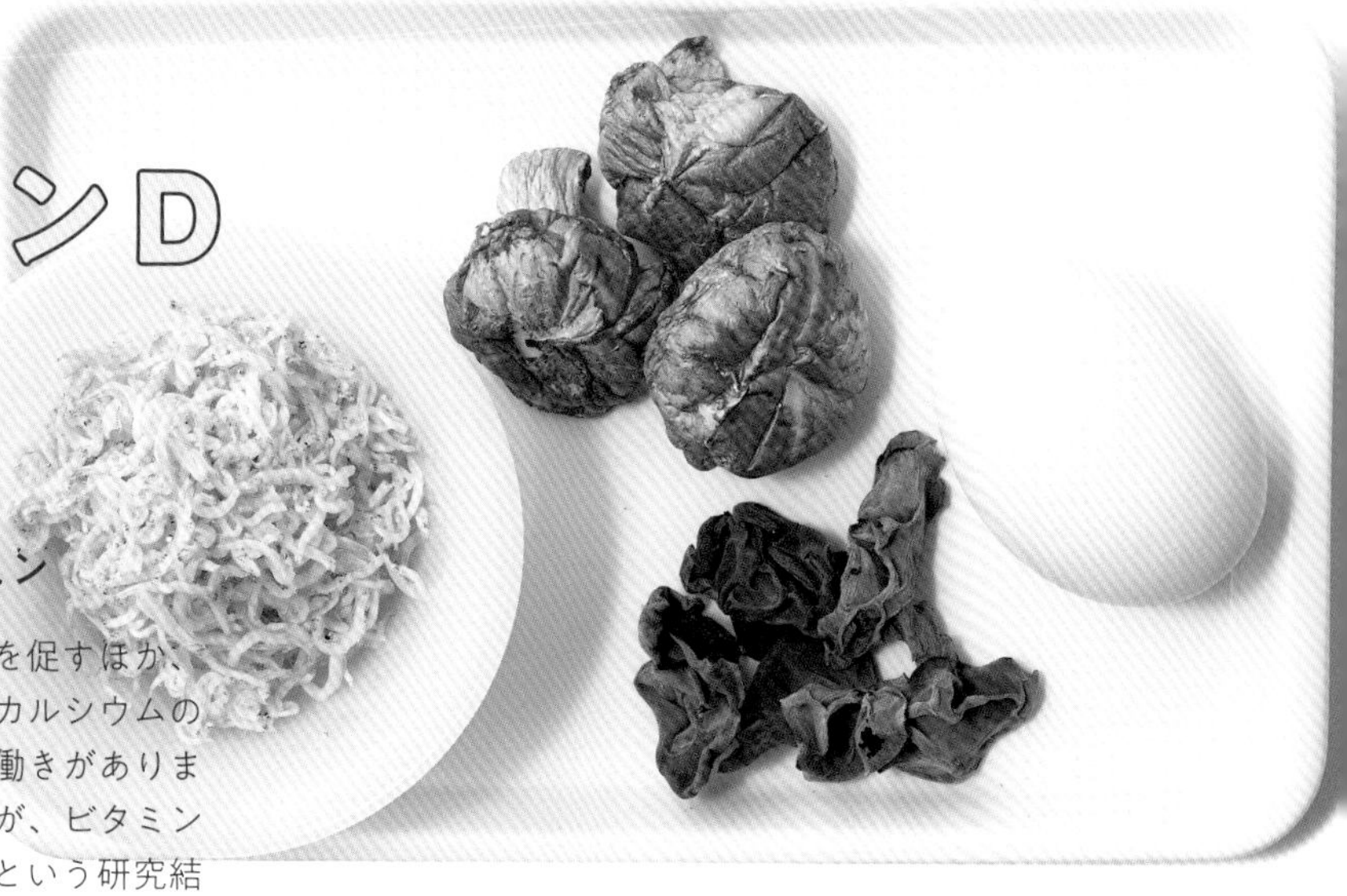

筋肉の合成に必要な魚介類に多く含まれるビタミン

ビタミンDは、たんぱく質の合成を促すほか、筋肉の収縮速度を高める作用や、カルシウムの吸収を助け、骨の健康を維持する働きがあります。また若い人より高齢者のほうが、ビタミンD摂取による筋力増強効果が高いという研究結果も。ビタミンDが豊富な食品は魚介類。中でも鮭やいわし、しらす干しに多く含まれます。そのほかでは、卵や干ししいたけ、きくらげなどがおすすめ。ビタミンDは日光に当たると皮膚でつくられますが、高齢者では皮膚のビタミンD産生機能が低下するので、意識して食事から取り入れるのがいいでしょう。

多く含まれている食材

魚介類全般／きくらげ／干ししいたけ／卵など

食物繊維

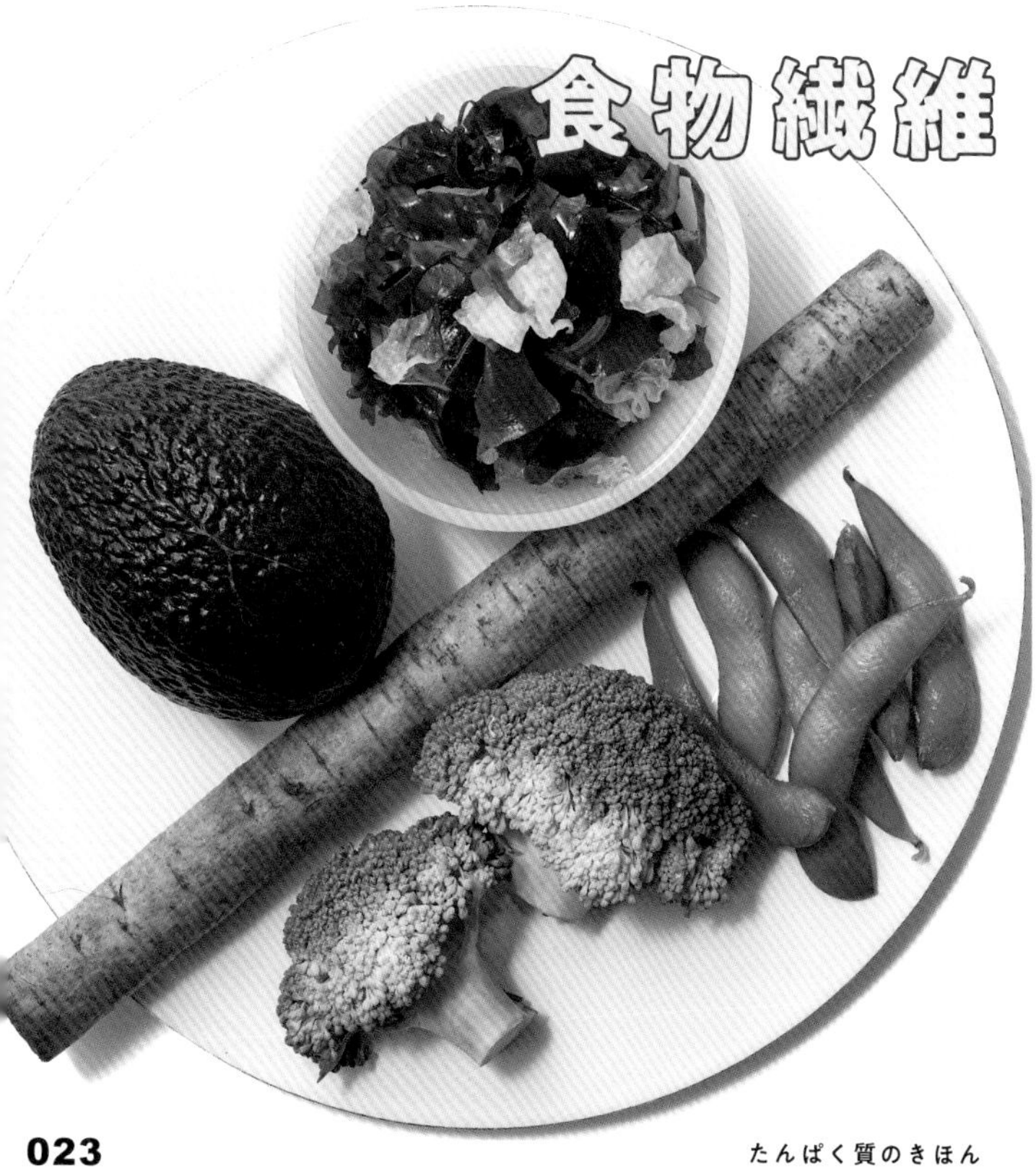

腸内環境を整えて血糖値の上昇を抑える

「第６の栄養素」と呼ばれ、近年になってその重要性が知られるようになった食物繊維。善玉菌の餌になるほか、便のかさを増す、腸内を刺激するなど便通を促すことで、腸内環境を整えます。腸内環境は、免疫や脳の働きなどにも深く関わることがわかってきており、心身を健やかに保つ上で、食物繊維は重要な働きをしています。また、食物繊維を食事で摂取すると、腸内での糖や脂質の吸収が抑えられ、血糖値の上昇がゆるやかになるという作用もあります。たんぱく質をとろうとすると不足しがちになるため、積極的にとりたい成分です。

多く含まれている食材

ごぼうなどの根菜類／アボカド／ひじき、わかめなどの海藻類／ブロッコリー／枝豆など

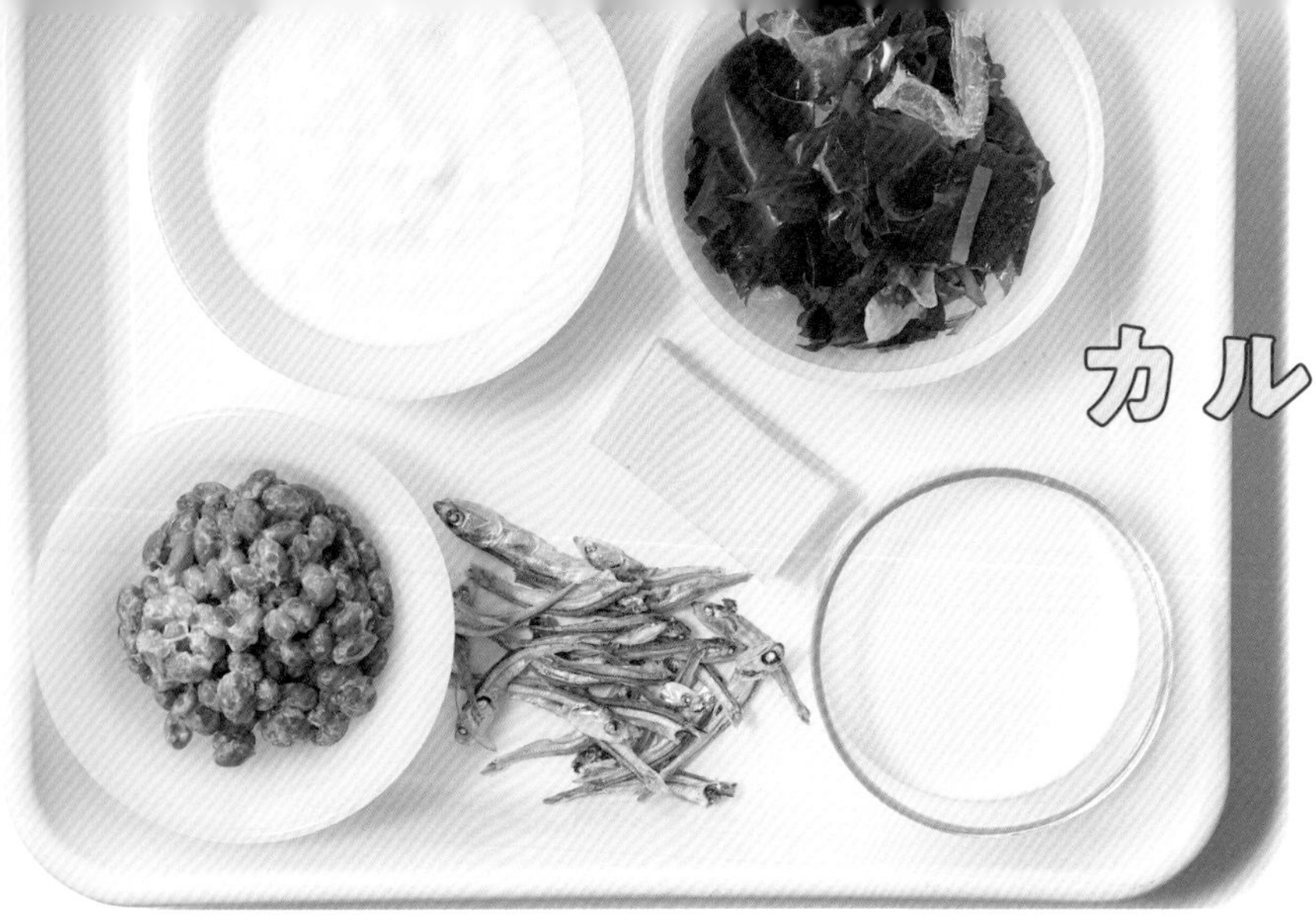

カルシウム

多く含まれている食材

ヨーグルト／チーズ／牛乳／小魚／海藻／納豆など

歯や骨の強化だけでなく、筋肉をスムーズに動かす

カルシウムは、骨の構成成分となるほか、血液中にあって神経伝達や筋肉の収縮を担うミネラル。とても重要な栄養素ですが、日本人に不足しがち。とくに高齢者は、骨粗しょう症のリスクが高まるので、普段から意識してとるようにしましょう。カルシウムの摂取基準は30～74歳の男性で750㎎、75歳以上男性で700㎎、18～74歳女性で650㎎、75歳以上女性で600㎎です。小魚や乾物、大豆製品、牛乳、乳製品などに多く含まれるので、いろいろな食品から取り入れましょう。ビタミンDと一緒にとると吸収率がアップします。

炭水化物（糖質）

筋肉の疲れを癒し、筋量を増やすために必須

炭水化物（糖質）はとりすぎると肥満や糖尿病を招く恐れがありますが、三大栄養素の一つとして不可欠の栄養素。筋肉を増やす上でも重要な働きをしています。筋肉を増やすために筋トレやジョギングなど強度の高い運動をする場合は、運動前後に炭水化物を取り入れましょう。運動時にエネルギーとして使われるほか、運動後にはグリコーゲンとして蓄えられ、疲労回復に。炭水化物が不足すると体内のたんぱく質が分解されて使われてしまうため、筋肉が減少。運動によって傷ついた筋肉の修復も進まないので、トレーニングの効果が出にくくなります。

多く含まれている食材

玄米ごはんなどの穀類／さつまいも／ヨーグルトドリンクなど

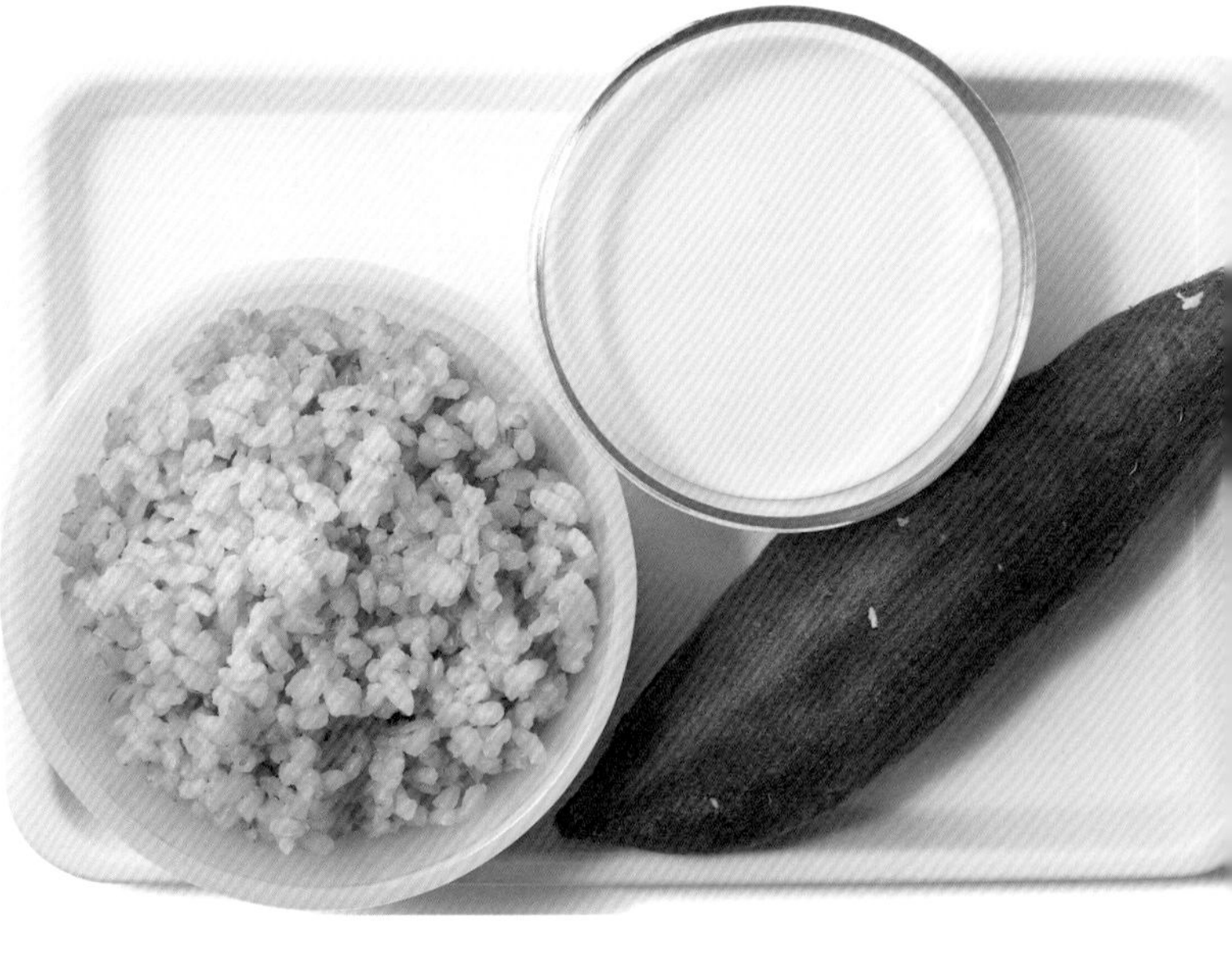

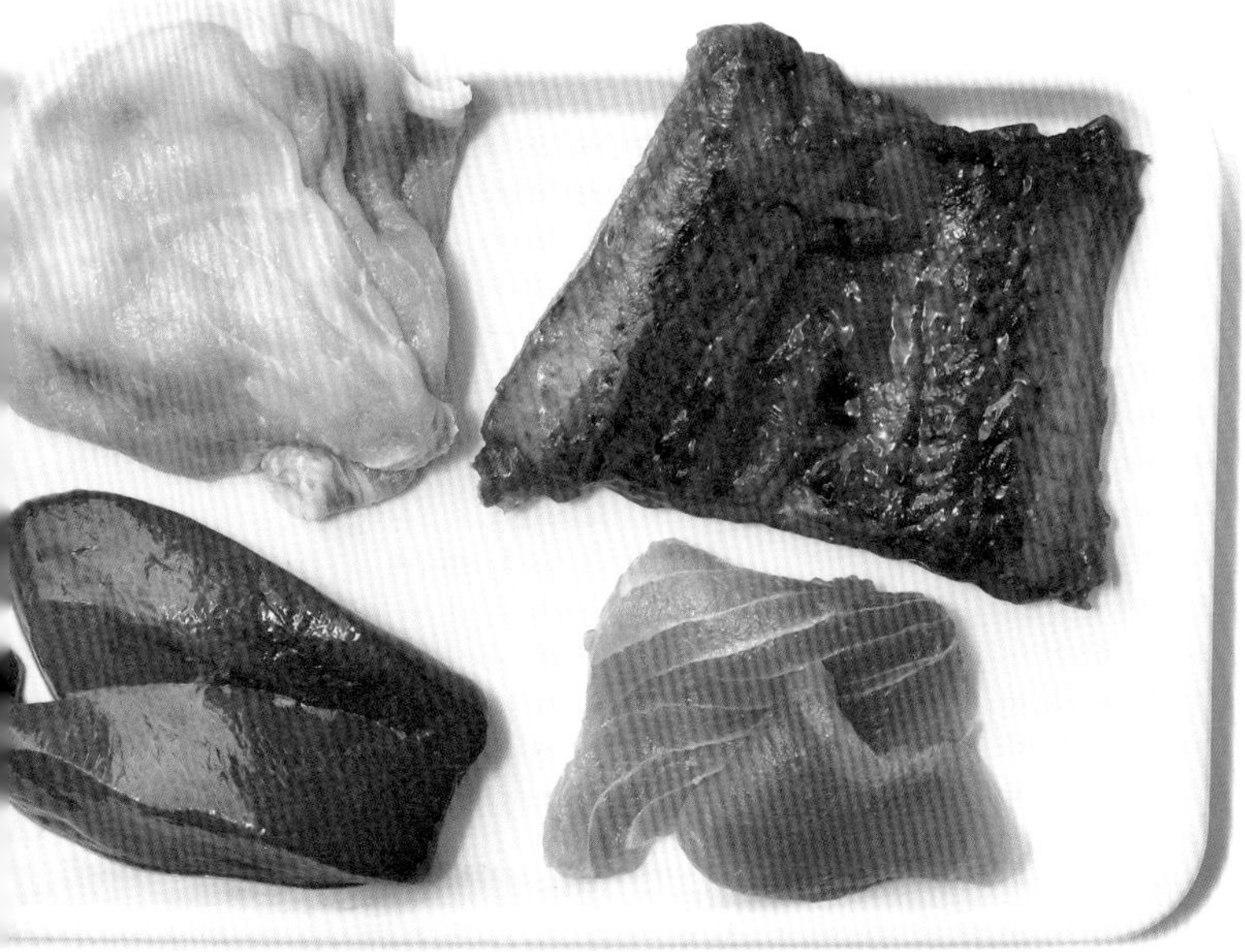

ビタミンB群

炭水化物、脂質、たんぱく質の代謝を助ける栄養素

炭水化物、脂質、たんぱく質は三大栄養素と呼ばれ、生きていくためのエネルギーや体をつくる材料として利用されています。摂取したこれらの三大栄養素を体内で使うためには、栄養素を分解して吸収しなくてはいけません。ここで働くのが、豚肉やレバー、うなぎ、かつお、まぐろなどに多く含まれる、ビタミンB群。ビタミンB群が不足していると、炭水化物、脂質、たんぱく質の代謝がうまくいかず、疲れやすくなったり、肥満を招きやすくなったりします。たんぱく質から筋肉をつくるのに重要なのは、ビタミンB群の中でもB_6、B_2などです。

多く含まれている食材

豚肉／レバー／うなぎ／まぐろなど

質のいい油

オメガ3系脂肪酸や中鎖脂肪酸などを意識して

たんぱく質をとるときに注意したいのが、脂質過多になりがちなこと。とくに肉類は脂肪が多く、油で調理することが多いため、「質の悪い油」に偏ってしまいます。できるだけ、青魚やエゴマ油、亜麻仁油などに豊富に含まれるオメガ3系脂肪酸や、乳製品やパーム油などに豊富に含まれる中鎖脂肪酸などの「質のよい油」に替えていきましょう。とくに青魚に多く含まれるDHA、EPAは積極的に食べて取り入れましょう。また、オメガ３系脂肪酸は熱に弱いので、油ならドレッシングとして、魚なら刺身で食べるのがおすすめです。

多く含まれている食材

魚油／牛乳／パーム油／ココナッツオイルなど

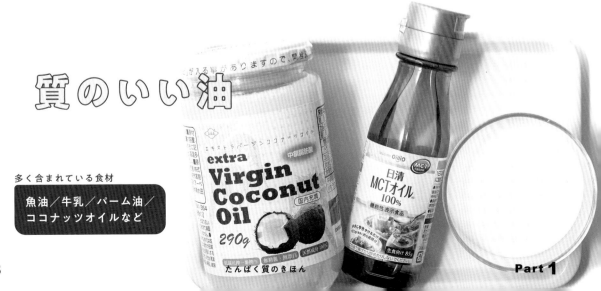

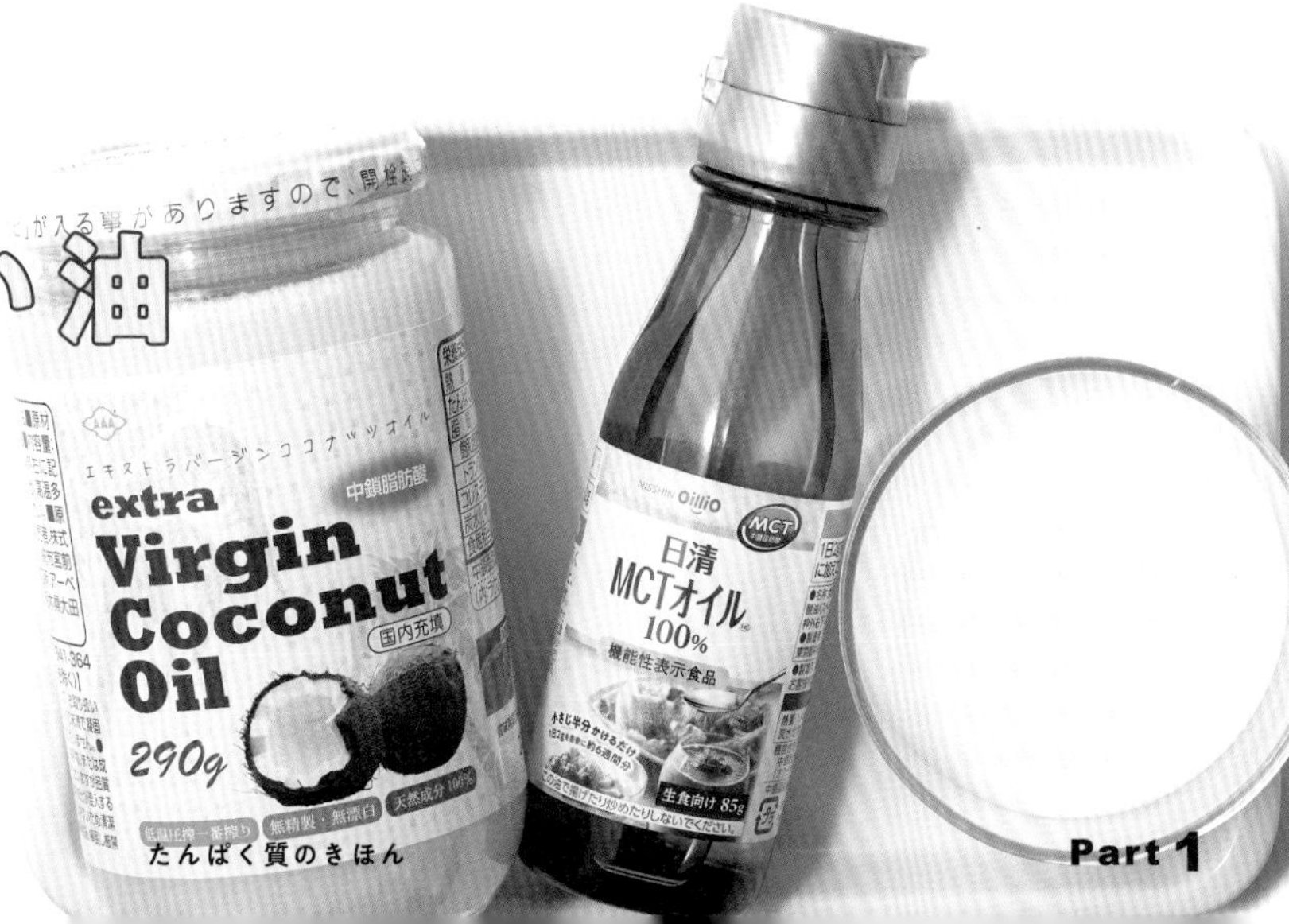

たんぱく質と腸内環境の関係

食物繊維を一緒に食べることで善玉菌を増やしましょう

筋肉を増やそうとすると、どうしてもたんぱく質だけに目がいきがちですが、忘れてはいけないのが食物繊維の存在です。食物繊維が大事といわれるのは、腸内環境を良好に保つ働きがあるためで、便秘を防いで腸内をキレイにする働きがあります。食物繊維が腸内で膨らんで便のかさを増し、便を出しやすくするほか、腸を刺激してぜん動を促す役割も。もう一つは、腸内細菌の餌としての役割です。腸内には約１０００種１００兆ともいわれる細菌がすみついていて、「善玉菌」「悪玉菌」「日和見菌」の3種類があり、バランスを保ちながら、腸の健康を守っています。中でも善玉菌を増やすのに役立っているのが食物繊維。食物繊維が不足すると悪玉菌が優勢になり、便秘や下痢を引き起こすほか、肌荒れやアレルギーなど、全身の不調にもつながります。

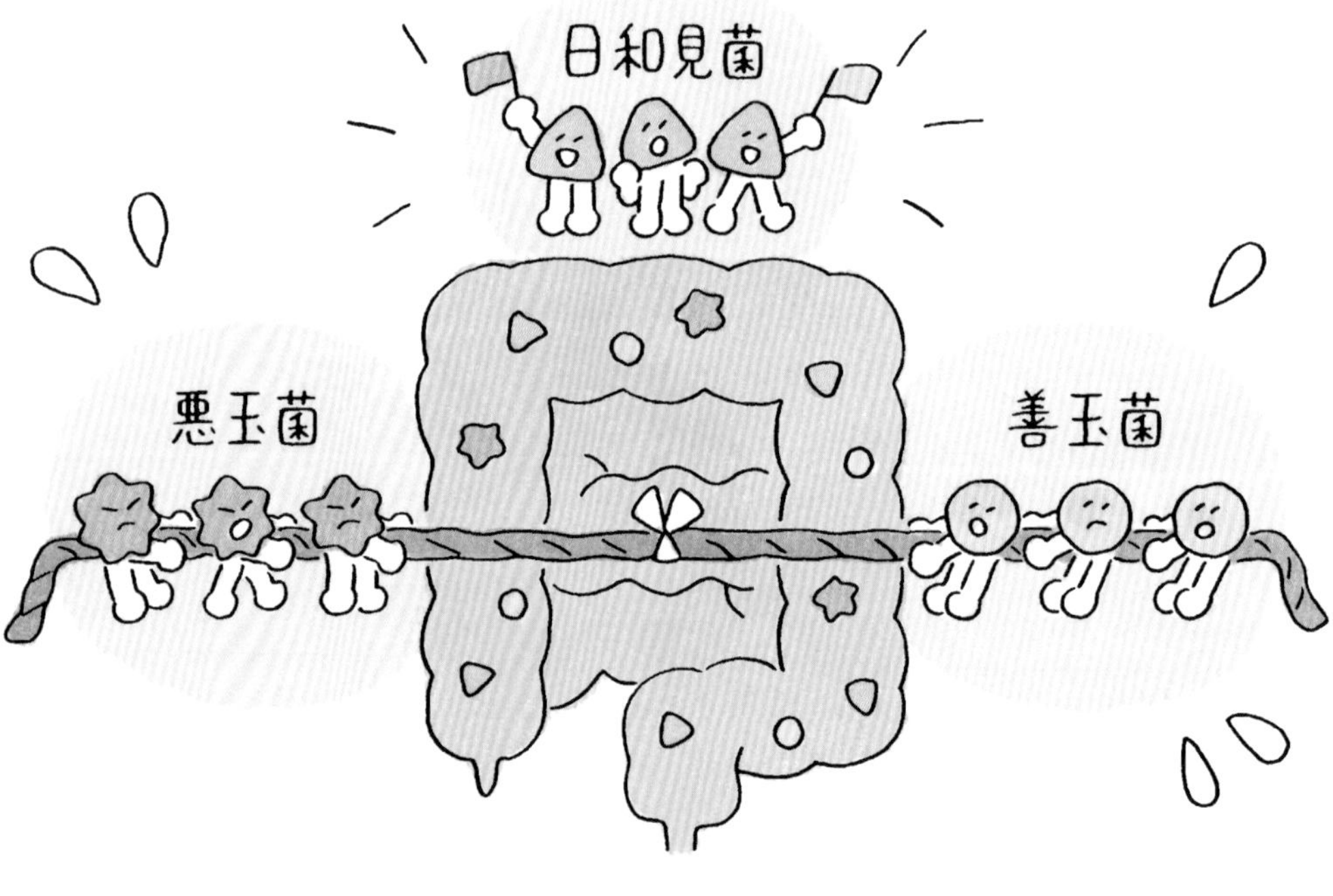

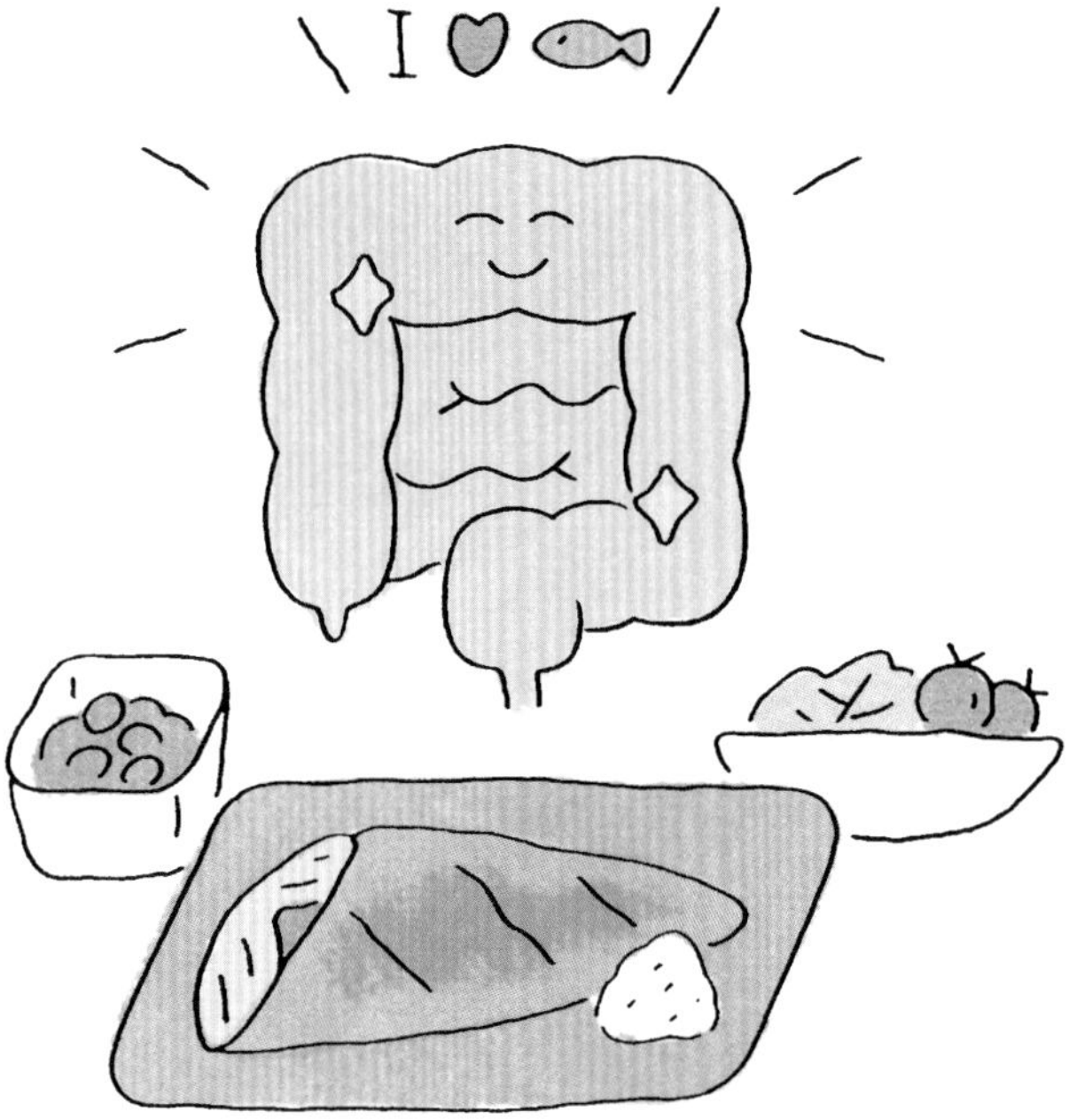

memo オメガ3系脂肪酸の多い青魚は腸内環境を改善

青魚の脂には、動物性のEPA（エイコサペンタエン酸）とDHA（ドコサヘキサエン酸）が含まれています。これらはオメガ３系脂肪酸で、抗炎症作用を持っています。腸内の炎症を抑えて腸内環境を整えることで、善玉菌が増えやすい環境をつくる効果が期待できます。また、腸の動きを滑らかにする働きもあるため、便秘予防にも効果的といえるでしょう。青魚のほか、鮭、まぐろなどにも多く含まれるので、意識して取り入れましょう。

たんぱく質は腸内細菌層を変えたり、増やすなどの影響があります

さらに最近になって、腸内細菌が栄養素を分解して体に役立つ物質につくり替えたり、免疫細胞を活性化する、脳に影響を与えるなど、心身の健康を保つための多くの役割を果たすこともわかってきました。私たちの健康を握るカギは、腸内環境の改善にかかっているのかもしれません。そして、重要な働きをするのが、食物繊維ということがいえるでしょう。食物繊維が善玉菌の餌となって善玉菌を増やしてくれることは前述した通りですが、同様に、たんぱく質を好む腸内細菌も存在します。そのため、もし、肉中心の食事でたんぱく質ばかりをとって食物繊維が不足してしまうと、腸内の菌のバランスも変化していきます。たんぱく質を好む腸内細菌＝悪玉菌というわけではありませんが、バランスが偏ってしまうことが問題です。たんぱく質と食物繊維はどちらも大切。セットで考え、両方をバランスよくとるようにしましょう。

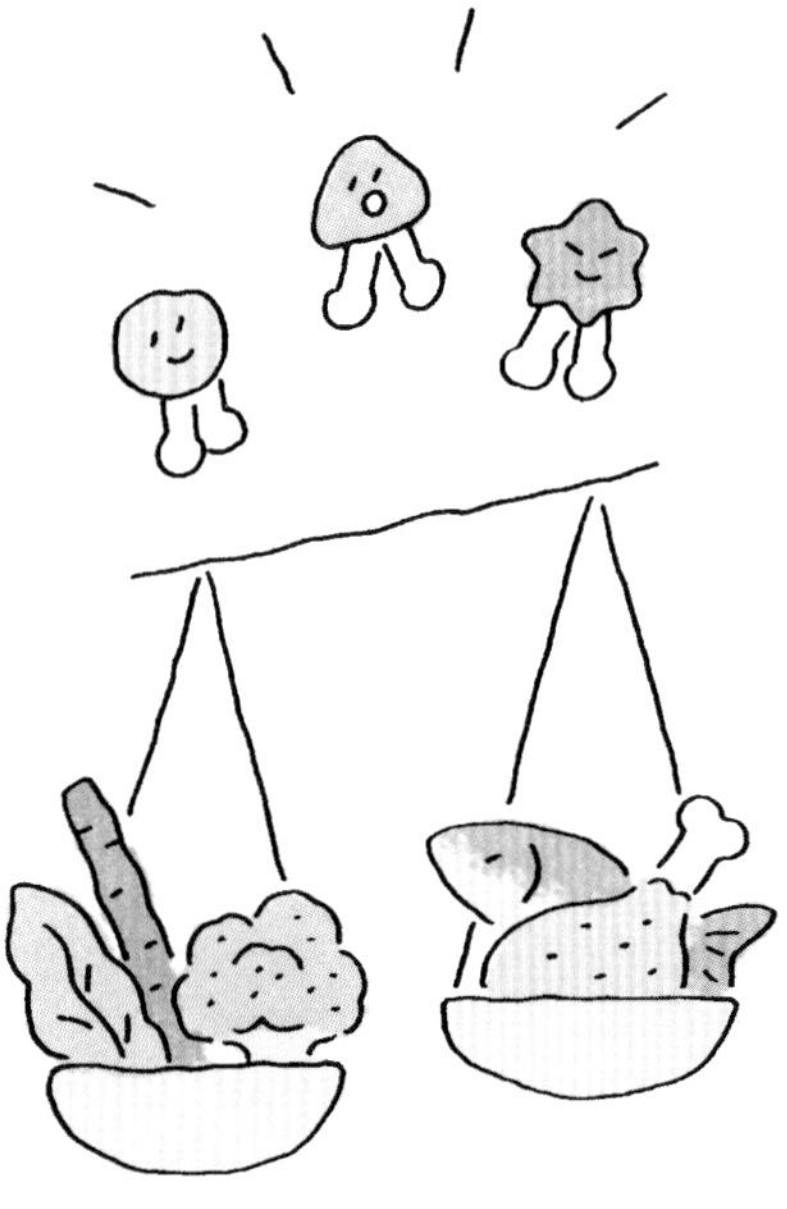

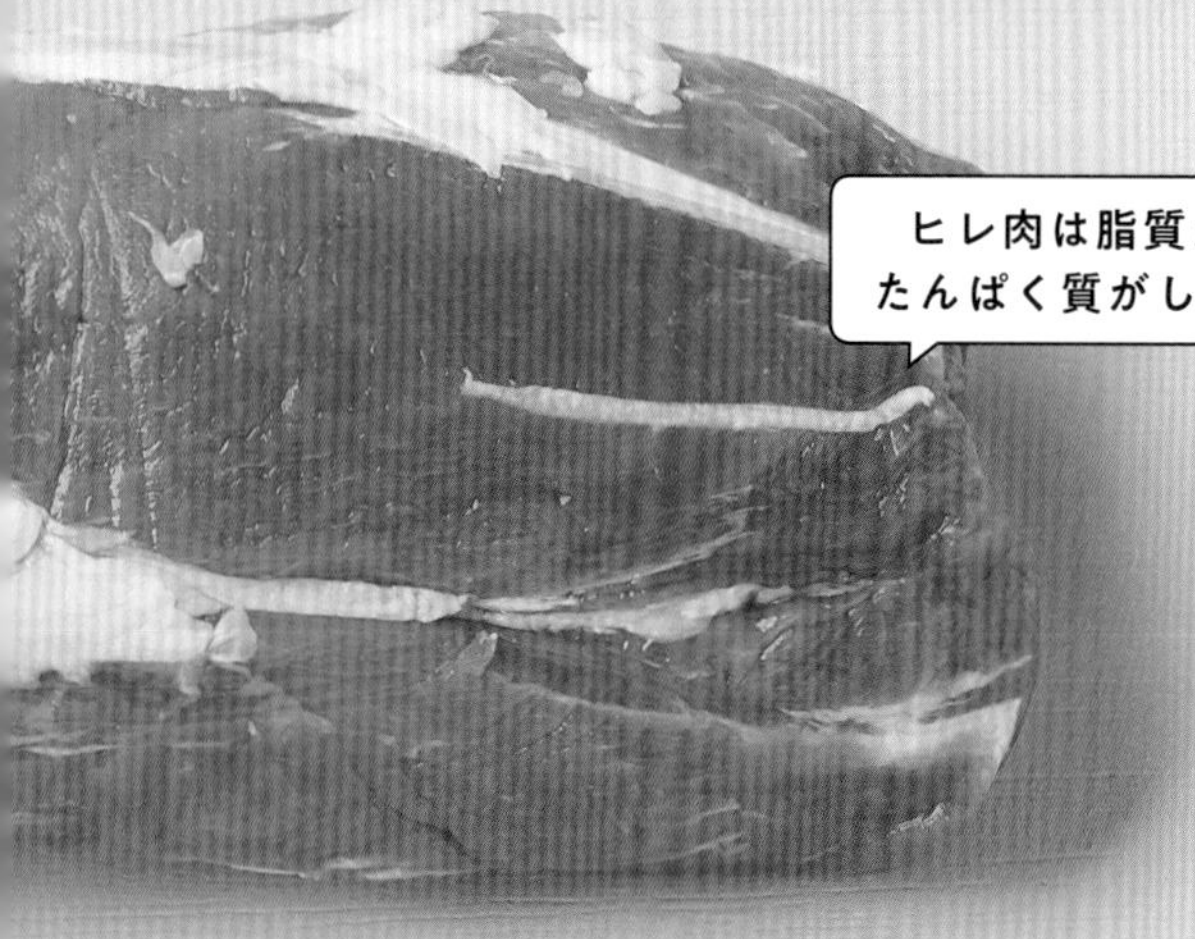
ヒレ肉は脂質が少ないから、
たんぱく質がしっかりとれる！

部位によって変わるたんぱく質の割合

脂身が多い部位はたんぱく質含有量が下がる

たんぱく源として優良なのが動物性たんぱく質。サルコペニアやフレイル防止には積極的にとりたい食材です。肉なら主に鶏肉や豚肉、牛肉などが、魚なら大きく分けてまぐろやかつおなどに代表される赤身魚、鯛、ひらめ、たらなどの白身魚があります。肉、魚をいずれも上手に活用し、毎日の食事でたんぱく質をとっていきましょう。その際に知っておくとよいのが、肉や魚の種類や部位によるたんぱく質量の違いです。左のリスト通り、肉の種類や部位によって、含まれるたんぱく質量はかなり違ってきます。例えば牛肉や豚肉のバラ肉は脂質が多い分、たんぱく質量は少なく、カロリーも高いという特徴があります。たんぱく質を効率的にとりたい場合や、ダイエット中で気になる場合は、たんぱく質が多く低脂質の赤身の部分、ヒレやもも、ハラミといった部位を選ぶとよいでしょう。また、鶏肉は全般的に脂質が低く、たんぱく質が豊富なのでおすすめの食材ですが、皮つきと皮なしでは、皮つきのほうが脂質が多く、たんぱ

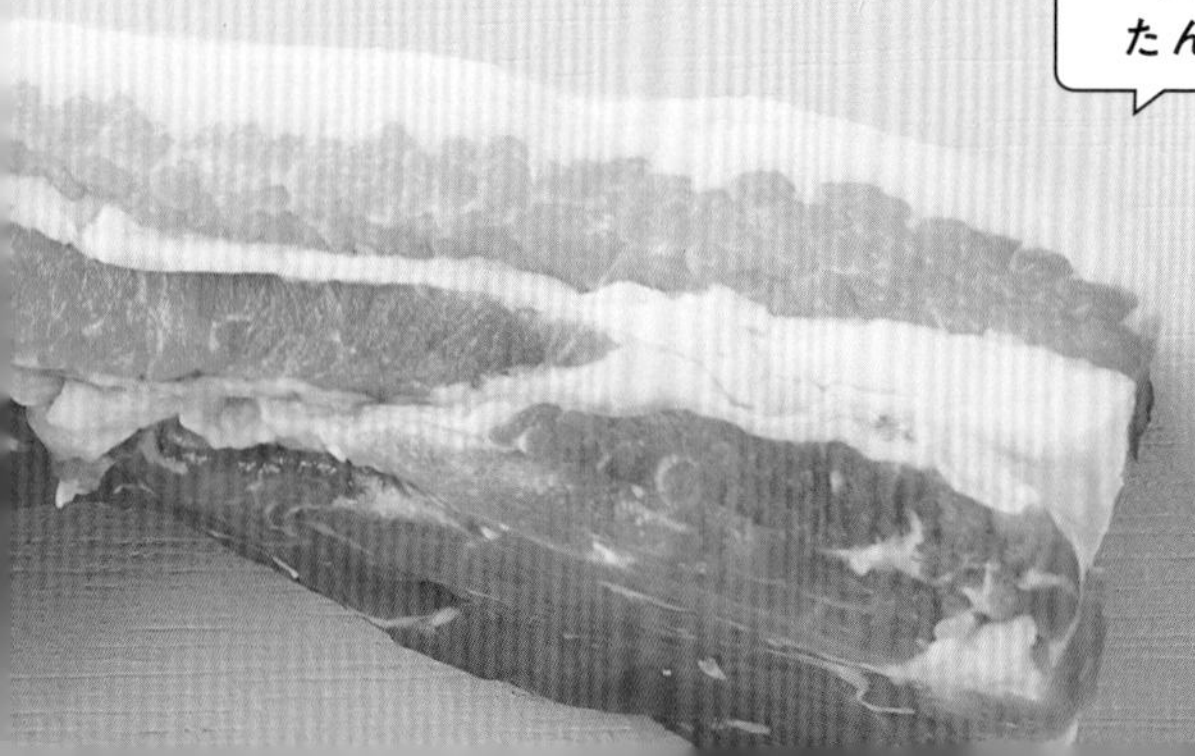

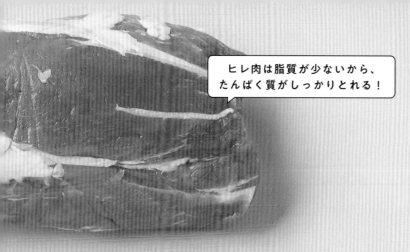

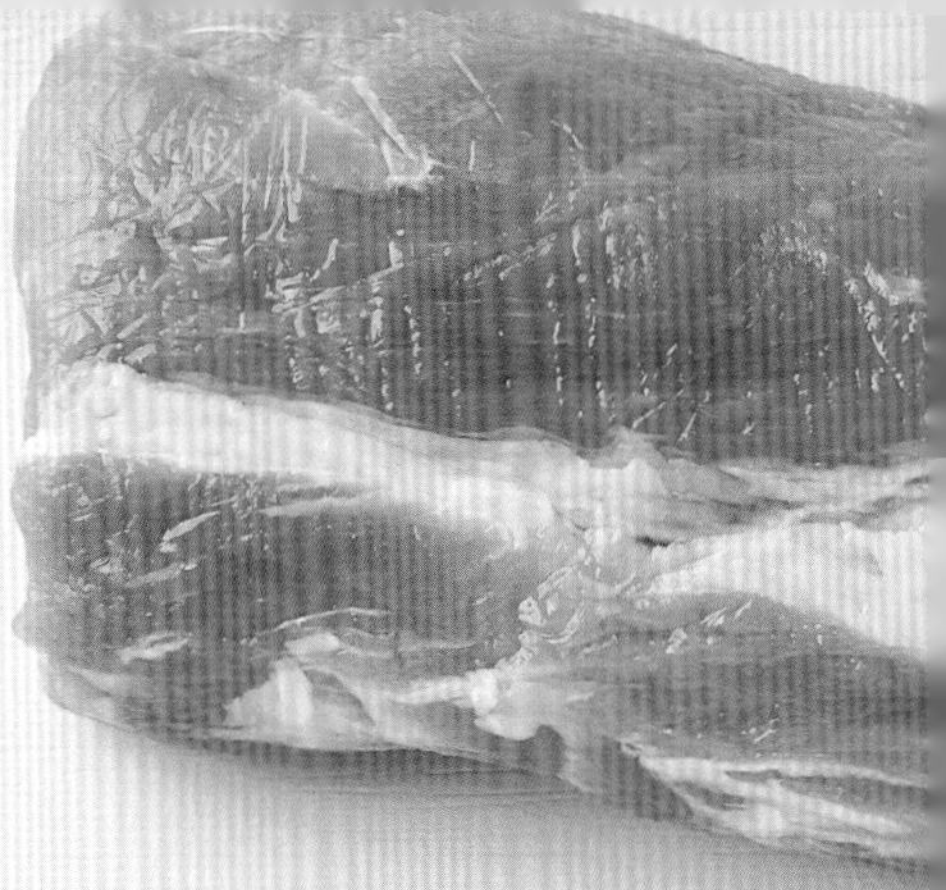

主な和牛肉100gの部位別脂質&たんぱく質量

部位名（すべて脂身つき）	脂質（g）	たんぱく質（g）
牛ヒレ肉	13.8g	16.6g
牛もも肉	16.8g	16.2g
牛肩ロース肉	35.0g	11.8g
牛サーロイン肉	44.4g	10.2g
牛バラ肉	45.6g	9.6g

主な豚肉（大型種）100gの部位別脂質&たんぱく質量

部位名（すべて脂身つき）	脂質（g）	たんぱく質（g）
豚ヒレ肉	3.3g	18.5g
豚ロース肉	18.5g	17.2g
豚もも肉	9.5g	16.9g
豚肩ロース肉	18.4g	14.7g
豚バラ肉	34.9g	12.8g

主な鶏肉（若鶏）100gの部位別脂質&たんぱく質量

部位名（すべて脂身つき）	脂質（g）	たんぱく質（g）
鶏ささみ肉	0.5g	19.7g
鶏むね肉（皮なし）	1.6g	19.2g
鶏むね肉（皮つき）	5.5g	17.3g
鶏もも肉（皮つき）	13.5g	17.0g
鶏手羽肉（皮つき）	13.7g	16.5g
鶏もも肉（皮なし）	4.3g	16.3g

出典：日本食品標準成分表2020年版（八訂）／推定値を含む

く質量は少なくなります。たんぱく質を効率よくとりたいなら、必ず皮を取り除いて調理しましょう。鶏むね肉を蒸した「サラダチキン」はダイエットにもよいヘルシー料理ですが、皮なしのものを選ぶのがベスト。魚も同様で、例えばまぐろなら、赤身と中トロで、たんぱく質の含有量は変わります。たんぱく質を意識していても、おいしいからといって脂質の多い部位の肉や魚を食べてしまうと、意外に摂取できていないこともあるので気をつけましょう。ただ、健康のためだからといって、毎日同じ食材、同じ味では飽きてしまいます。また、肉や魚の種類によって含む栄養素もそれぞれ異なります。偏ることなく、いろいろな種類の食材からたんぱく質をとるほうが、結果的に栄養バランスもよくなります。食を楽しめるかどうかは食べ物の消化や吸収にも関係してきます。味気なくならないよう、彩り豊かな献立をつくっていきましょう。

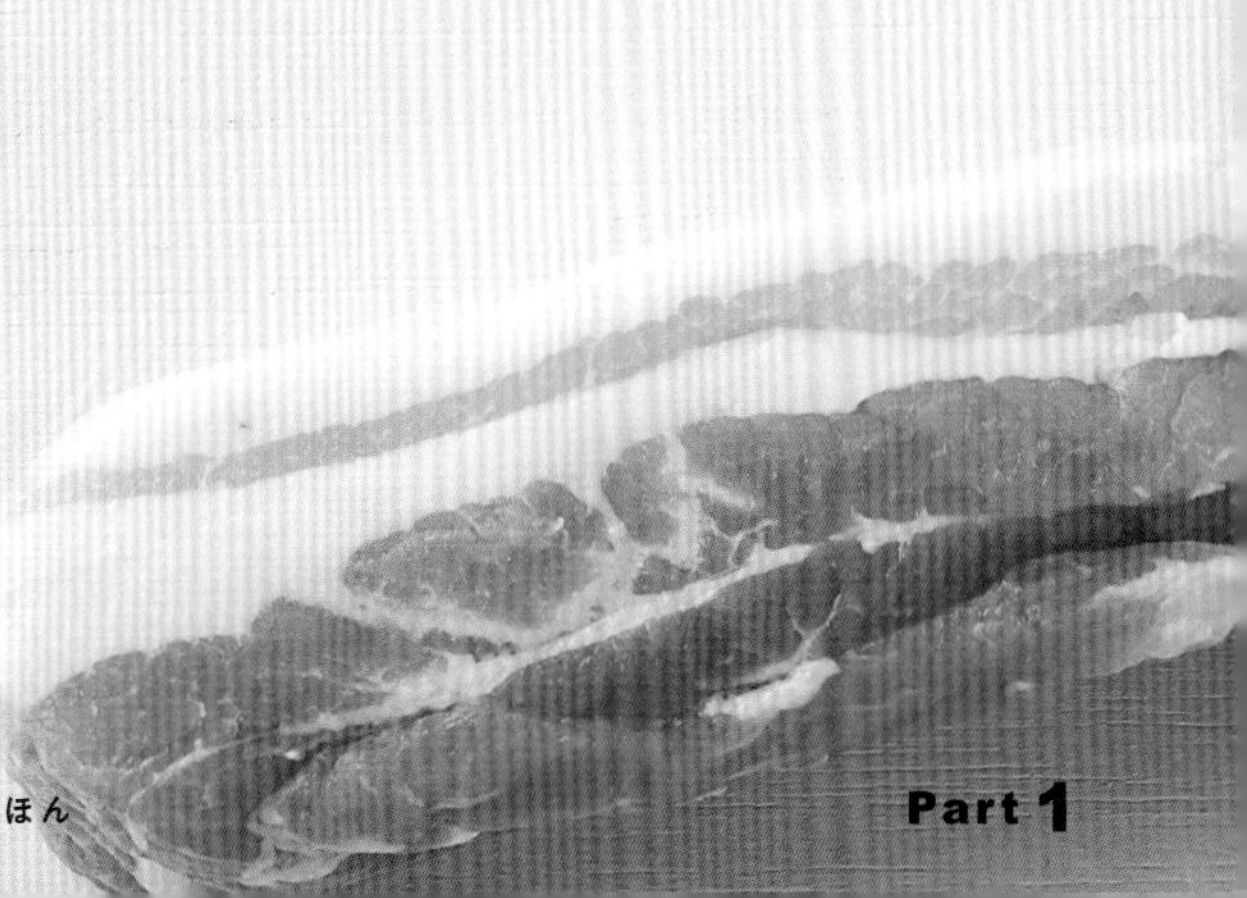

たんぱく質の摂取は、食事と

食事でしっかり肉や魚を食べれば心も体も大満足！

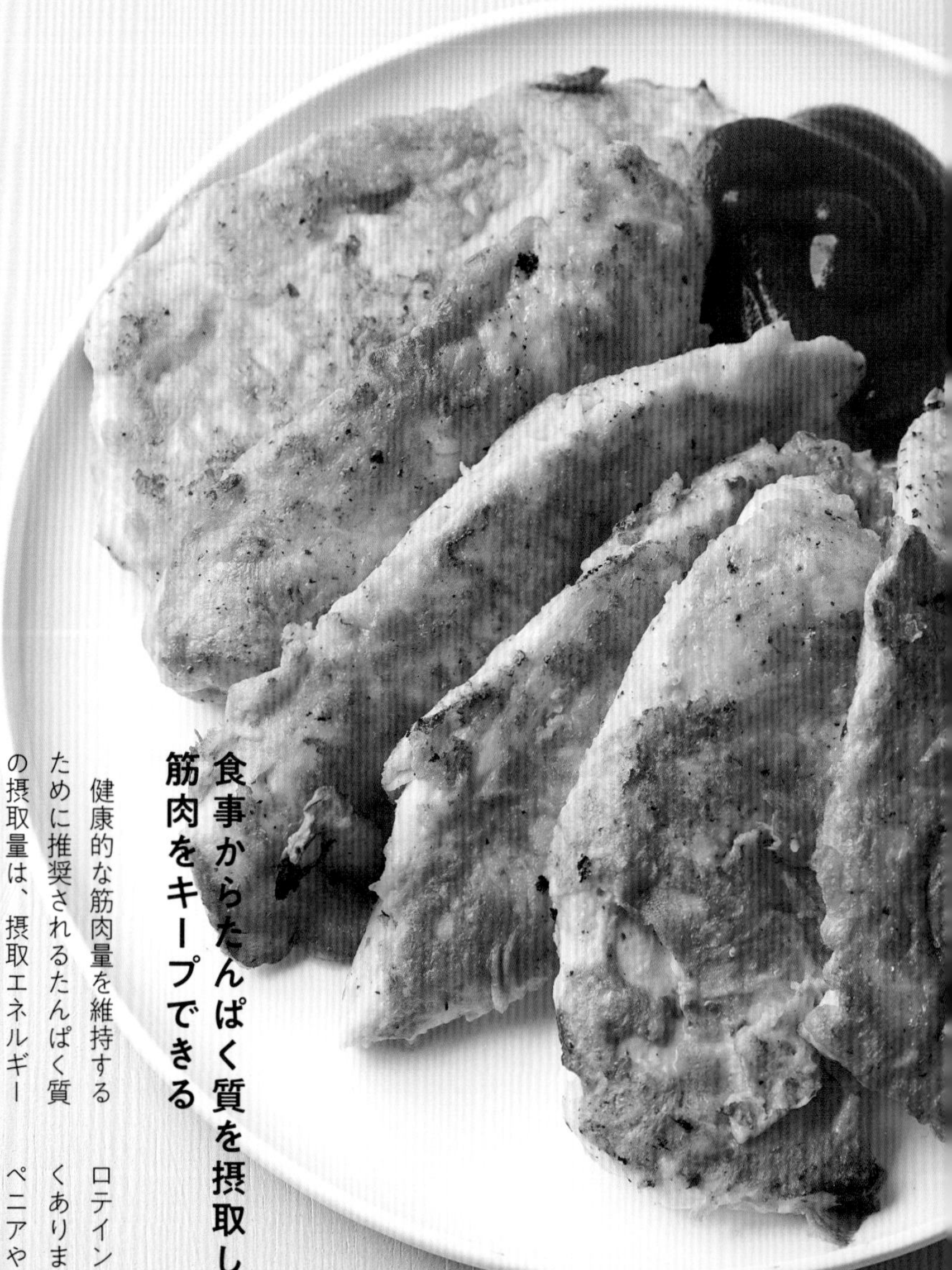

食事からたんぱく質を摂取したほうが筋肉をキープできる

健康的な筋肉量を維持するために推奨されるたんぱく質の摂取量は、摂取エネルギー量の18～20%。1日に、体重1kgあたり1・3～1・5gをとるのが望ましいと説明してきました。手っ取り早く筋肉を増やしたければ、この量のたんぱく質をプロテインでとればよい、という考え方もあるでしょう。実際、激しいスポーツを行っている人がプロテインを活用する場合もよくあります。ただし、サルコペニアやフレイル予防のために適度な筋肉をつけたいのであれば、プロテインの利用はあまりおすすめできません。なぜなら、摂取したたんぱく質を分解して、筋肉などにつくり替える過程では、ビタミンDやビタミンB群、カルシウムなど、さまざまな栄養素が働いているためです。プロ

プロテイン どっちが理想的？

プロテインさえ
飲んでいれば
いいんじゃないの？

テインの成分はたんぱく質だけで、これらの栄養素が含まれていません。筋肉を増やしたいからと、プロテインだけをたくさんとっても効率が悪いわけです。では、筋肉を増やすためにはさらに、ビタミンDやB群といったサプリメントを利用したほうがよいのでしょうか？ そういうことではありません。実はこれらの栄養素は、バランスのよい食事を心がけていれば自然と取り入れることができるのです。というのも、たんぱく質から体をつくるために必要なビタミンやミネラルは、生き物である肉や魚、植物などに自ずと含まれているからです。

さらに、健康な筋肉をつくるために大切なのは、食における多様性です。肉、魚、牛乳や乳製品、大豆や大豆製品、卵、穀類など、たんぱく質を含むあらゆる食材を上手に活用しながら、推奨量のたんぱく質を毎日摂取しましょう。大変なようですが、逆にいうと、そのように多彩な食材を食べることで、それぞれの食品から必要栄養素を少しずつとることができます。食物繊維の豊富な野菜も一緒に添えた彩り豊かな食事は、心も体も豊かにしてくれます。そうすることで結果的に、栄養バランスが整い、健康的な体を手に入れることができるでしょう。

やせたいなら、高たんぱく・低脂質が基本中の基本

PFCバランスを20%：20%：60%を目標に

「やせたい」と考えたときに、思い浮かぶのがカロリー制限です。1日に使うカロリーより、食事でとる摂取カロリーが上回っていた場合、余ったカロリー分が脂肪として溜め込まれます。ゆえにやせたいなら、摂取カロリーを低くすればいいという理屈です。ただし、とにかくカロリーを減らせばいいというわけではありません。健康を維持するためにはPFC＝たんぱく質（P）、脂質（F）、炭水化物（C）をバランスよくとる必要があります。極端に栄養が偏ってしまうと、いったんやせてもすぐにリバウンドしたり、肌荒れ、便秘、免疫力低下など、美容や健康にも影響を与えてしまいます。厚生労働省の食事摂取基準2020年版では、生活習慣病防止のために下表のようなPFCバランスを推奨しています。筋肉を増やしてやせたいなら、PFCを20%：20%：60%を目標にするとよいでしょう。

【エネルギー産生栄養素バランス】

（%エネルギー）

年齢等	男性			女性		
	目標量			目標量		
	たんぱく質	脂質	炭水化物	たんぱく質	脂質	炭水化物
18~29歳	13~20	20~30	50~65	13~20	20~30	50~65
30~49歳	13~20	20~30	50~65	13~20	20~30	50~65
50~64歳	14~20	20~30	50~65	14~20	20~30	50~65
65~74歳	15~20	20~30	50~65	15~20	20~30	50~65
75歳以上	15~20	20~30	50~65	15~20	20~30	50~65

出典：厚生労働省「日本人の食事摂取基準（2020年版）」

たんぱく質20%：脂質20%：炭水化物60%を実現する方法

1日に必要なエネルギー量を把握しましょう

❶ 適正体重を計算する

日本肥満学会が定めた基準では18.5以上25未満が「普通」とされますが、標準値22を目標に計算してみましょう。

適正体重 ＝ [　　]m（身長）× [　　]m（身長）× 22（BMI指数）

BMI指数って？
Body Mass Indexの略称で、体重と身長から算出される肥満度を表す国際的な指標

❷ 基礎代謝量を計算する

基礎代謝量とは、運動をしていなくても使われる１日の消費カロリーのこと。❶で求めた適正体重をもとに基礎代謝量を計算します。

基礎代謝量（kcal／日）＝
[　　]kg（適正体重）× [　　]kcal/kg（基礎代謝基準値）（体重／日）

【基礎代謝基準値（kcal／kg体重／日）】

年齢	男性	女性
18~29歳	23.7	22.1
30~49歳	22.5	21.9
50~64歳	21.8	20.7
65~74歳	21.6	20.7
75歳以上	21.5	20.7

出典：厚生労働省「日本人の食事摂取基準（2020年版）」

❸ 推定エネルギー必要量を計算する

推定エネルギー必要量とは、１日の活動レベルに合わせた必要エネルギー量。
仕事が肉体労働か、デスクワークなどで異なります。

推定エネルギー必要量（kcal／日）＝ 基礎代謝量（kcal／日）× 身体活動レベル

【身体活動レベル】

低い（Ⅰ）	1.5	生活の大部分が座位で、静的な活動が中心の場合
ふつう（Ⅱ）	1.75	座位中心の仕事だが、職場内での移動や立位での作業・接客等、通勤・買い物での歩行、家事、軽いスポーツのいずれかを含む場合
高い（Ⅲ）	2	移動や立位の多い仕事への従事者、あるいは、スポーツ等余暇における活発な運動習慣を持っている場合

身長160㎝の50歳女性、身体活動レベルがふつうの場合：たんぱく質20%：脂質20%：炭水化物60%を実現するには

適正体重
1.6×1.6×22=56.3kg

基礎代謝量
56.3×20.7=1165kcal

推定エネルギー必要量
1165×1.75 =2039kcal

➡

たんぱく質 2039kcal×20%=408kcal
たんぱく質は1g＝4kcalだから **408kcal÷4=102g**
１日にとるたんぱく質は **102g**

脂質 2039kcal×20%=408kcal
脂質は1g＝9kcalだから **408÷9=45.3g**
１日にとる脂質は **45.3g**

炭水化物 2039kcal×60%=1223kcal
炭水化物は1g＝4kcalだから **1223÷4=306g**
１日にとる炭水化物量は **306g**

➡

１日３食で割ると……。

たんぱく質 34g
脂質 15.1g
炭水化物 102g

１食分のベストバランス！

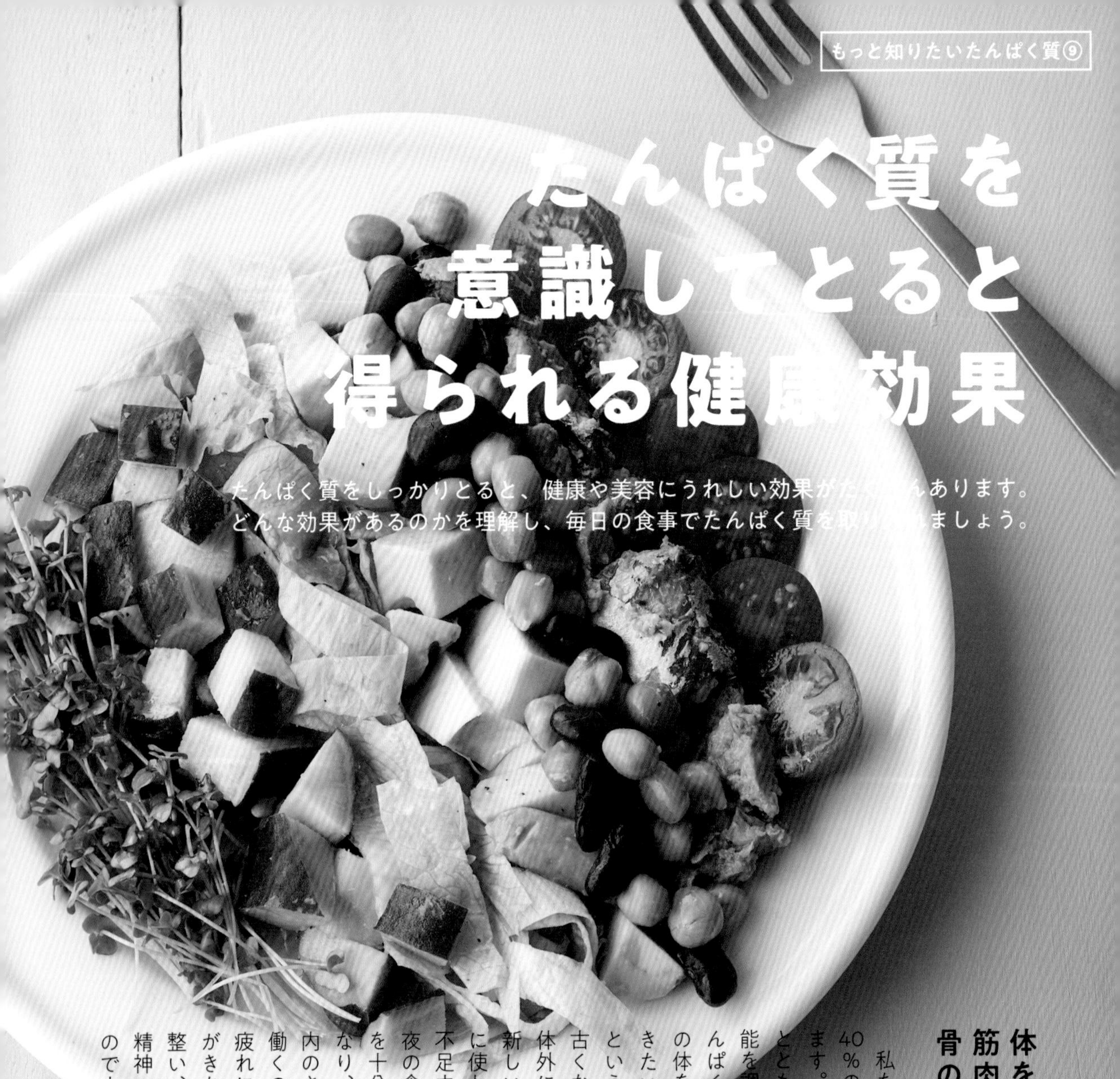

たんぱく質を意識してとると得られる健康効果

たんぱく質をしっかりとると、健康や美容にうれしい効果がたくさんあります。
どんな効果があるのかを理解し、毎日の食事でたんぱく質を取り入れましょう。

体を構成する細胞の主成分。筋肉、ホルモン、骨の形成に効果的

私たちの体は60％が水分。そして、残りの40％のうち半分程度をたんぱく質が占めています。体をつくっている物質の主成分であるとともに、体を動かしたり、体それぞれの機能を調整する血液やホルモン、酵素などもたんぱく質からできています。ここで、これらの体を構成するたんぱく質について知っておきたいのが、「毎日つくり替えられている」ということ。筋肉などになっている細胞も、古くなったものは分解されて、老廃物として体外に排出されます。そして食事からとった新しいたんぱく質が、新たな細胞をつくるのに使われるのです。そのため、たんぱく質は不足することがないよう、継続的に朝、昼、夜の食事で補う必要があります。たんぱく質を十分にとっていると、筋肉のほか骨も強くなり、足腰がしっかりしてきます。また、体内のさまざまな働きをしている細胞が正しく働くので、体調もよくなります。そのうえ、疲れにくくなり、免疫力もアップ。ホルモンがきちんとつくられるため自律神経の働きが整い、よく眠れたり、集中力が高まるなどの精神への作用もあるなど、いいことずくめなのです。

健康効果①

筋肉量を維持してフレイルを予防

毎食たんぱく質をとって筋肉量を落とさず、健康寿命を延ばしましょう

たんぱく質を意識してとっていると、筋肉量の低下を防ぐことができます。筋肉量が増えると血行が促進され、冷えや肩凝り、腰痛なども改善されるほか、基礎代謝量も上がるため、ダイエットにも効果的。また、筋肉量を蓄えておくと高齢になったときに筋肉の減少が抑えられ、フレイルやサルコペニアの防止になります。元気で生き生きと過ごせる時間、つまり健康寿命が延びるわけです。重要なのがたんぱく質をとるタイミング。食事と食事の時間があけばあくほど、たんぱく質が足りなくなり、筋肉が分解されてしまいます。つまり、1日の必要量をいっぺんにとっても、効果は半減してしまいます。1日3回の食事に分けてとりましょう。とくに、夕食のあとは10時間以上たんぱく質をとっていないことになるので、朝食ではたっぷりとって、不足を補ってあげるのがおすすめです。

毎食たんぱく質をとるのがポイント!

朝

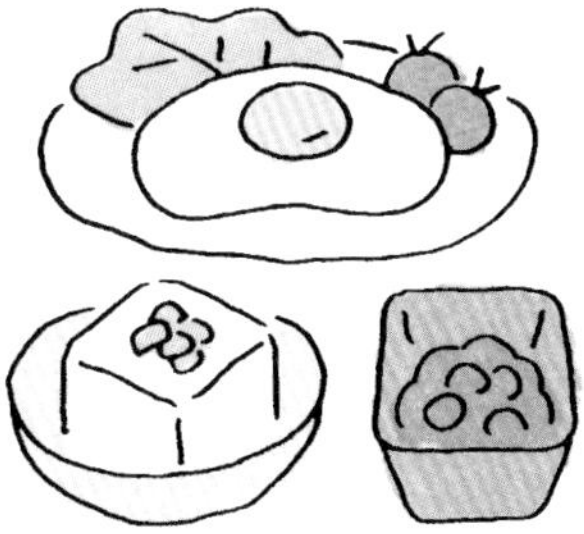

卵や納豆、豆腐がおすすめ!

朝にしっかりとりたいたんぱく質。手早く準備できる食材を活用しましょう。消化のよい卵や納豆、豆腐なら、目覚めたばかりの胃腸にもやさしいのでおすすめです。

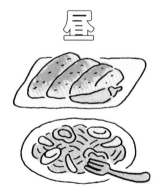

昼

肉類、麺類でとりましょう

昼食でとるならカロリーはそれほど気にしなくてOK。筋肉をつくるBCAAが豊富な肉類を積極的に。またスパゲッティなど、たんぱく質が含まれる穀類もおすすめです。

夕

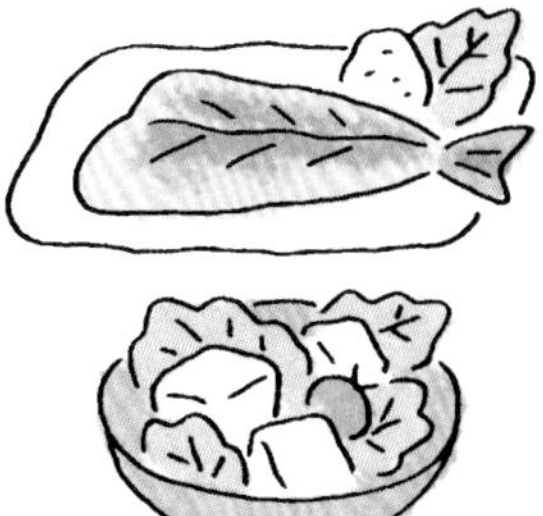

魚介類と豆腐で脂質を控えて

カロリーを控えめにしたい夕食は、DHA＆EPAの良質な脂質を含む魚介類や豆腐などの植物性たんぱく質を中心に。肉類なら、脂質の少ない部位を選びましょう。

健康効果② ホルモンバランスがよくなる

女性ホルモンのもとになるたんぱく質やコレステロールを補いましょう

体内のさまざまな器官から分泌され、体の機能を調節しているホルモン。たんぱく質はホルモンの材料ともなっているため、たんぱく質を十分にとることでホルモンがスムーズに働き、体調が整っていきます。とくにホルモンの働きの影響を受けやすいのが女性。なぜなら、エストロゲンとプロゲステロンという二つの女性ホルモンのバランスによって、定期的に月経やそれに伴う体調変化が起こる仕組みになっているからです。ホルモンバランスが乱れると、月経前症候群や生理不順のほか、自律神経が影響を受けることで、頭痛や動悸、のぼせといった不調が起こる場合も。さらに更年期にはホルモンバランスが乱れやすくなり、こうした症状が表れることが多くみられます。女性ホルモンの材料であるたんぱく質に加え、コレステロールも適度に補給し、ホルモン変化の影響を少しでも減らしていきましょう。

植物性たんぱく質と動物性たんぱく質をバランスよく取り入れる

大豆・大豆製品

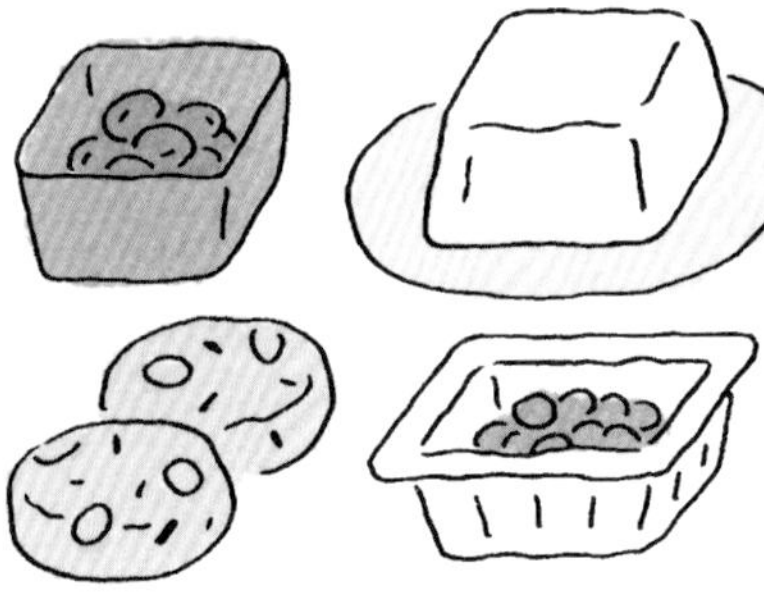

大豆や豆腐、油揚げ、厚揚げなどの大豆製品には、女性ホルモンの一つであるエストロゲンと似た働きをする「大豆イソフラボン」が豊富。低カロリーな植物性たんぱく質を補う意味でも、積極的に活用しましょう。

肉・魚・乳製品・卵

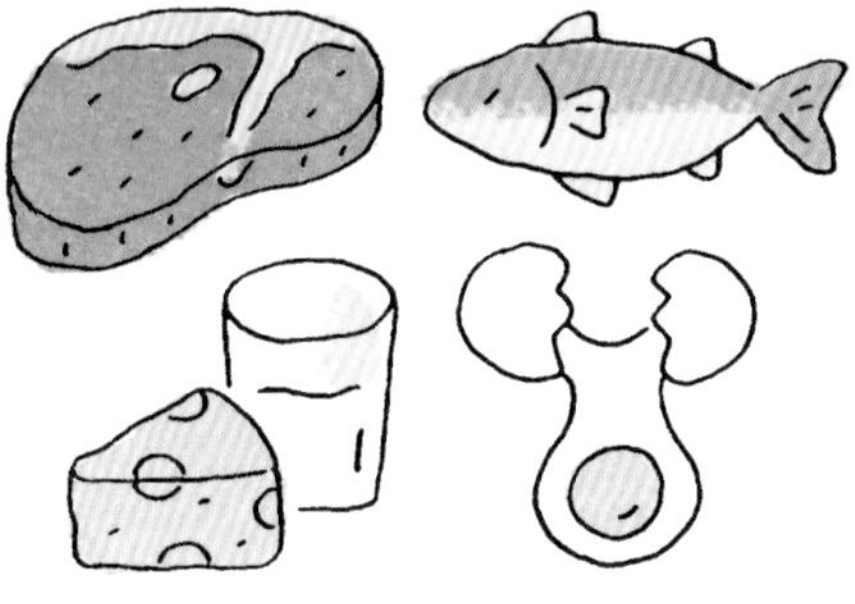

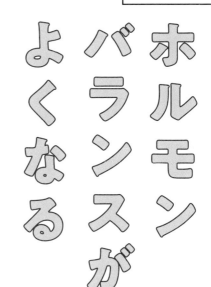

女性ホルモンのもとになるコレステロールは肉、魚、乳製品、卵の動物性たんぱく質に豊富。カロリーが高いため敬遠しがちですが、まったくとらないとホルモンがきちんとつくられません。適度にとるようにしましょう。

健康効果③

メンタル強化&睡眠の質向上

トリプトファンを含むたんぱく質がセロトニンとメラトニンを増やします

脳内で神経伝達物質として働いている、ドーパミン、セロトニンなどのホルモンもたんぱく質からつくられています。ドーパミンは意欲や幸福感をもたらすホルモン。また幸せホルモンとも呼ばれるセロトニンは精神を安定させて不安を抑える働きのほか、睡眠ホルモン「メラトニン」の材料になり、眠りに導く役割も持っています。たんぱく質をきちんととることで、これらのホルモンもつくられやすくなり、ストレスに強くなったり、よく眠れるようになるなどの効果が期待できます。ここで注目したい成分が「トリプトファン」。大豆製品や牛乳、乳製品、ナッツなどに含まれ、体内でつくることのできない必須アミノ酸の一つです。セロトニンの材料となり、精神を安定させたり、睡眠の質を改善する働きがあります。炭水化物やビタミンB_6と一緒に取り入れましょう。

セロトニン&メラトニンを増やすたんぱく質

トリプトファン

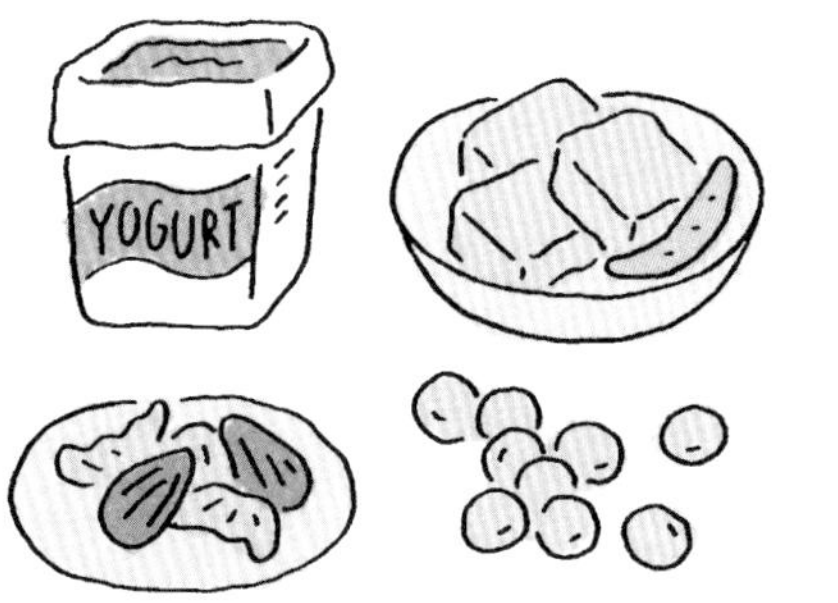

＋

ビタミンB_6

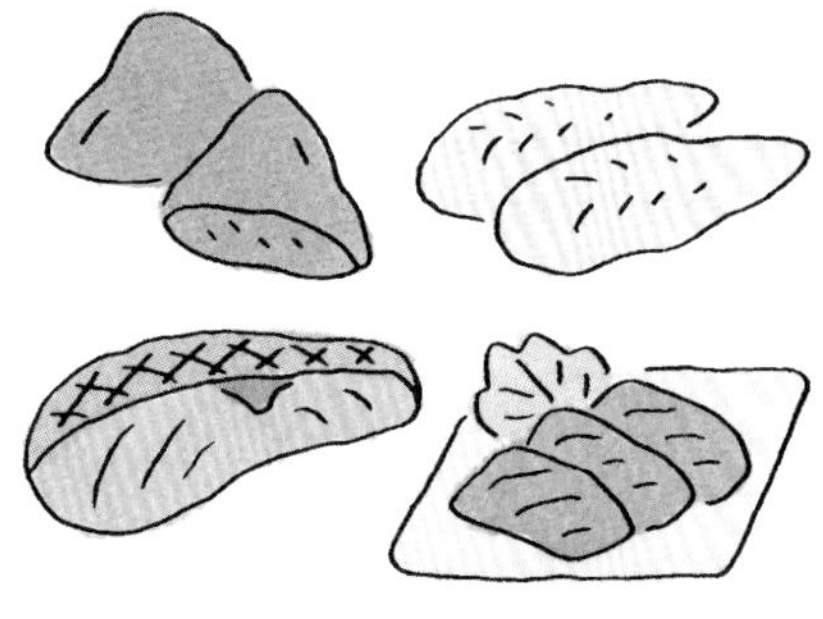

大豆製品や乳製品、ナッツに含まれるトリプトファンは必須アミノ酸の一つで、セロトニンの材料。眠りに関与するメラトニンはセロトニンからつくられるため、摂取することで睡眠の改善も期待できます。

動物性たんぱく質に含まれるBCAAは、トリプトファンが脳に取り込まれるのを邪魔する性質がありますが、炭水化物や、まぐろや鶏ささみ、鶏レバーなどに豊富なビタミンB_6を一緒にとることで、その働きが抑えられます。

健康効果④ 骨を強化し、骨粗しょう症を予防

体に必要なたんぱく質を摂取した上で 骨にいい栄養素を一緒にとりましょう

寝たきりになるリスクを高めてしまう病気として、よく知られる骨粗しょう症。これは、高齢になるに従い、骨からカルシウムが溶け出して、骨がスカスカになる病気で、閉経による女性ホルモン減少で起こりやすくなるため、女性はとくに注意が必要です。骨粗しょう症の予防には、カルシウムのほか、たんぱく質、ビタミンDやK、B群など、丈夫な骨をつくる栄養素をきちんととる必要があります。とくにたんぱく質は、コラーゲンとなって骨の組織や軟骨、靭帯、腱に存在するため、しなやかで折れにくい骨がつくられるのです。また、骨の周囲を覆って骨にかかる負担を軽減する筋肉をつくるのにも、もちろんたんぱく質が不可欠です。つまり、フレイルやサルコペニアと同様、骨粗しょう症の予防にも、たんぱく質の積極的な摂取が重要ということがわかります。

健康な骨をつくるたんぱく質+栄養素

たんぱく質

骨や関節、筋肉の材料であるコラーゲンとなって、骨や関節のしなやかさを維持したり、骨の成長にも重要な役割を果たす。また、骨を支える筋肉づくりにも役立つ。

カルシウム

骨の主成分で、日本人は慢性的に不足傾向に。血液中にも存在し、神経の働きや筋肉の収縮にも関わっている。必要のない分は排泄されるので、こまめにとるのが重要。

ビタミンD

カルシウムを骨に取り込むのを助けたり、骨をつくる細胞の働きを高めるなど、骨形成に欠かせない栄養素。筋肉の合成にも関わることが最近になってわかっている。

ビタミンK

カルシウムが骨に取り込まれるのを促したり、尿中に排泄されるのを抑え、骨の破壊を防ぐ。また、コラーゲンの生成を促し、骨をしなやかにするのを助ける働きも。

ビタミンB群

食事でとったたんぱく質を分解・吸収する際に使われる補酵素として働く栄養素。とくにビタミンB_6、B_{12}、葉酸は骨代謝にも関わり、丈夫な骨づくりには必須。

健康効果⑤

便通がよくなる

発酵食品のたんぱく質を食物繊維と一緒にとると効果的

一般的に、肉類などの動物性たんぱく質に偏った食事は便秘になりやすいといわれます。しかし、これは腸内環境を整える、食物繊維が不足することから起こる不調。さまざまな食品からバランスよくたんぱく質をとっていれば、むしろ体内の機能が整うため、便通もスムーズになります。便秘が気になる人におすすめなのは、腸内環境を整えてくれるたんぱく質。納豆やヨーグルトなどの発酵食品は腸内で善玉菌の働きを助け、腸内細菌のバランスを改善してくれます。また、植物性たんぱく質には食物繊維も豊富。たんぱく源として豆類や大豆製品も活用すれば、たんぱく質をしっかりとりながら、便通もよくすることができます。

たんぱく質はさまざまな食品に含まれています。「肉だけ」「魚だけ」などと決めず、いろいろな種類をとりながら、自然に摂取量を多くしていきましょう。

腸内環境をよくするたんぱく質

納豆

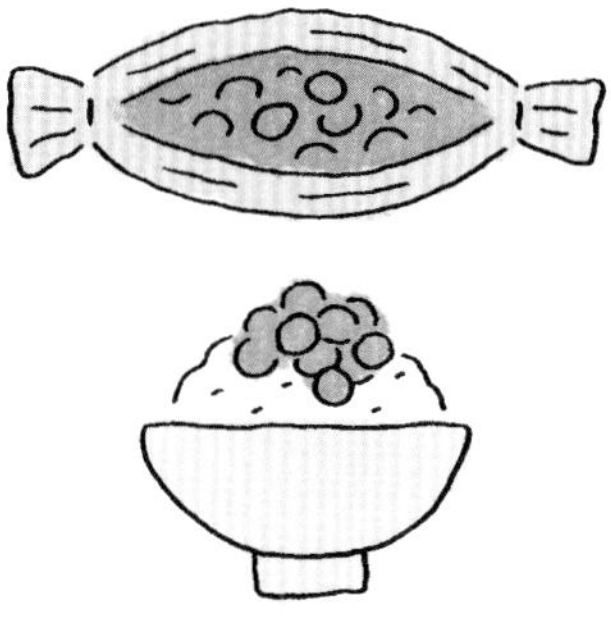

納豆に含まれる納豆菌、食物繊維がともに腸内の善玉菌を増やす。また食物繊維には便を増やしたり腸を刺激して腸の動きを促す働きがあるので、便通改善に◎。

ヨーグルト

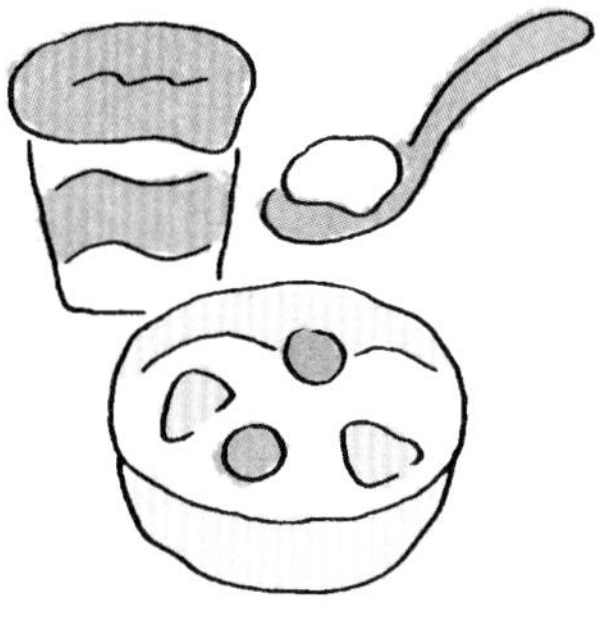

乳酸菌やビフィズス菌などの善玉菌が含まれ、腸内で悪玉菌の増殖を抑え腸内環境を改善する。デザートや間食、運動前後のたんぱく質補給にも適している。

豆腐・おから

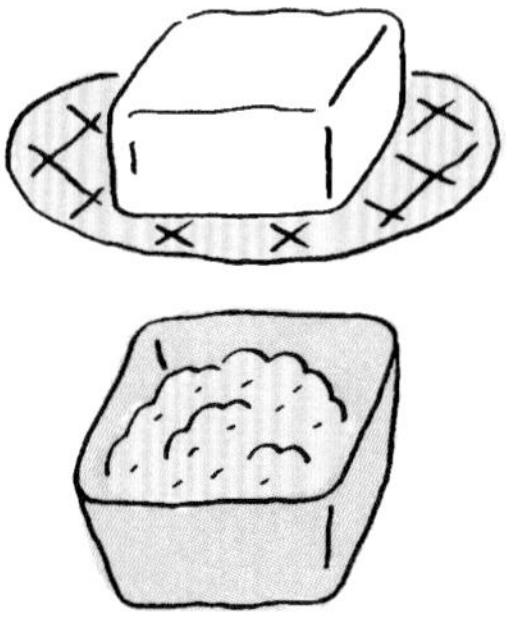

オリゴ糖という食物繊維の一種が腸内細菌の餌になり、腸内環境を整える。豆腐をつくったときに出るおからは食物繊維も豊富。一緒に利用するとさらに効果的。

あなたは大丈夫？ たんぱく質をプラスするアイデア

毎日の食事でたんぱく質はとれていますか？ ありがちな朝、昼、夜ごはんに手軽にたんぱく質をプラスするアイデアが満載です。

起きてすぐの朝食は卵と乳製品を上手に摂取

ギリギリまで寝ていたいから、朝食は簡単に済ませたい！　起きてすぐは料理をする時間もないから、トーストとコーヒーが定番という人も多いのでは？　このメニューでは、糖質と脂質だけで、たんぱく質がほとんどとれません。食パンにトマトケチャップ、ベーコン、ピーマン、チーズをのせてトースターで焼いてピザトーストにし、コーヒーをカフェオレに。ゆで卵をプラスすれば、たんぱく質は大幅アップ。ゆで卵は前日にゆでておくとラクです。

忙しい朝の定番！

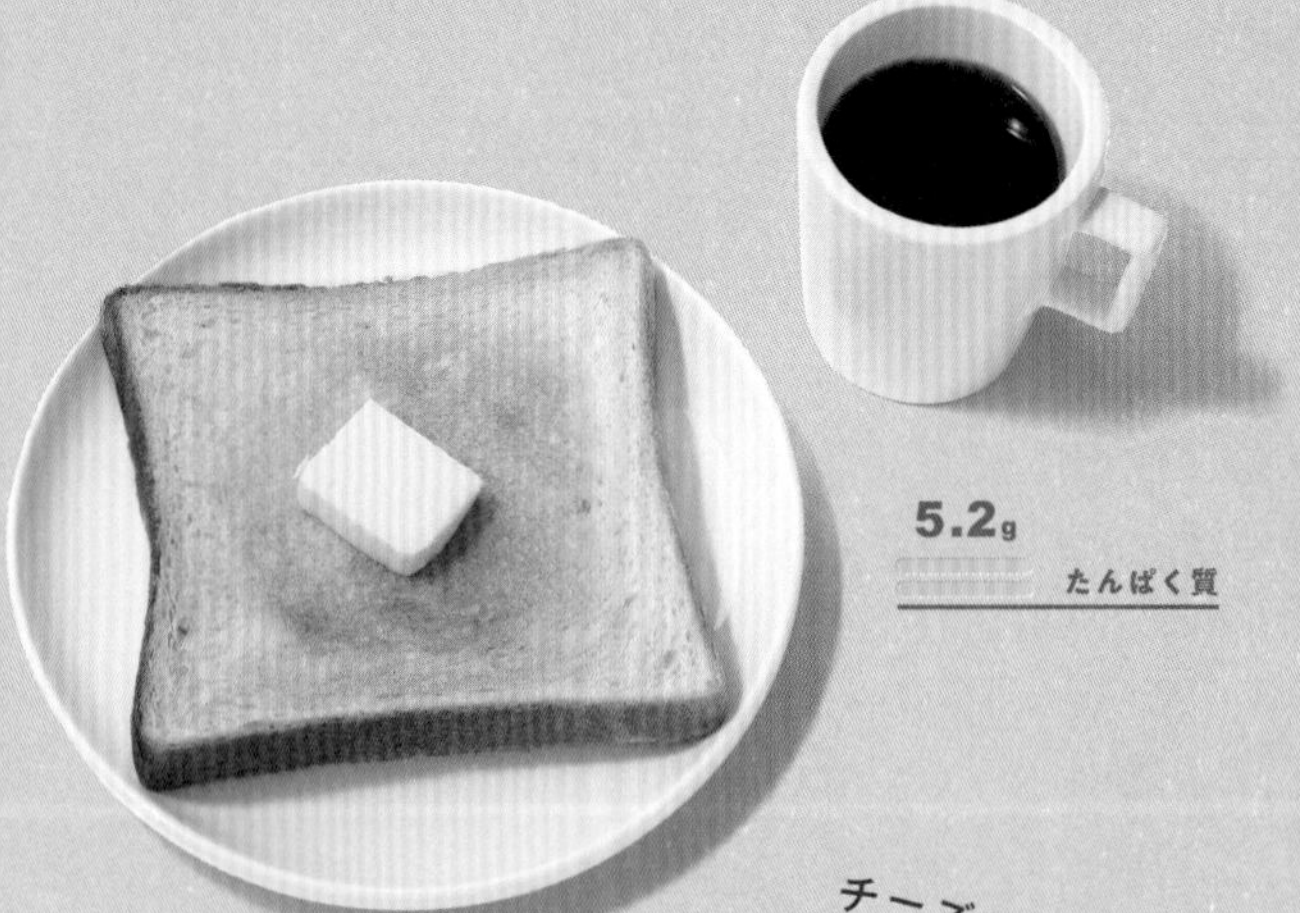

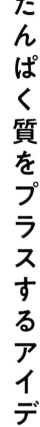

トースト
（食パン60g＋バター10g）

ブラックコーヒー
（200㎖）

5.2g たんぱく質

チーズ＆牛乳＆卵をプラス！

たんぱく質が13.4ｇアップ！

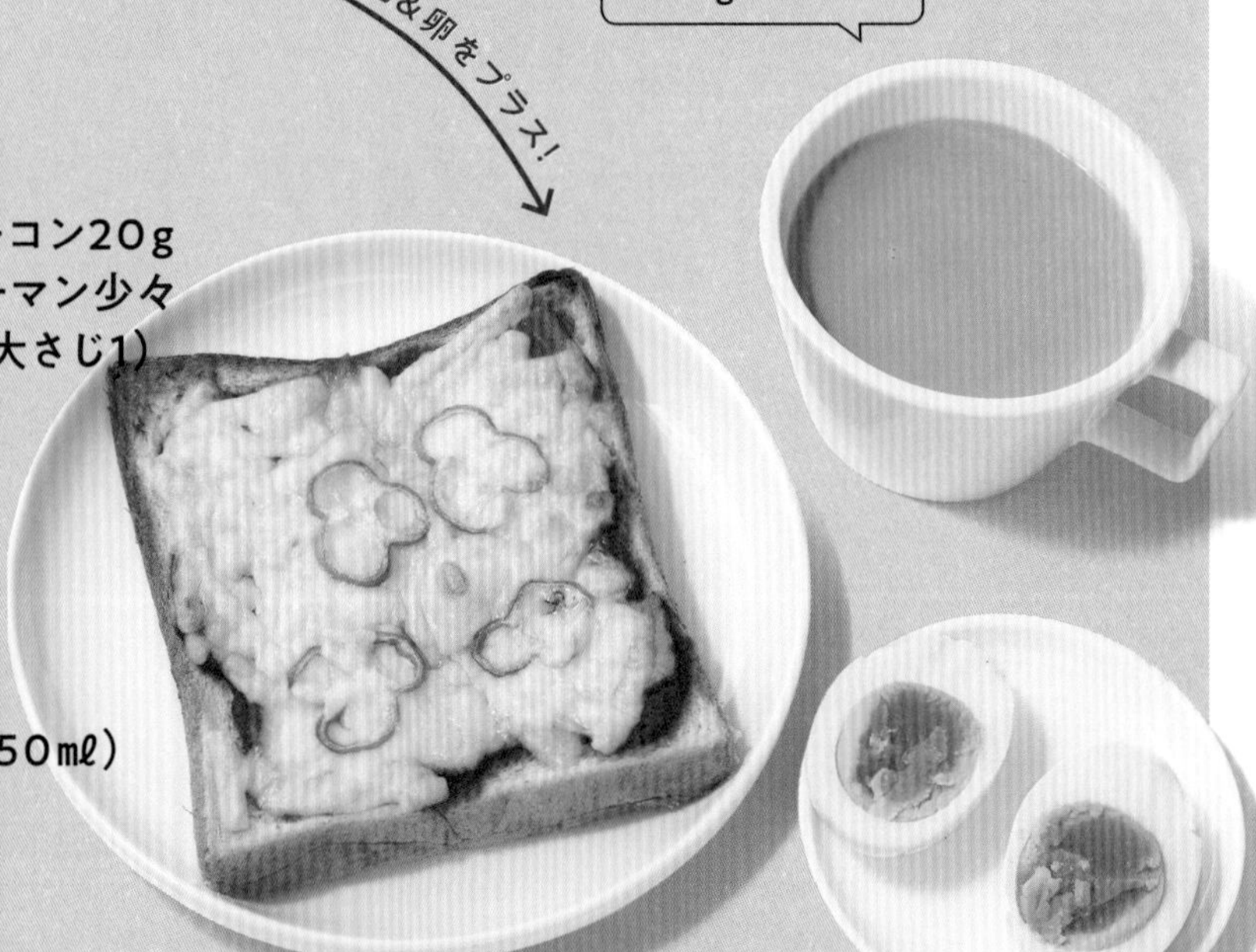

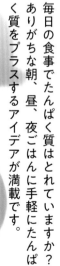

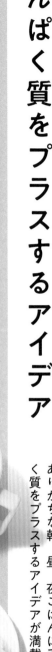

ピザトースト
（食パン60g＋ベーコン20g＋チーズ20g＋ピーマン少々＋トマトケチャップ大さじ1）

ゆで卵
（卵50g）

カフェオレ
（牛乳50㎖＋ブラックコーヒー150㎖）

18.6g たんぱく質

ふりかけごはん
（ごはん150g＋ふりかけ少々）

わかめのみそ汁
（みそ10g＋だし汁150㎖＋
わかめ〈乾燥〉3g＋長ねぎ適量）

緑茶
（200㎖）

5.3g
たんぱく質

これだけで
お腹を満たす！

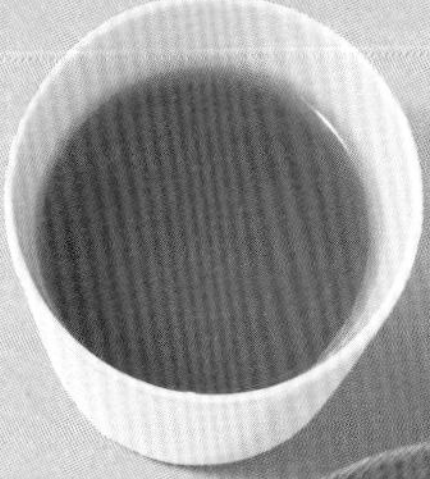

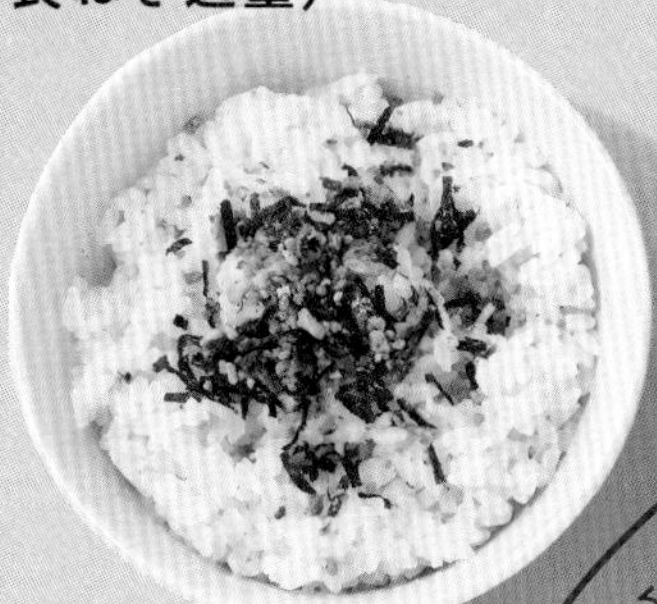

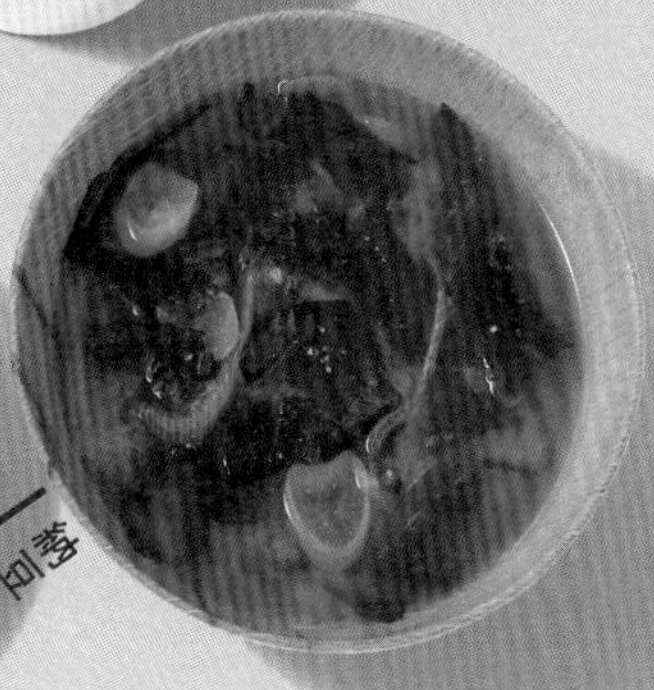

納豆&しらす干し&卵&豆腐プラス！ヨーグルトにチェンジ

納豆しらすごはん
（ごはん150g＋
納豆1パック＋しらす干し10g）

にらと豆腐の かき玉みそ汁
（にら10g＋木綿豆腐40g＋
溶き卵25g＋みそ10g＋だし汁150㎖）

ヨーグルトドリンク
（200㎖）

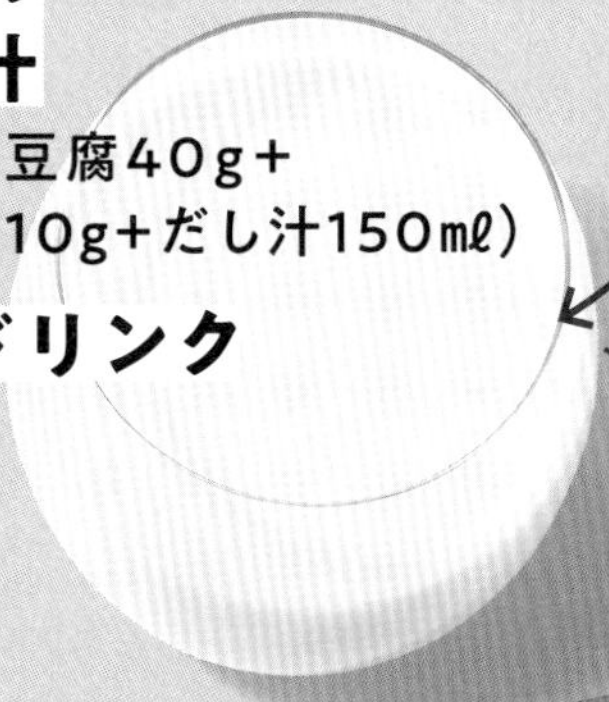

たんぱく質が
19.2gアップ！

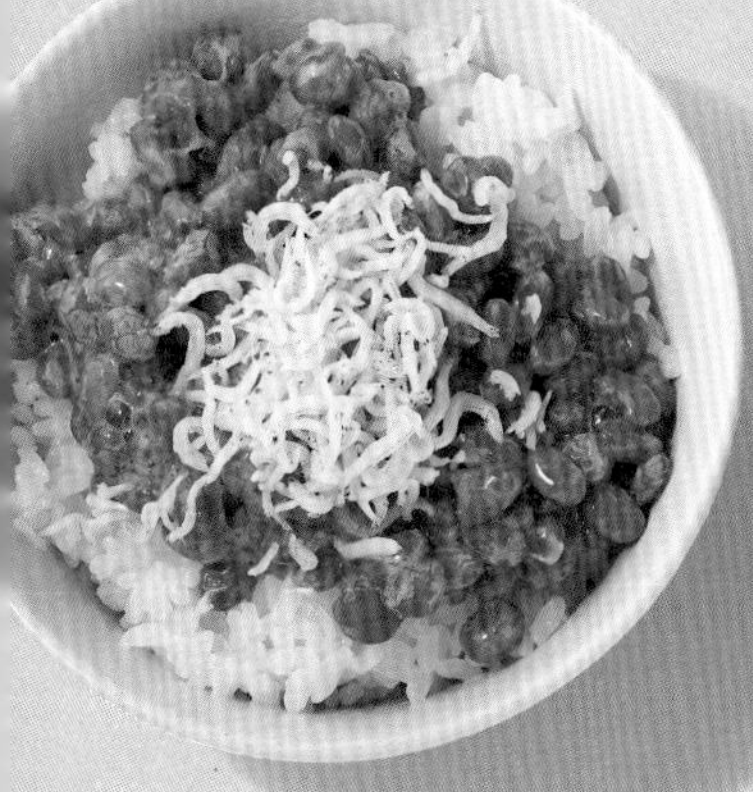

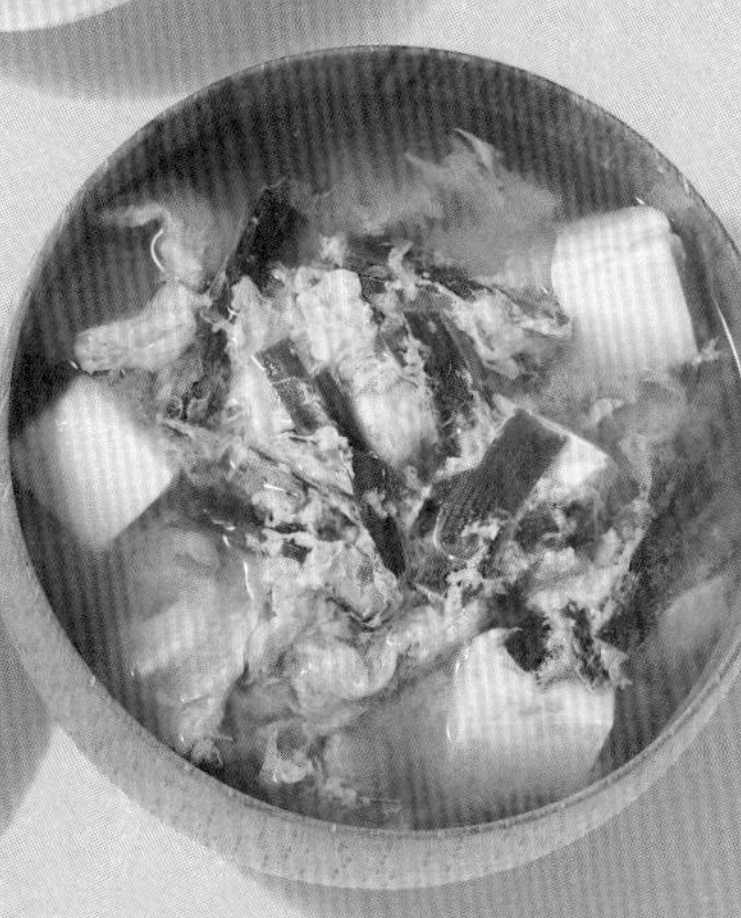

ごはんにのせたり、汁物にプラスするのが手軽！

朝はごはん派！という人に限って陥りやすいのが、ごはんにふりかけをかけ、夕飯の残りのみそ汁を温めるだけの簡単朝ごはん。食べないよりマシと思っているかもしれませんが、炭水化物メインでたんぱく質が見当たりません。

改善するなら、納豆としらす干しをごはんにのせるだけでたんぱく質と栄養価アップ！みそ汁には豆腐と卵をプラス。そして、ヨーグルトドリンク1杯を飲むようにするだけでも、たんぱく質の摂取量はアップします。

24.5g
たんぱく質

卵などを挟んだサンドイッチを選ぶのがベスト

寝坊してしまいバタバタで出勤するような日は、コンビニで朝ごはんを買うこともあるでしょう。ボーッとした頭を目覚めさせるべく、砂糖たっぷりのあんパンなどの菓子パンを買い、せめて野菜ジュースでビタミン補給…。でも、この朝食ではたんぱく質はとれません。あんパン、野菜ジュースはほとんどが糖質。これをハムチーズ卵サンドイッチ、牛乳に変えるだけでたんぱく質は大幅アップ！ 選び方がわかれば、たんぱく質は手軽に摂取できるのです。

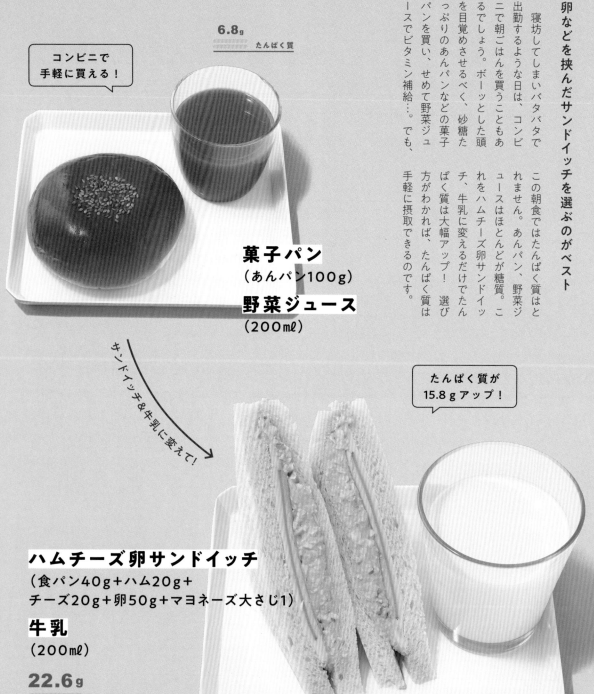

6.8g たんぱく質

コンビニで
手軽に買える！

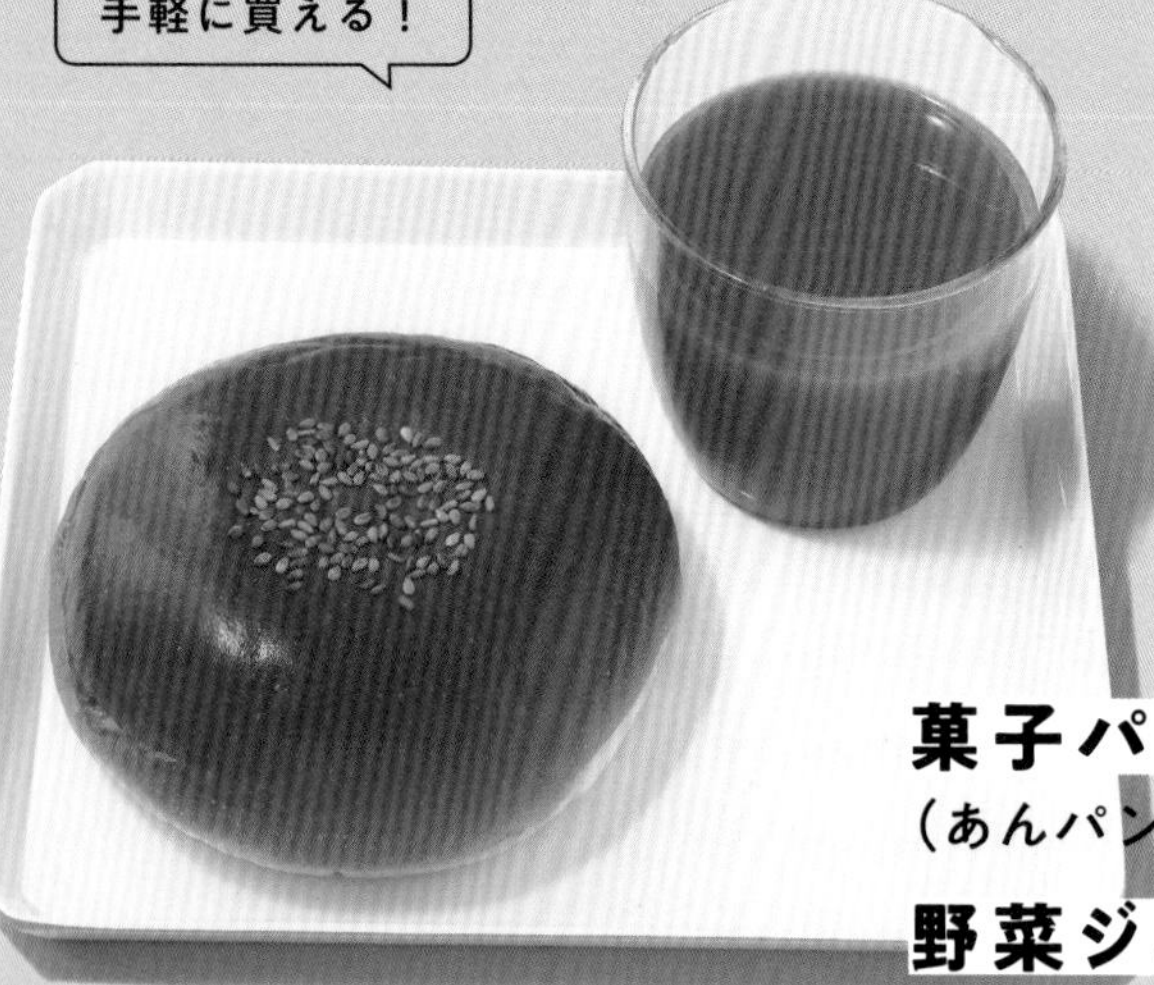

菓子パン
（あんパン100g）

野菜ジュース
（200mℓ）

サンドイッチ&牛乳に変えて！

たんぱく質が
15.8ｇアップ！

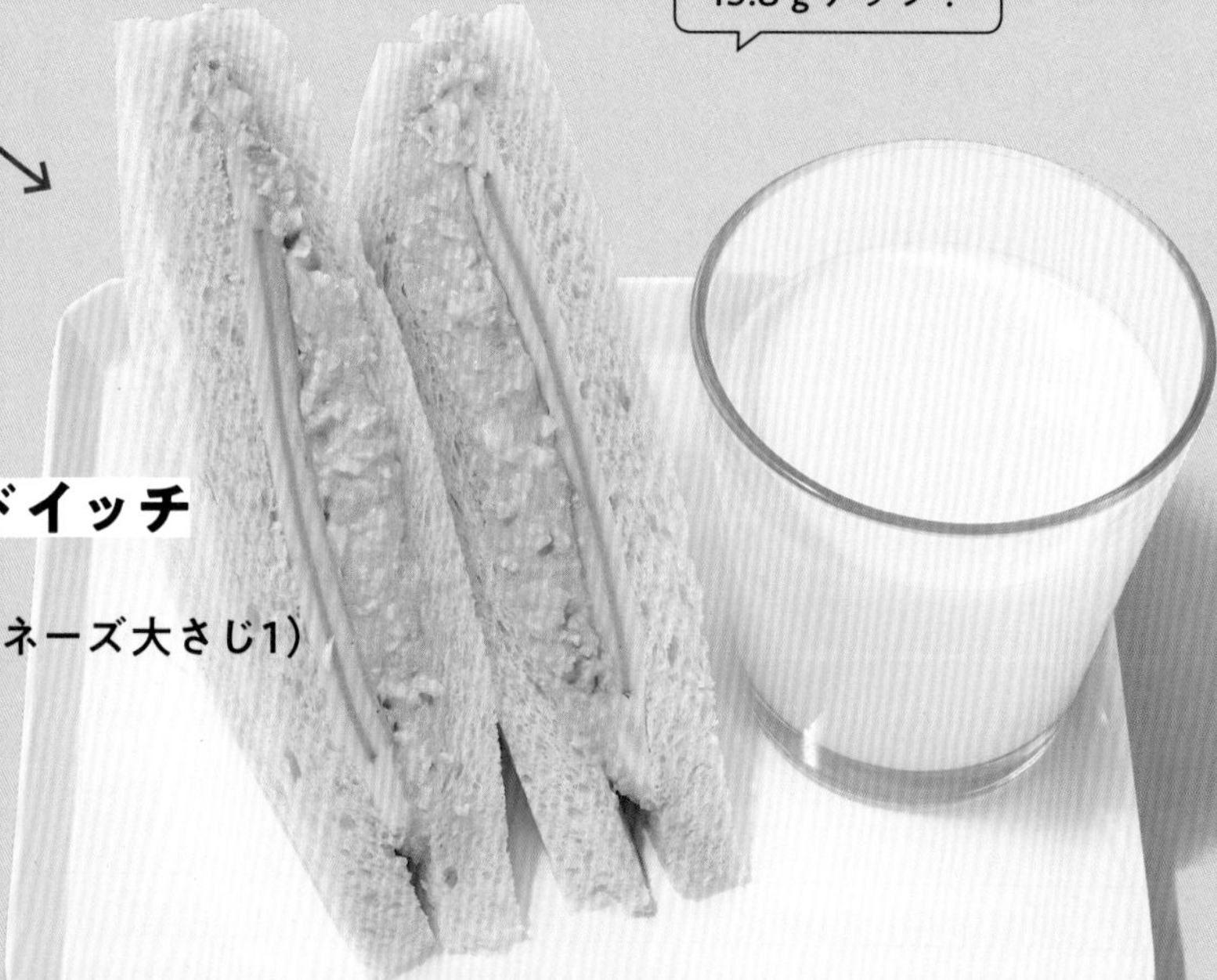

ハムチーズ卵サンドイッチ
（食パン40g＋ハム20g＋
チーズ20g＋卵50g＋マヨネーズ大さじ1）

牛乳
（200mℓ）

22.6g たんぱく質

会社ですぐ
食べられて便利！

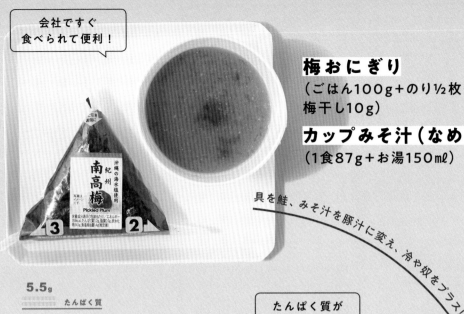

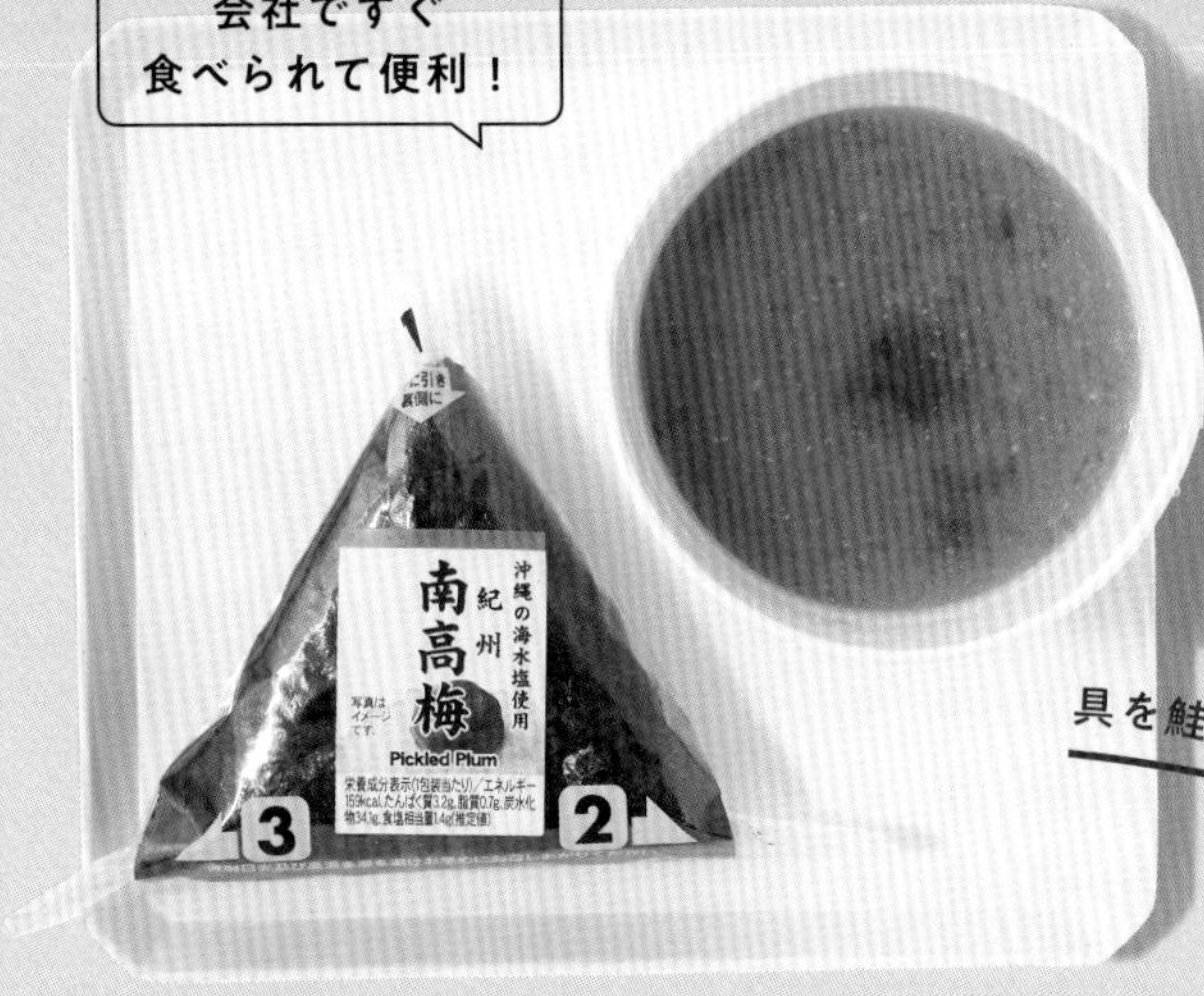

梅おにぎり

（ごはん100g＋のり½枚＋
梅干し10g）

カップみそ汁（なめこ）

（1食87g＋お湯150㎖）

5.5g
たんぱく質

具を鮭、みそ汁を豚汁に変え、冷や奴をプラス！

たんぱく質が
9.3gアップ！

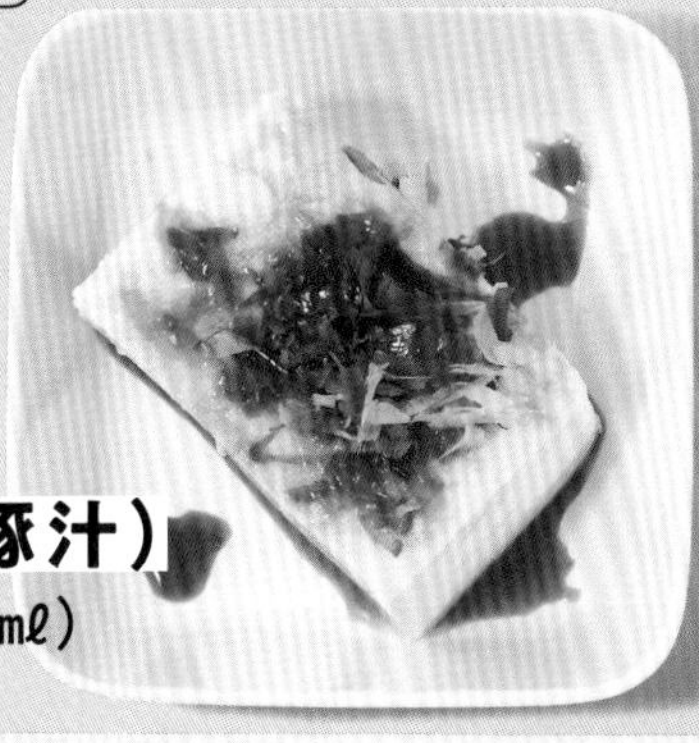

鮭おにぎり

（ごはん100g＋
のり少々＋鮭10g）

カップみそ汁（豚汁）

（1食88g＋お湯150㎖）

冷や奴

（絹ごし豆腐100g＋
かつお節0.5g＋しょうが3g）

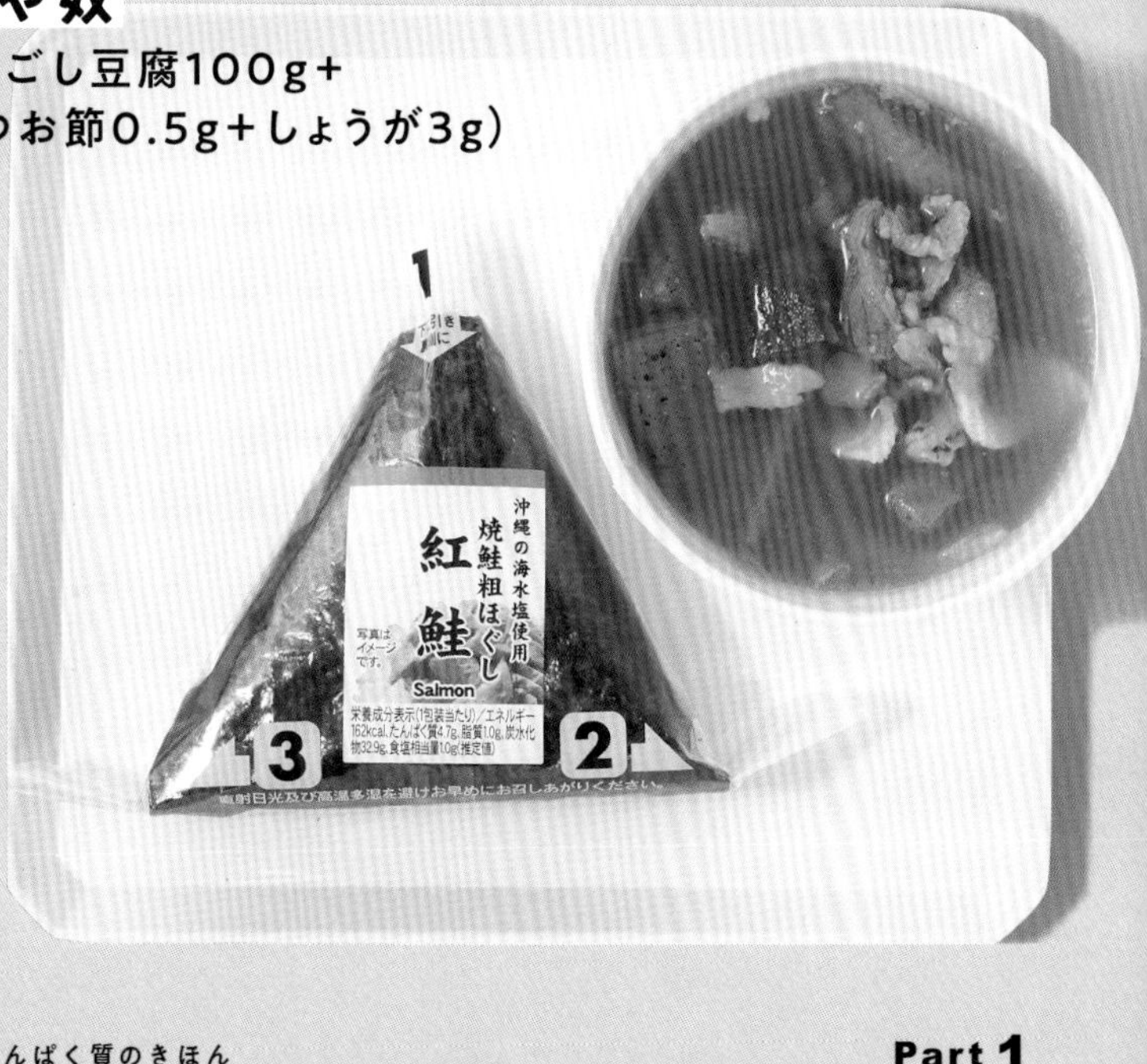

14.8g
たんぱく質

おにぎり＋カップみそ汁ならたんぱく質を意識して

家で朝ごはんを食べる習慣がなく、コンビニでおにぎりとカップみそ汁を買って職場で食べるときのポイントは、おにぎりとカップみそ汁の具の内容。梅干しおにぎりは酸っぱくて目が覚めますし、なめこのみそ汁はヘルシーで腸活にもいいけれど、たんぱく質はほぼなし。おにぎりの具を鮭に変え、カップみそ汁を豚汁にすれば、たんぱく質はもちろん、栄養価も大幅アップ！　さらに冷や奴もつければ、しっかりとたんぱく質がとれます。

パスタはなるべく具のあるメニューを選ぶのが◎

自宅で昼ごはんを作るとき、パスタメニューが定番という人も多いのでは。ありがちなのが、ペペロンチーノ、グリーンサラダ、野菜スープの献立。一見バランスのとれた献立に見えますが、圧倒的にたんぱく質が足りません。パスタはひき肉を使ったミートソースに、サラダにはツナをプラス、スープはポタージュスープに変えることで、たんぱく質がたっぷりとれるメニューに。外でのランチの際にも意識して選んでみましょう。

14.8g
たんぱく質

ありがちなランチ例！

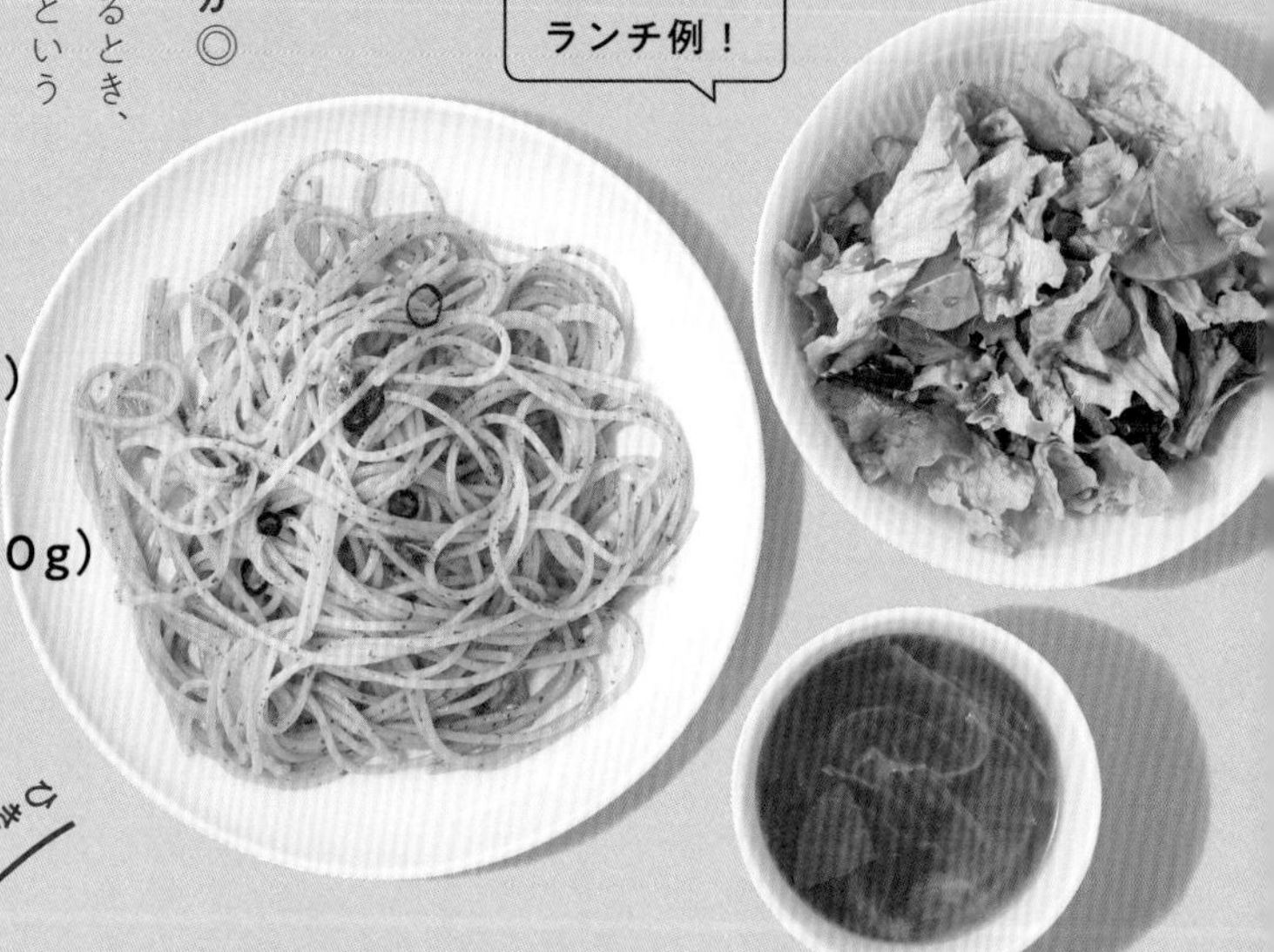

ペペロンチーノ
（スパゲッティ250g＋にんにく2.5g）

グリーンサラダ
（レタスミックス50g＋ドレッシング10g）

野菜スープ
（玉ねぎ10g＋にんじん10g＋コンソメスープ150㎖）

ひき肉＋ツナ＋牛乳をプラス！

たんぱく質が17.2gアップ！

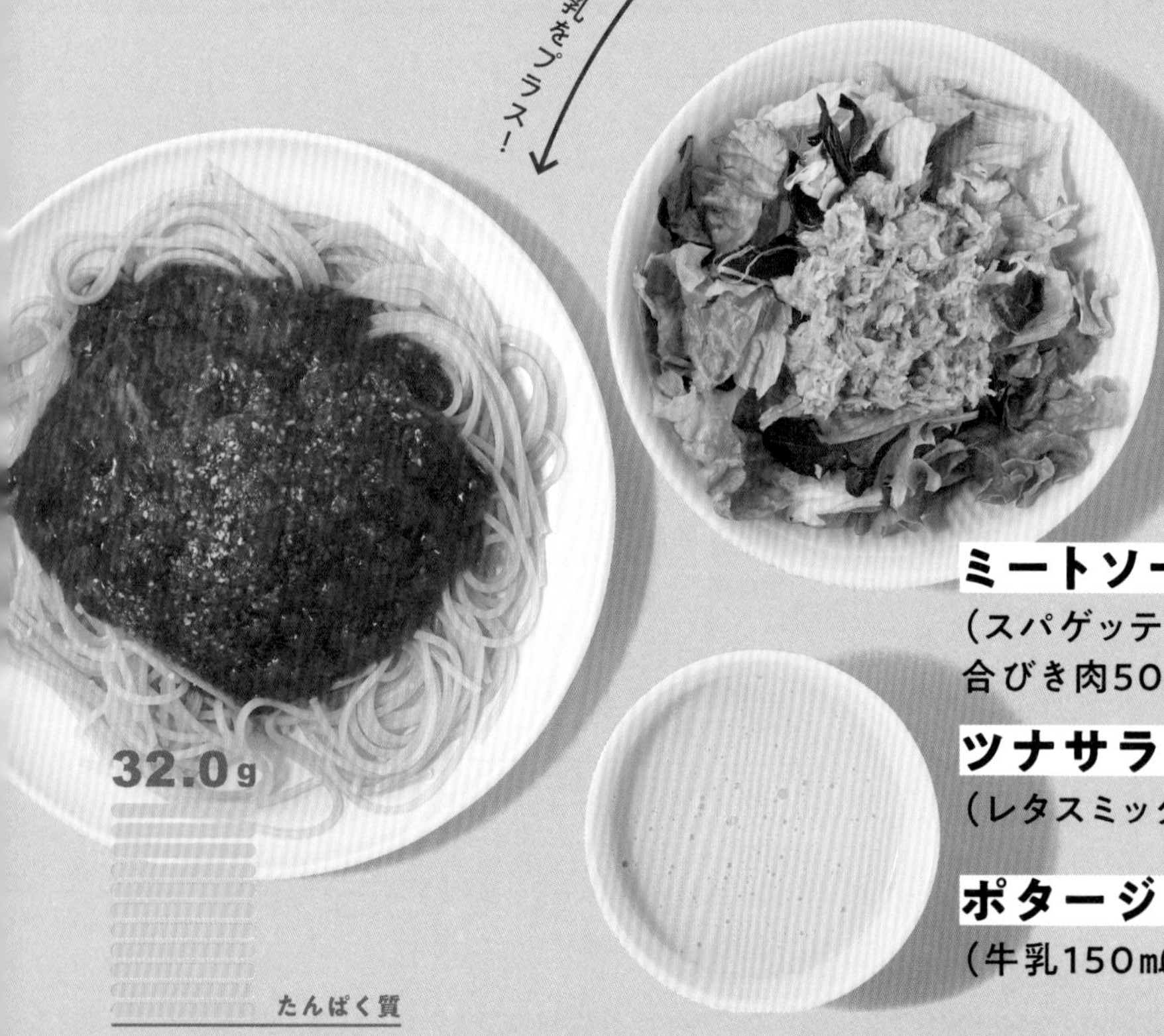

ミートソーススパゲッティ
（スパゲッティ250g＋合びき肉50g＋トマト水煮200g）

ツナサラダ
（レタスミックス50g＋ツナ缶〈水煮〉30g）

ポタージュスープ
（牛乳150㎖＋クリームコーン缶50g）

32.0g
たんぱく質

昼ごはんcase②

野菜と海藻をとるほうが体にいい？

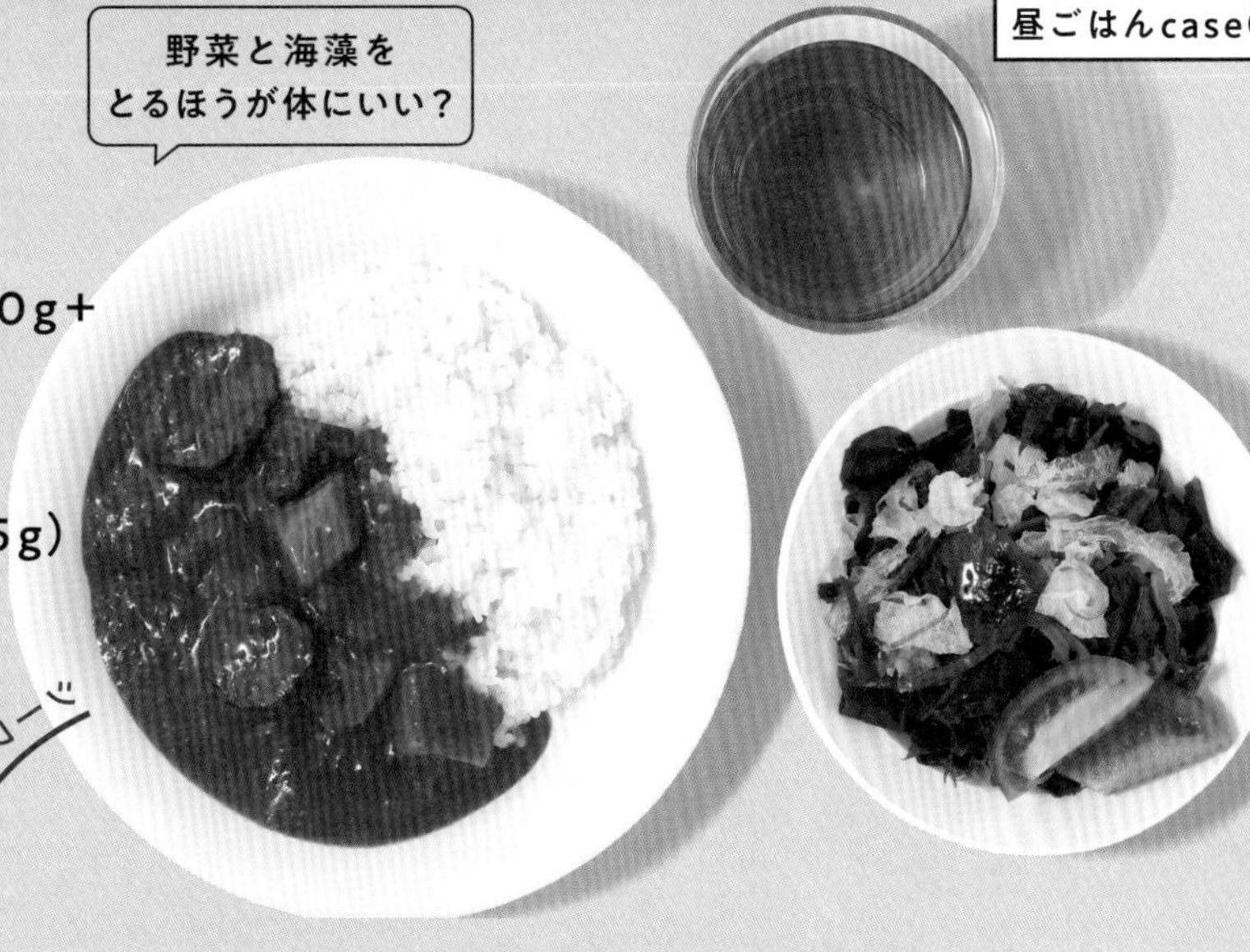

野菜カレー
（ごはん200g+カレールウ20g+なす30g+じゃがいも40g）

海藻サラダ
（海藻ミックス30g+トマト25g）

アイスティー（無糖）
（200mℓ）

6.5g たんぱく質

シーフードミックス+ハム+牛乳にチェンジ！

たんぱく質が18.4gアップ！

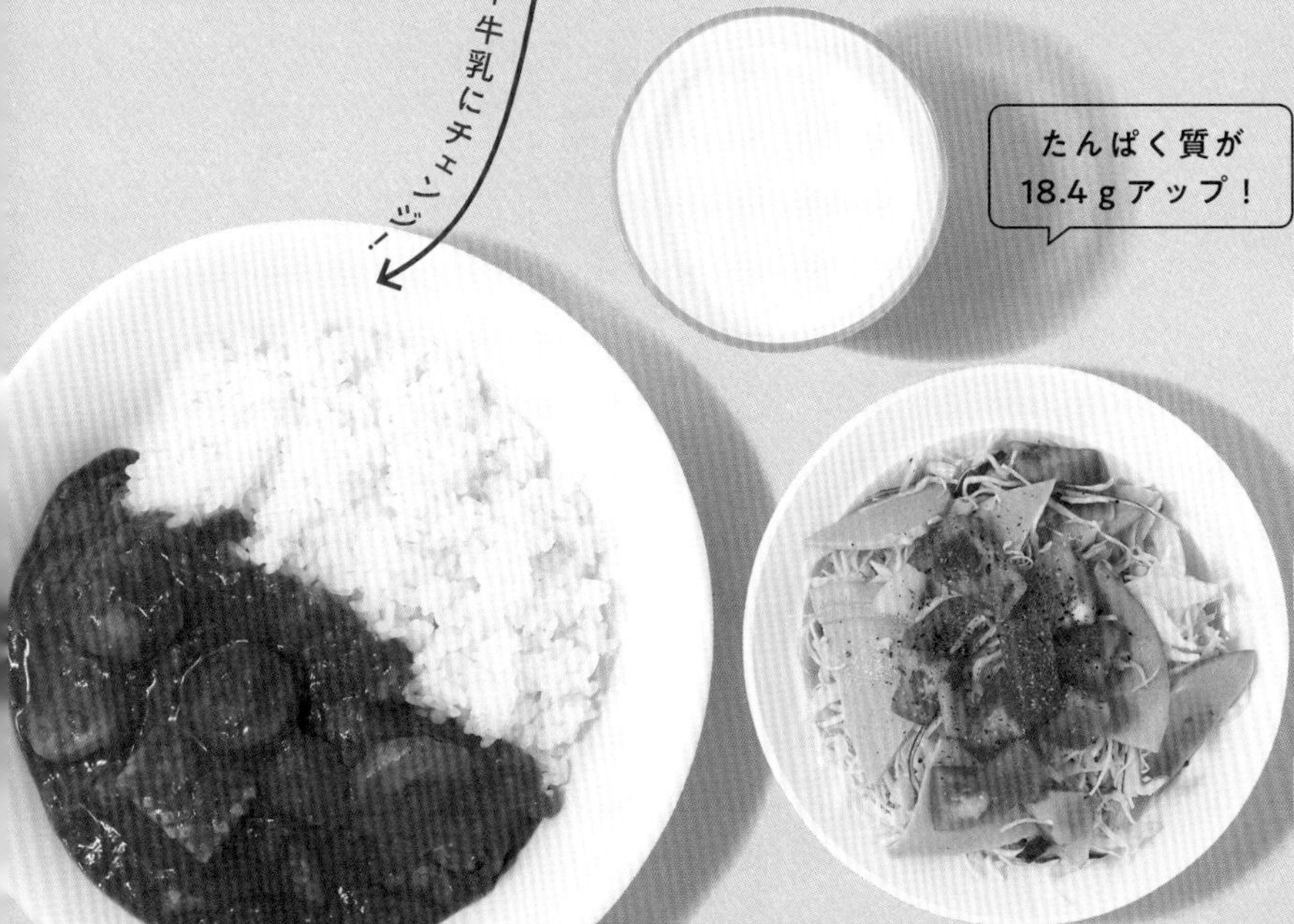

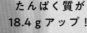

シーフードカレー
（ごはん200g+カレールウ20g+シーフードミックス80g）

ハムサラダ
（キャベツ40g+ハム20g+トマト20g）

牛乳
（200mℓ）

シーフードカレーで高たんぱく&低脂質でヘルシーに

昼ごはんにカレーを食べるとき、少しでもヘルシーなものをと、野菜カレーを選択する人も多いのでは。海藻サラダをプラスすれば、さらにヘルシー！と思っていませんか？ 野菜カレーは、たんぱく質がほとんどとれないので、選ぶなら肉のカレーか、高たんぱく、低脂質のシーフードカレーがおすすめ。サラダもハムなどをプラスしたものを。カレーには牛乳もよく合いますので、プラスできればたんぱく質摂取は完璧です。

24.9g たんぱく質

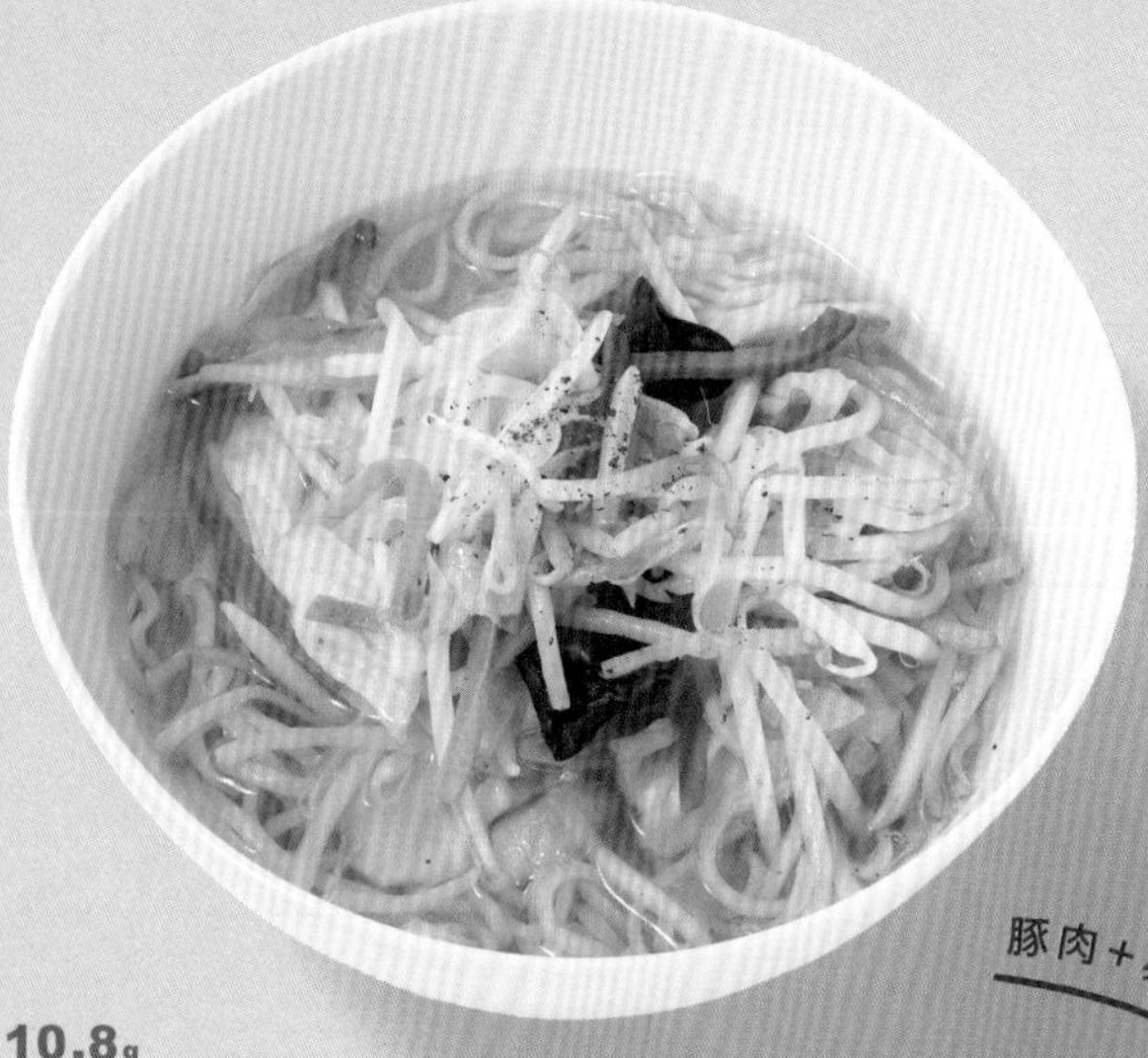

ラーメンを食べるなら
野菜たっぷりで！

タンメン

（中華麺200g＋もやし80g＋
きくらげ3g＋にんじん20g）

10.8g
たんぱく質

豚肉＋卵をプラス！

たんぱく質が
12.0gアップ！

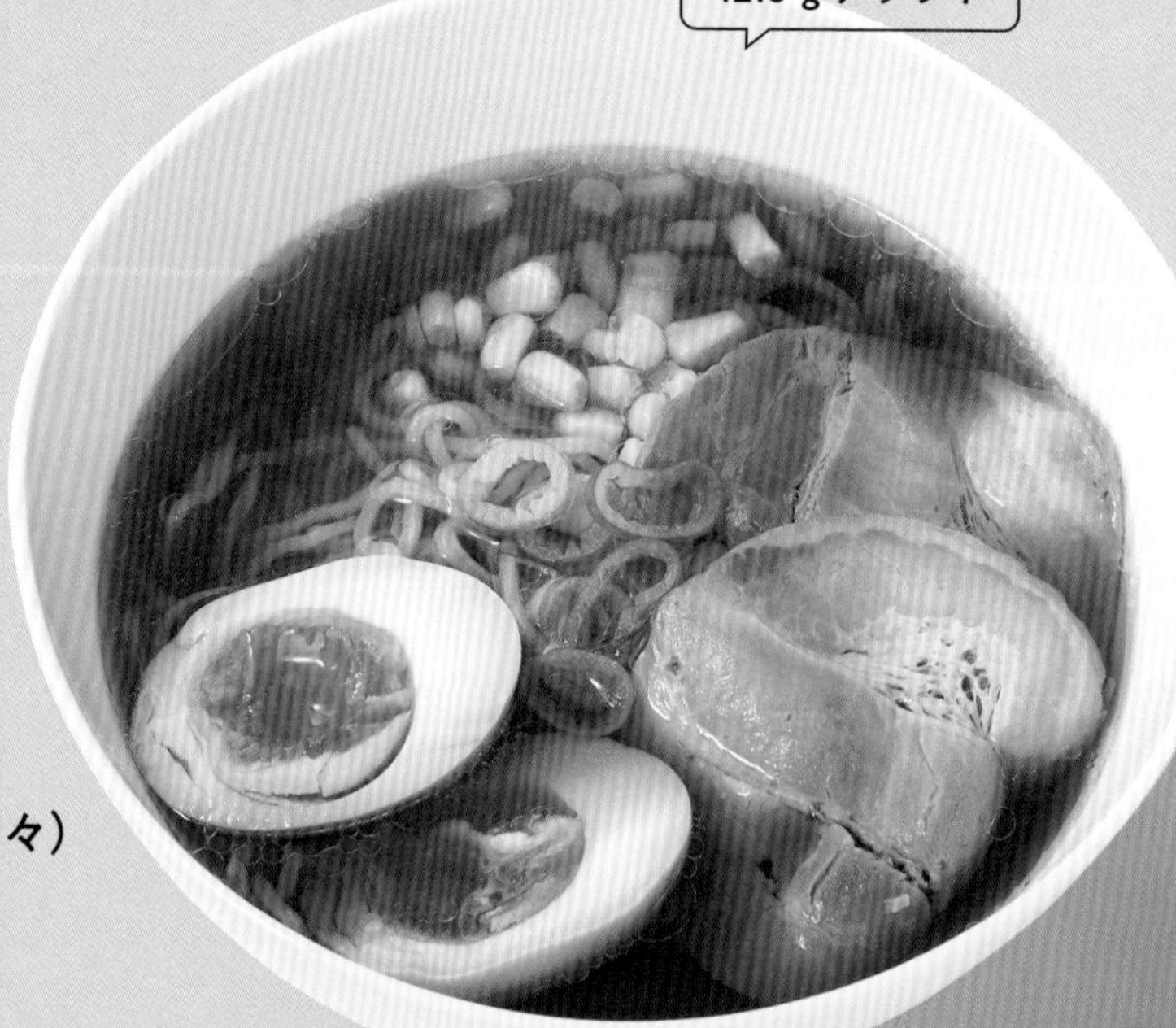

チャーシュー煮卵ラーメン

（中華麺200g＋
焼き豚40g＋煮卵50g
＋コーン10g＋長ねぎ少々）

22.8g
たんぱく質

野菜のみのタンメンよりチャーシューと煮卵のせが◎

昼ごはんとしても人気のラーメン。最近野菜不足だからと、タンメンを選ぶことも多いのでは。肉なしの野菜炒めだけだと、たんぱく質が足りません。チャーシューと煮卵ラーメンを選んだほうがたんぱく質をとることができます。とはいえ、チャーシューは脂質も多いので食べすぎに注意。ゆでほうれん草など野菜のトッピングができれば、さらに栄養バランス◎。脂質、塩分のとりすぎを防ぐために、スープは残すのが基本です。

うどんの選び方とトッピングでたんぱく質をプラスして

外食でうどんを食べるとき、もちもちの釜揚げうどんにかき揚げをつけるのが定番！という人も多いかと思います。釜揚げうどんの食べ応えと、サクサクのかき揚げのコクで満足感は高いのですが、糖質、脂質だけで、たんぱく質はほぼなし。同じうどんを選ぶなら、肉うどんが◎。牛肉の旨みがだしにも広がって、たんぱく質だけでなく満足感もアップ。栄養バランスを考えるなら、おひたしなどの小鉢をプラスするのがおすすめです。

6.0g たんぱく質

スルスル食べられるうどんに決まり！

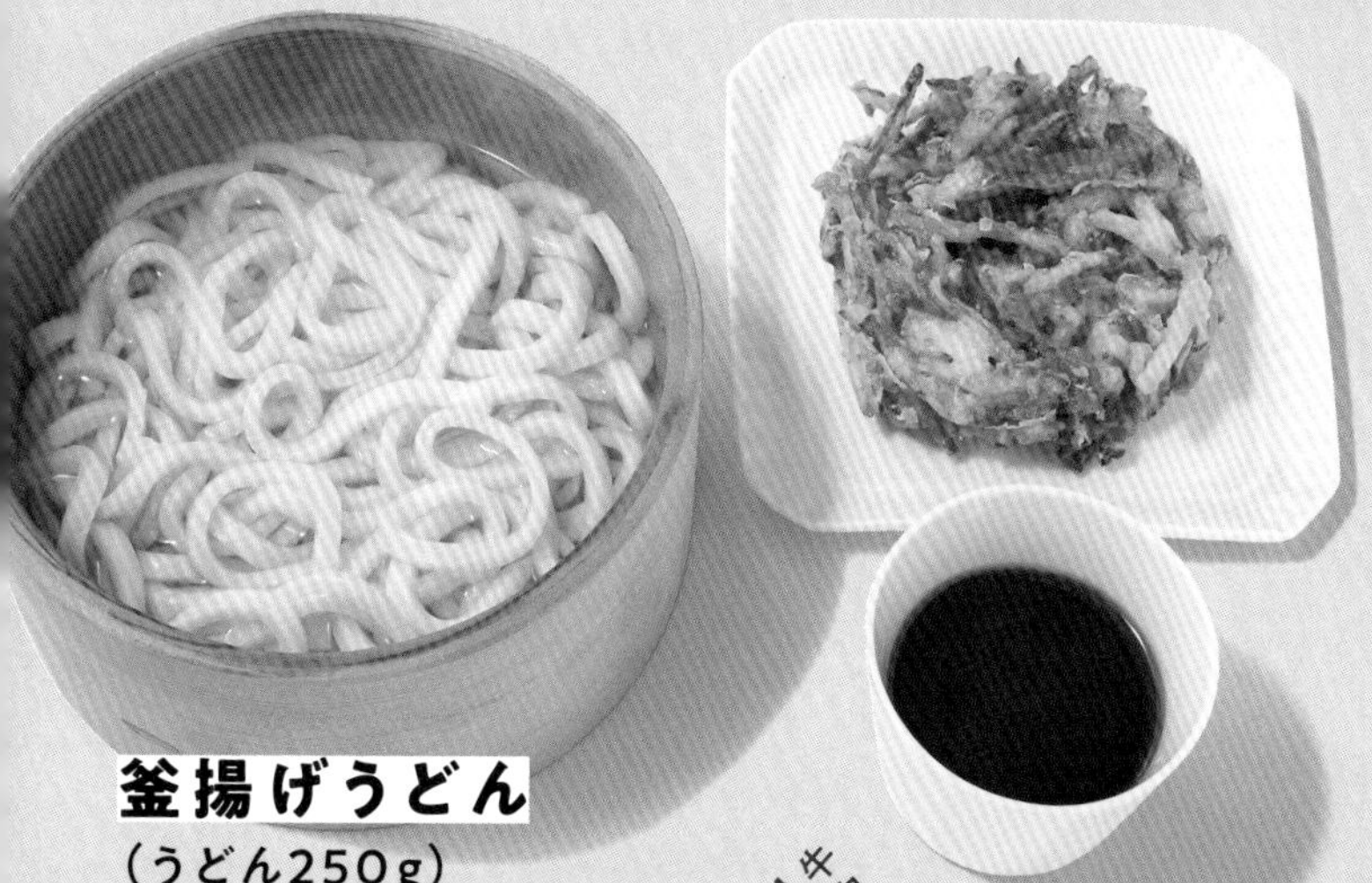

釜揚げうどん
（うどん250g）

野菜のかき揚げ
（にんじん20g＋玉ねぎ20g）

牛肉をプラス！

たんぱく質が10.7gアップ！

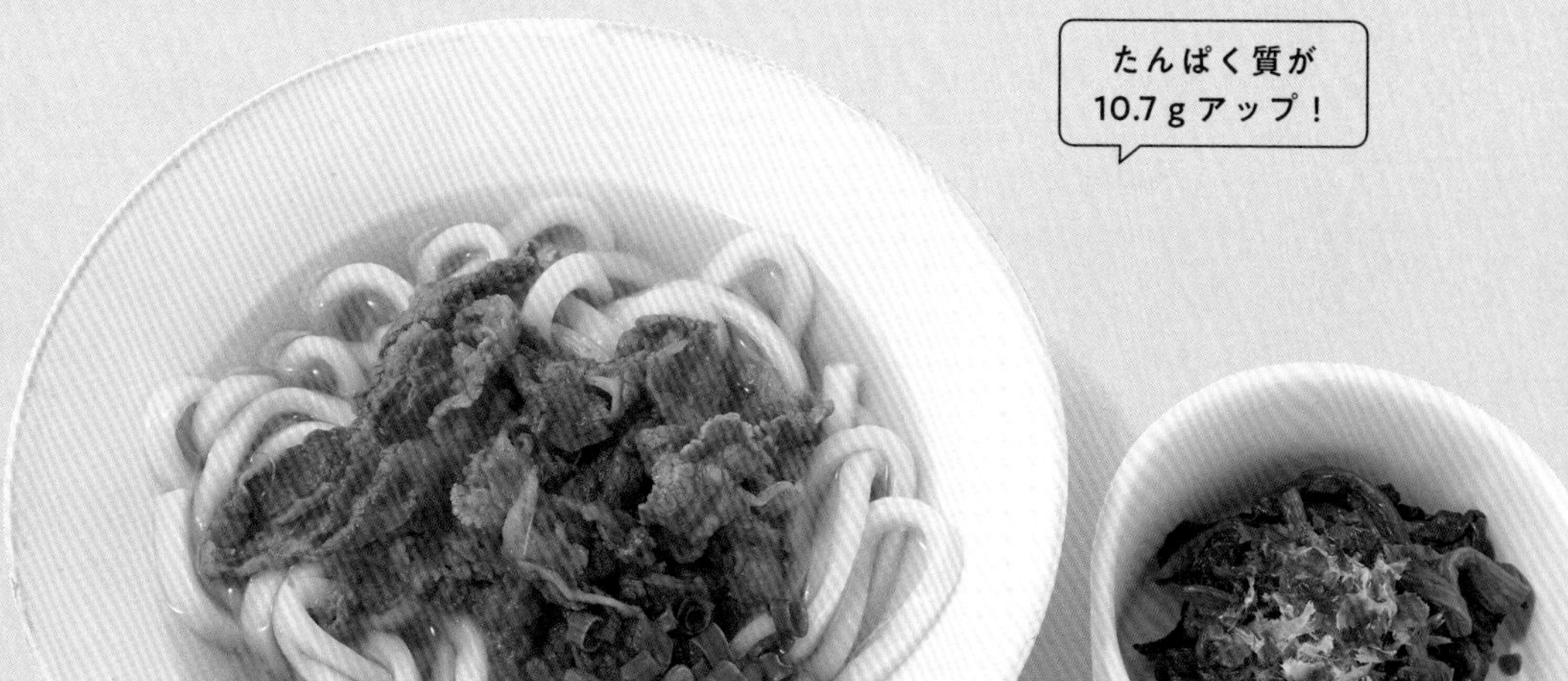

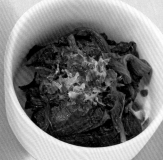

肉うどん
（うどん250g＋牛肉50g＋小ねぎ少々）

ほうれん草のおひたし
（ほうれん草100g＋かつお節0.5g）

16.7g たんぱく質

餃子
（餃子の皮30g＋
豚ひき肉30g＋キャベツ50g）

わかめスープ
（わかめ〈乾燥〉3g＋
鶏がらスープ150mℓ）

ザーサイ
（20g）

ごはん
（200g）

13.3g
たんぱく質

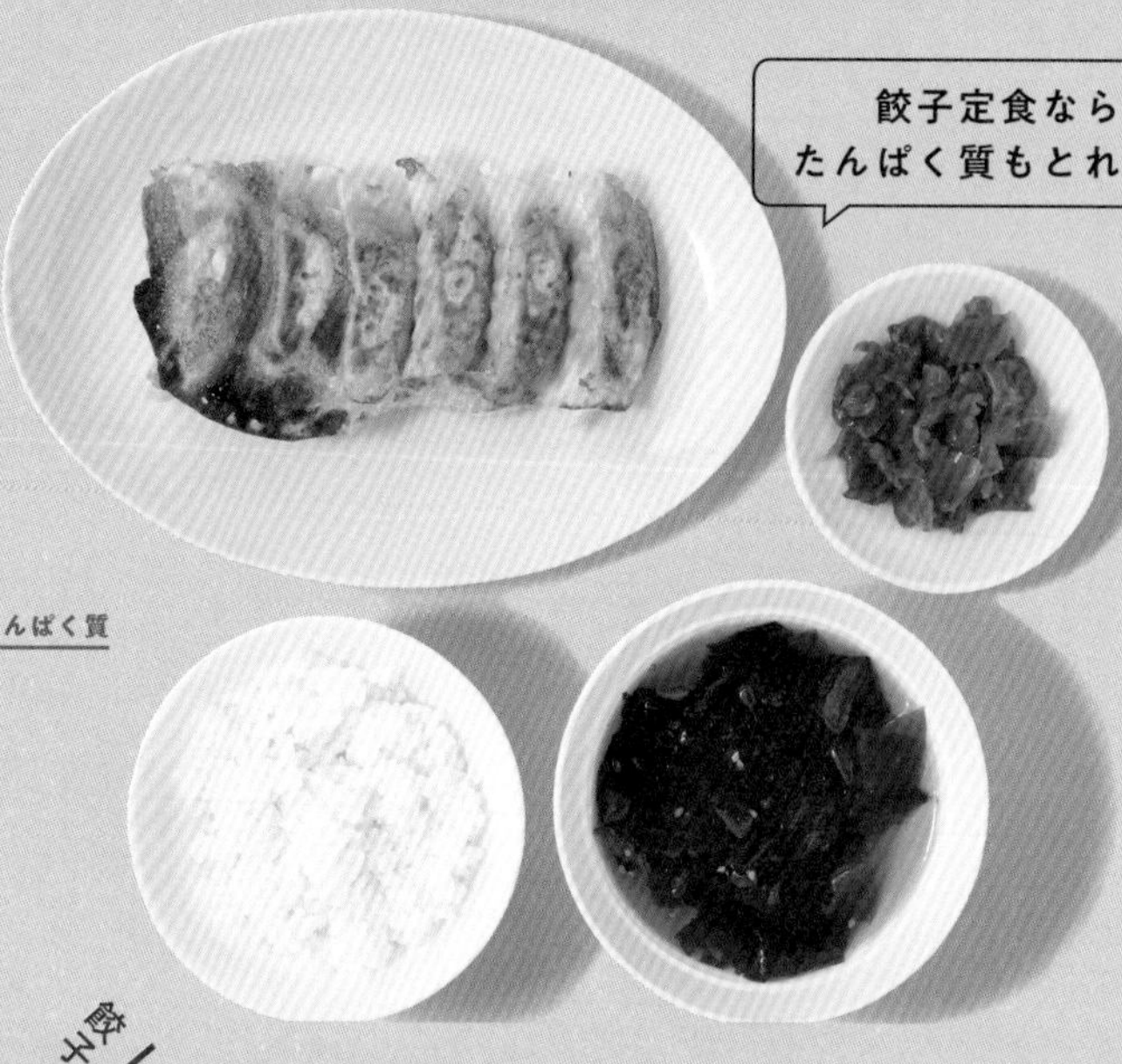

餃子定食なら
たんぱく質もとれる？

餃子を八宝菜にチェンジ！

中華の定食を選ぶなら肉や魚介の炒め物を

仕事が終わった帰り道、町中華で夕ごはんを食べることもあるでしょう。中でも餃子定食は、肉も野菜も餃子でとれるからと、注文する人も多いのでは。餃子を作ったことのある人はお気づきかもしれませんが、意外と肉の量が少なく野菜が多い料理なので、たんぱく質量は多くありません。注文するなら、肉や魚介類と野菜を使う八宝菜などの炒め物がベスト。食物繊維、ビタミンも摂取できて栄養バランスも整います。

17.4g
たんぱく質

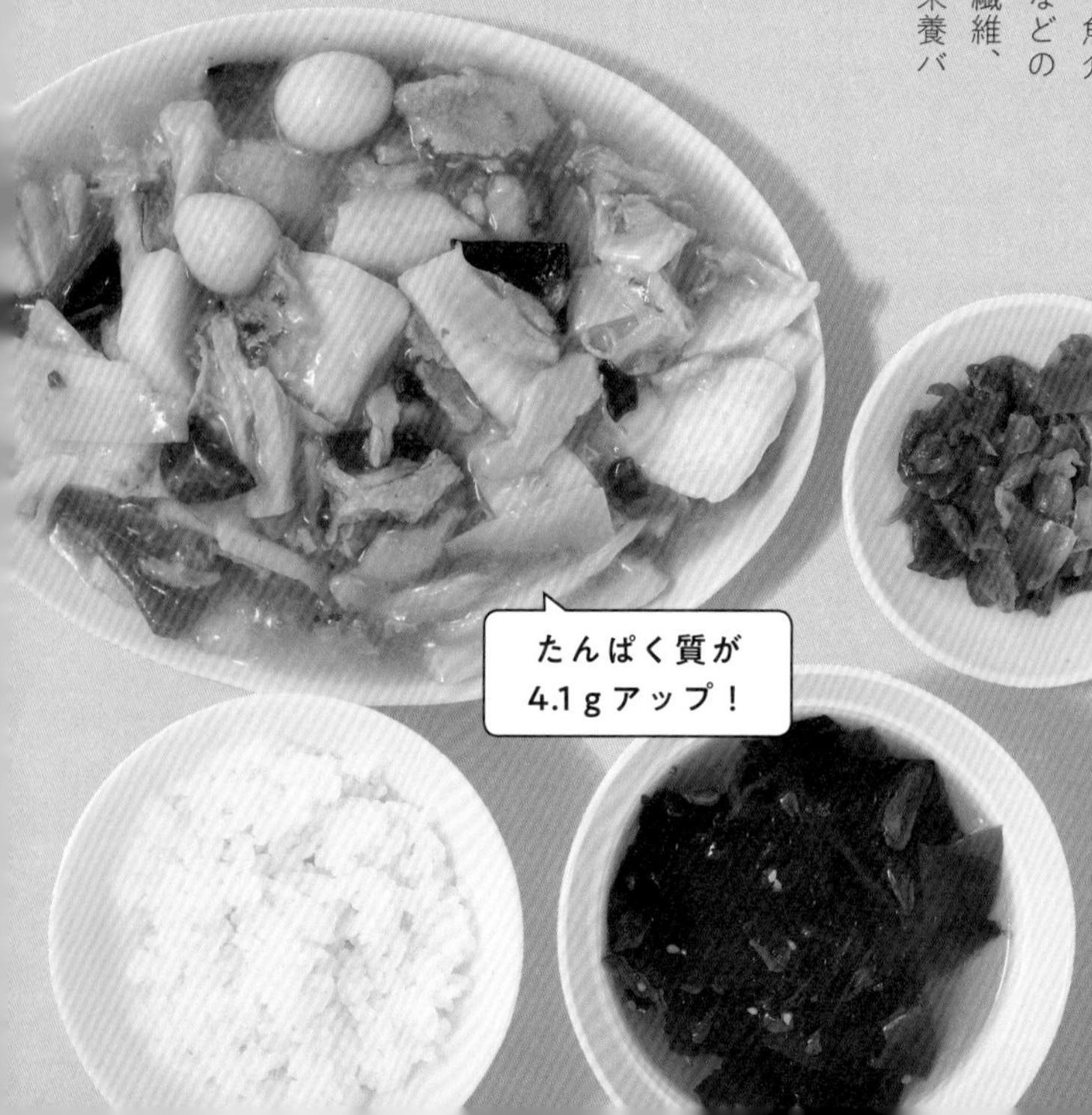

たんぱく質が
4.1gアップ！

八宝菜
（豚肉30g＋いか30g＋
うずら卵20g＋白菜50g＋
にんじん20g＋きくらげ〈乾燥〉2g）

わかめスープ
（わかめ〈乾燥〉3g＋
鶏がらスープ150mℓ）

ザーサイ
（20g）

ごはん
（200g）

夕ごはんcase②

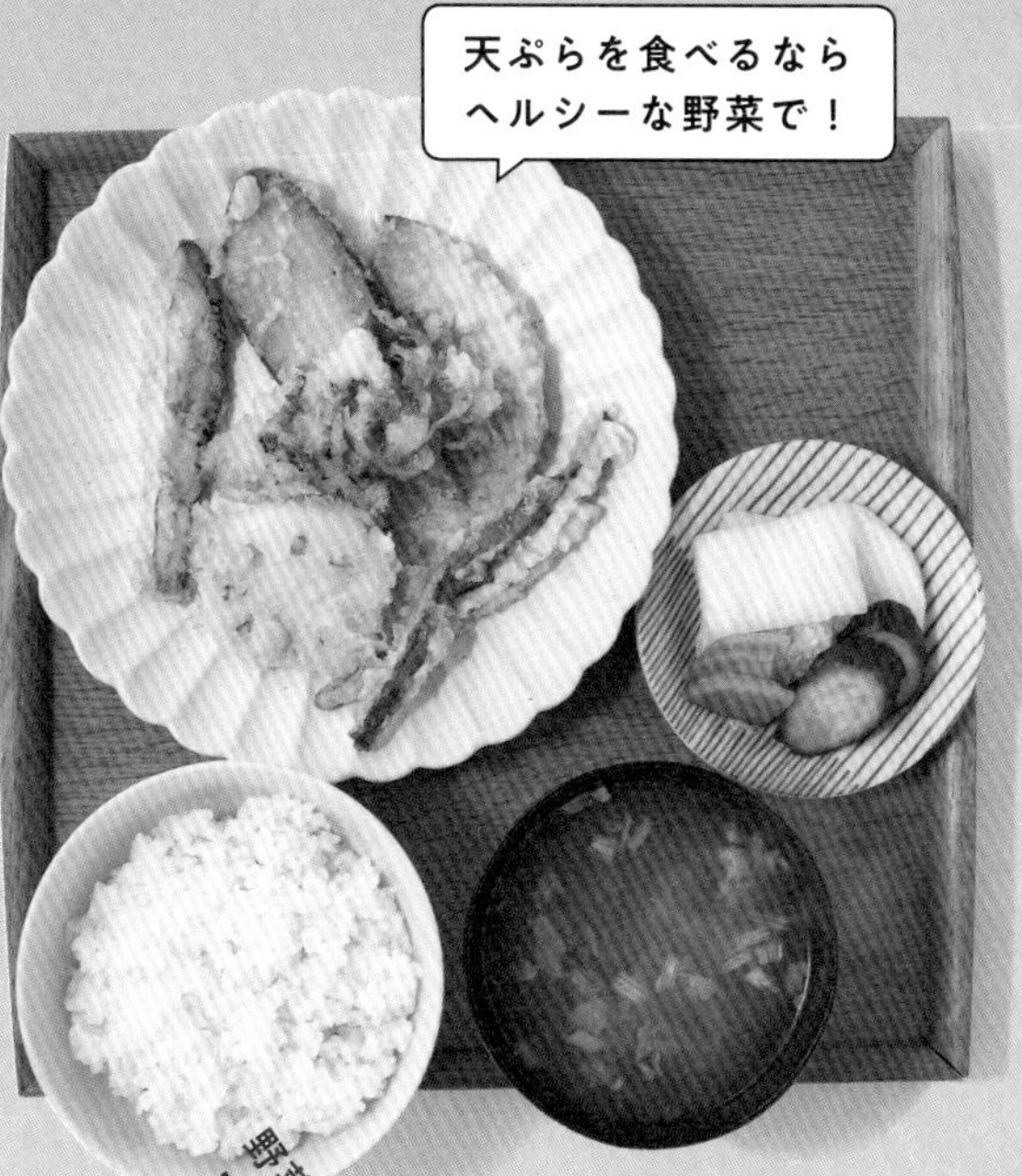
天ぷらを食べるなら
ヘルシーな野菜で!

野菜の天ぷら

(なす20g+さつまいも30g+
かぼちゃ30g+れんこん20g+
まいたけ20g+さやいんげん20g)

ぬか漬け

(にんじん20g+
大根30g+きゅうり20g)

みそ汁

(だし汁150㎖+みそ10g+
小ねぎ少々)

ごはん

(200g)

7.3g
たんぱく質

野菜の天ぷらを数点、魚介の天ぷらにチェンジ!

天ぷらを食べるなら魚介+野菜でバランスよく

アツアツ、サクサクに揚げた天ぷらは人気の高い料理。ただ、衣が多くカロリーや脂質が高いのが気になるところ。少しでもヘルシーにと、野菜天ぷらを選び、罪悪感を和らげる人もいるのでは。野菜天ぷらは、脂質と糖質のかたまり。たんぱく質はほとんどとれず、吸油率も高く脂質を過剰にとってしまうことにつながります。天ぷら定食にするなら、えび、きすなど、たんぱく質の豊富な食材が入っているものを選びましょう。

天ぷら盛り合わせ

(えび40g+きす30g+
まいたけ20g+さやいんげん20g)

ぬか漬け

(にんじん20g+
大根30g+きゅうり20g)

みそ汁

(だし汁150㎖+みそ10g+
木綿豆腐25g+小ねぎ少々)

ごはん

(200g)

18.9g
たんぱく質

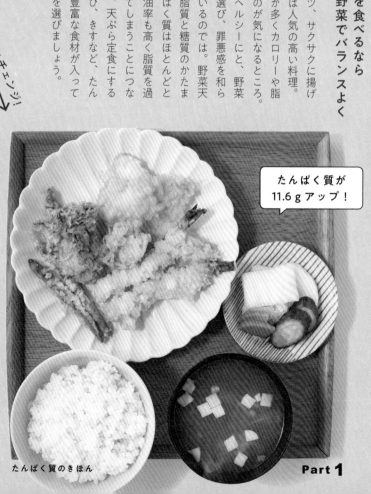

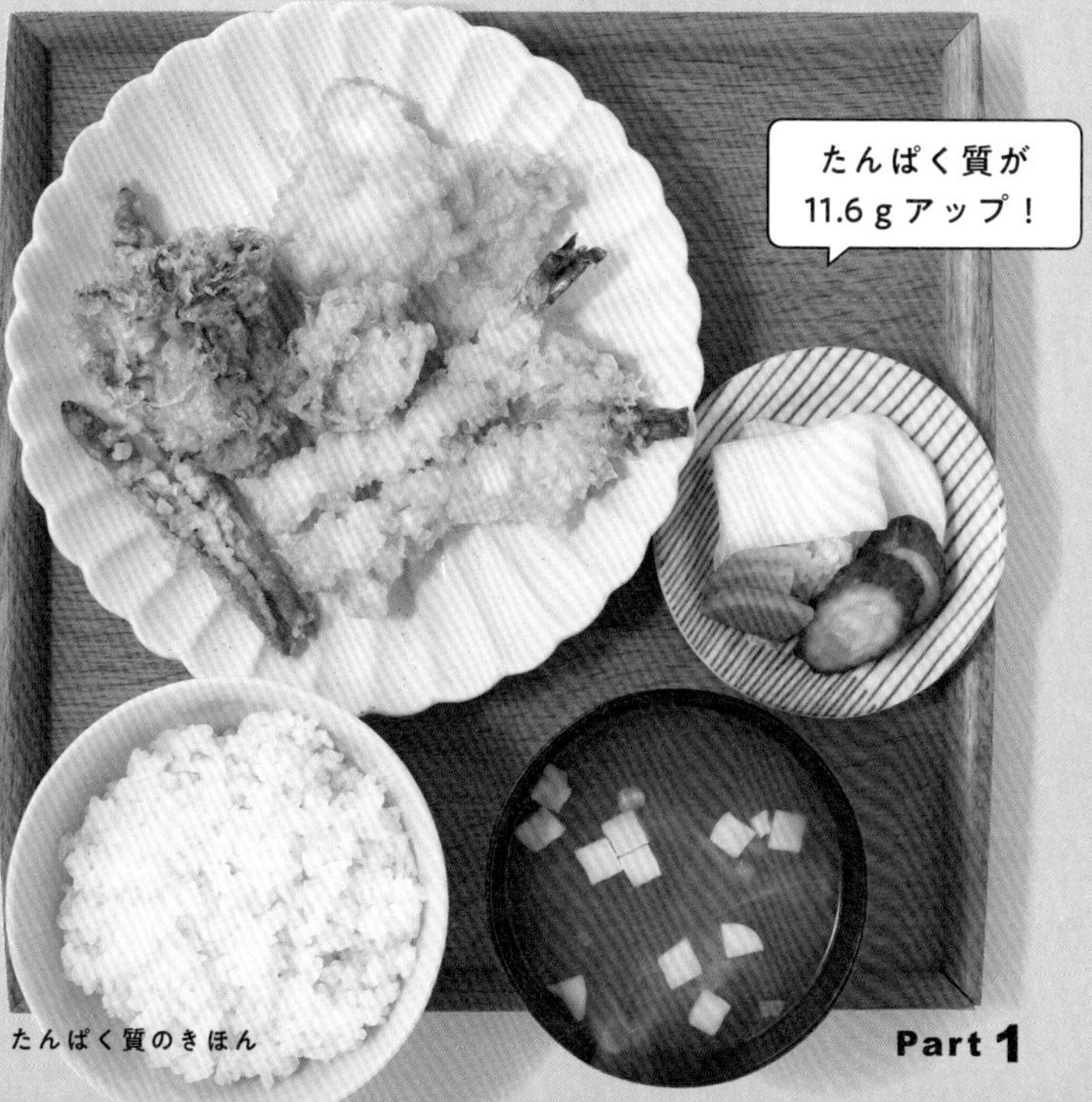
たんぱく質が
11.6gアップ!

皮と軟骨は低たんぱくだから、鶏ささみやつくねを選んで

焼き鳥はたくさんの種類がありますが、それぞれたんぱく質量が異なります。鶏皮、鶏軟骨、砂肝と生のキャベツの組み合わせは一見ヘルシーに感じますが、鶏皮はとくにたんぱく質量が少なく、軟骨、砂肝も肉が小さめなので、あまり期待できません。一方で、つくね、鶏ささみチーズ、レバーの組み合わせは高たんぱくで、不足しがちな鉄分の摂取も可能です。また、枝豆はたんぱく質が多い緑黄色野菜なので、もう一品を選ぶときに意識して選びましょう。

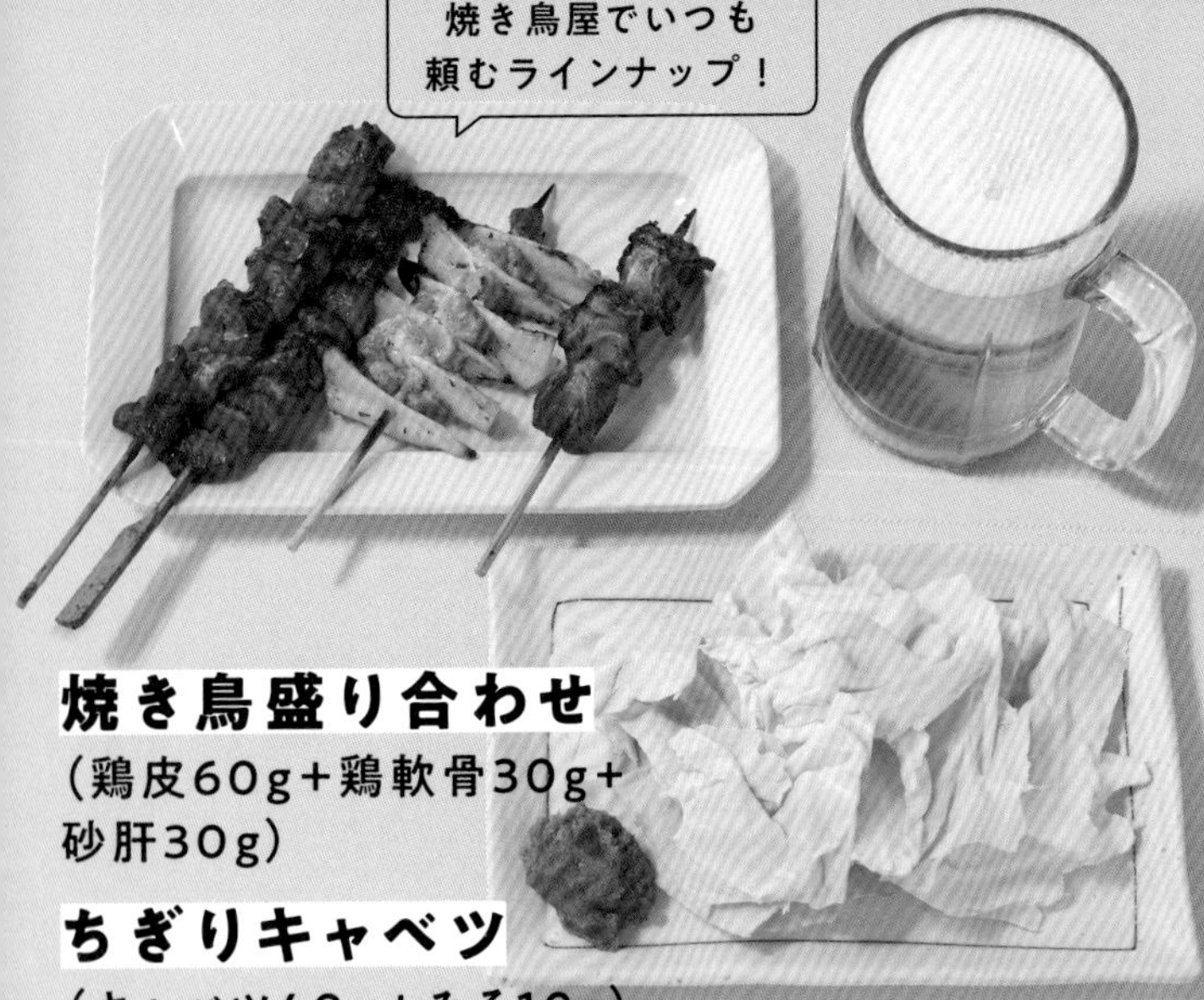
焼き鳥屋でいつも
頼むラインナップ！

焼き鳥盛り合わせ
（鶏皮60g+鶏軟骨30g+
砂肝30g）

ちぎりキャベツ
（キャベツ40g+みそ10g）

生ビール
（350㎖）

14.7g
たんぱく質

焼き鳥&一品料理をいろいろチェンジ！

たんぱく質が
14.2gアップ！

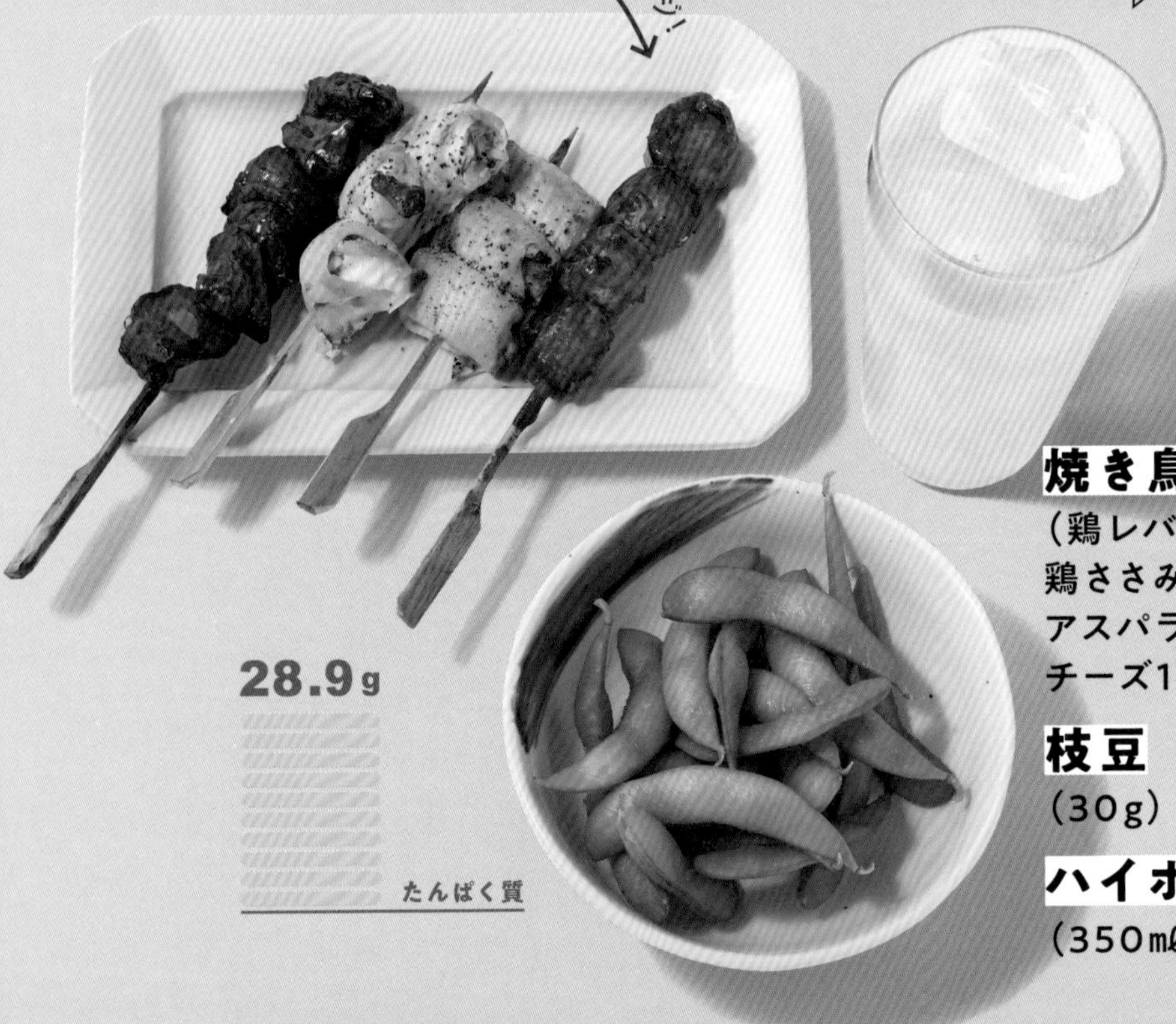

28.9g
たんぱく質

焼き鳥盛り合わせ
（鶏レバー30g+
鶏ささみ60g+
アスパラガス20g+
チーズ10g+つくね50g）

枝豆
（30g）

ハイボール
（350㎖）

おでんはやっぱり
これでしょ！

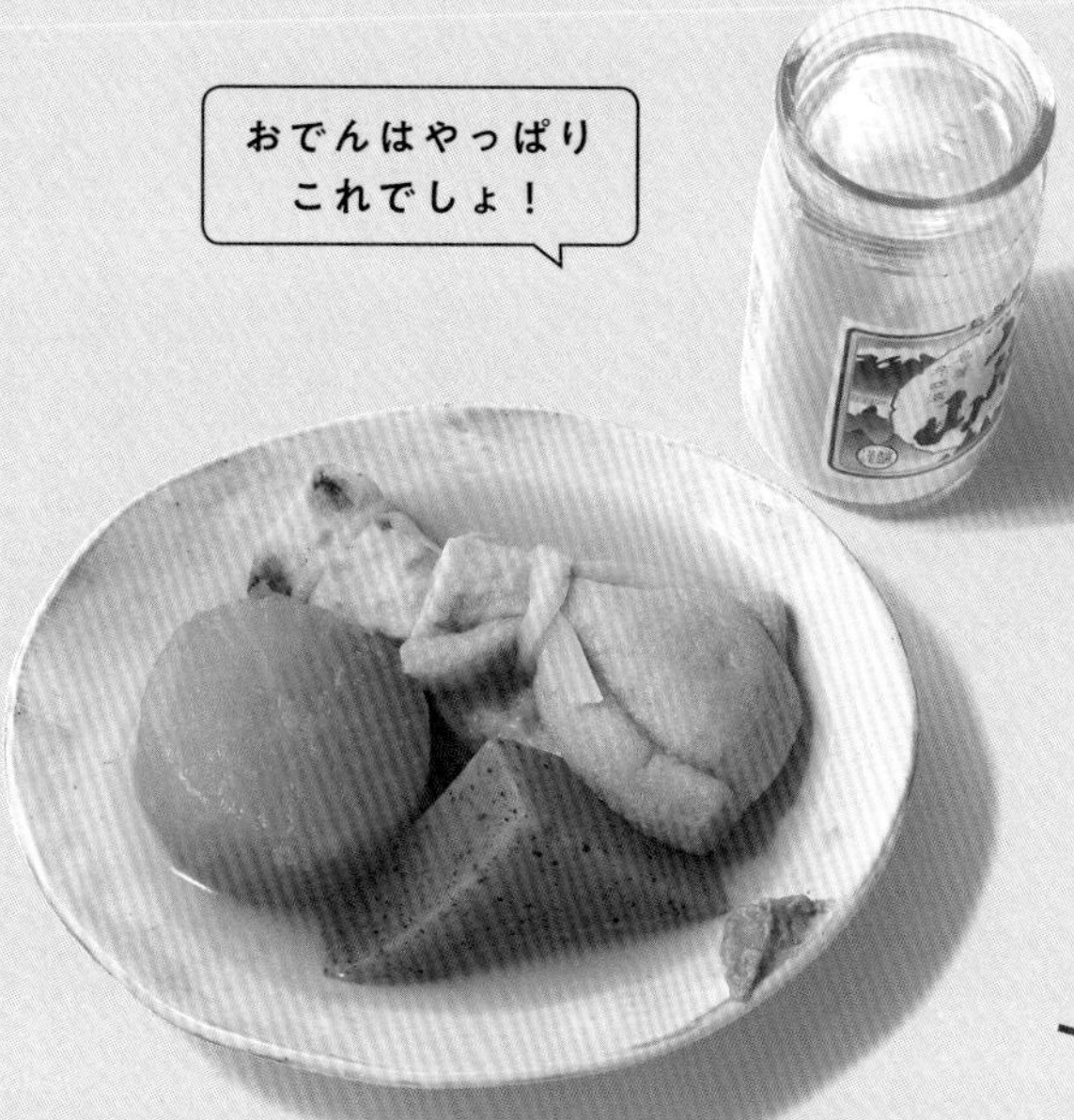

おでん盛り合わせ
（大根100g＋ちくわ30g＋
こんにゃく60g＋
餅巾着［油揚げ15g＋餅20g］）

日本酒
（180㎖）

8.6g
たんぱく質

大根以外の具をチェンジ！

おでんも噛み応えのある具を選ぶのが◎

今夜はおでん！ 熱燗やお湯割りを楽しみたい日もありますね。おでんの定番といえば、大根、こんにゃく、ちくわ、餅巾着を思い浮かべる人もいるのでは。しかし、これらの組み合わせでは、たんぱく質はあまりとれません。たこや卵は食べ応えがあり、はんぺんは白身魚のすり身や卵白が原材料なので、低カロリーのうえ、たんぱく質をとることができます。今後、おでんを選ぶときのために覚えておきましょう。

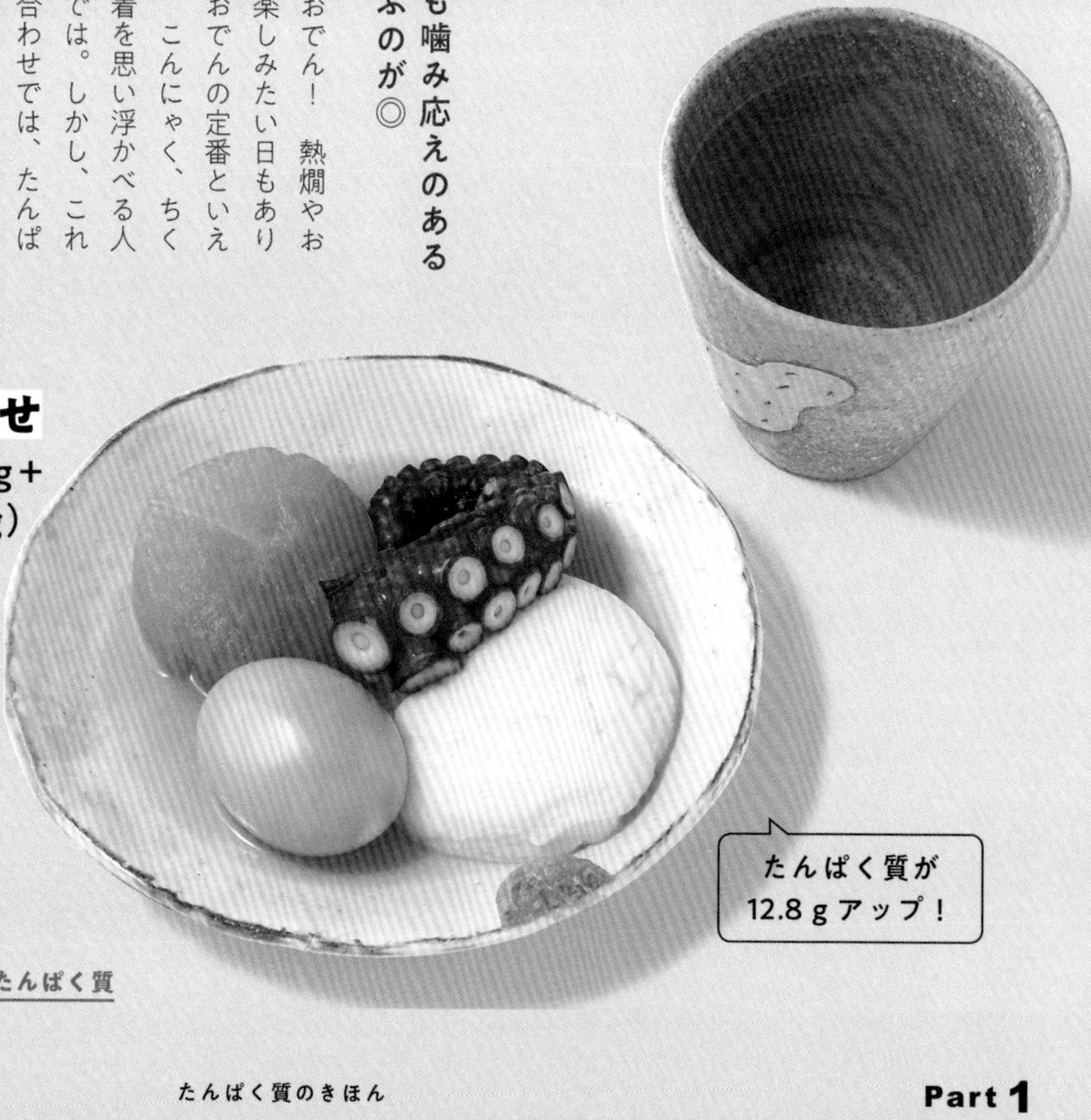

おでん盛り合わせ
（大根100g＋たこ70g＋
卵50g＋はんぺん50g）

焼酎お湯割り
（200㎖）

21.4g
たんぱく質

たんぱく質が
12.8gアップ！

コンビニで手軽に手に入れられる たんぱく質食品いろいろ

コンビニには、手軽にたんぱく質がとれる食品が充実しています。上手に利用して、日々のＰＦＣバランスを整えていきましょう。

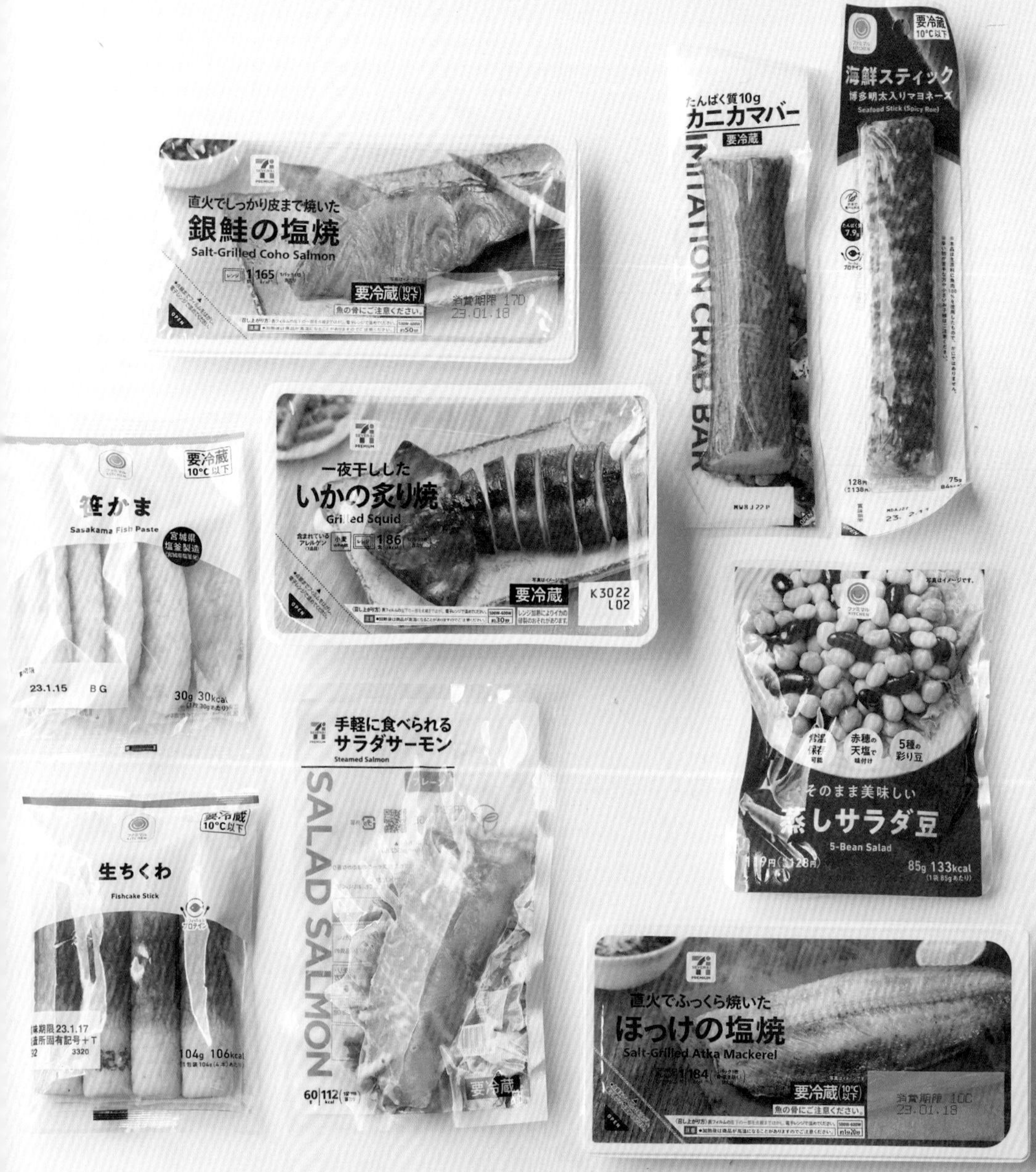

コンビニで充実の たんぱく質強化食品

「栄養バランスをきちんと」「たんぱく質を意識して」などというと、自炊のハードルが高くなってしまうものです。もちろん、自炊には栄養バランスを配慮できるほか、添加物などにも気をつけられる、節約になるなどメリットがたくさんあります。でも、頑張りすぎて続かなくなってしまうのは本末転倒。外食やお総菜も上手に取り入れながら、3食コンスタントにたんぱく質をとっていきましょう。おすすめはコンビニの活用。今は低糖質ダイエットの流行や、たんぱく質の大切さがよく知られるようになったことで、たんぱく質が豊富な食品が増えています。肉・魚の動物性のものや、豆類・大豆製品の植物性のものと、種類も充実しています。

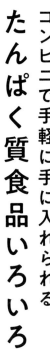

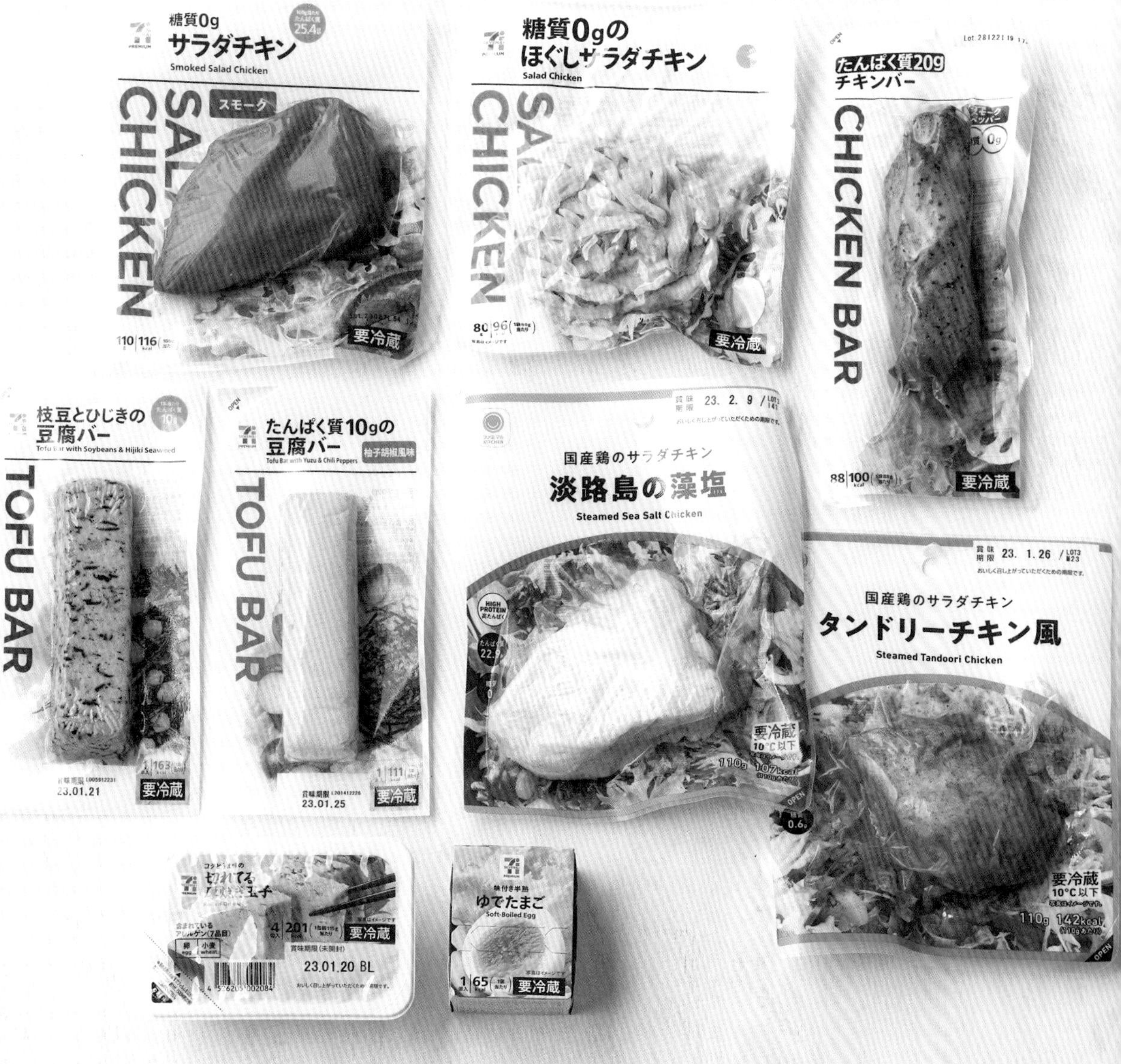

時間のない朝食や間食に活用しましょう

コンビニには、サラダチキンだけでなく、切り身魚やいかの焼き物、かまぼこ、卵焼きなど、そのままおかずになるものもあるので、活用すれば時短に役立ちます。また、片手でパパッと食べられるたんぱく質強化食品もコンビニの棚に並んでいます。朝食をとる時間がないとき、あるいは運動前後などにも食べやすいのでおすすめです。たんぱく質をとらない時間が長くなると、血液中のロイシンというアミノ酸が減り、筋肉分解のスイッチが入ってしまいます。そのため、たんぱく質は必要量を、できるだけこまめに分けてとるのが効果的です。手軽にたんぱく質がとれる食品を常備しておき、「お腹が空いたな」と思ったときに利用するのもおすすめです。

Q 朝、昼、夜、たんぱく質をしっかり摂取するのはどの時間帯がいい？

A 朝起きたら、たんぱく質を補給

筋肉を効率的に増やしたいなら、朝にしっかりたんぱく質をとるのがおすすめ。血液中の「ロイシン」というアミノ酸の濃度が高くなると筋肉合成スピードが上がり、低くなると合成スピードが下がることがわかっています。夕食から朝食までは10～12時間と、もっとも食事の間隔が空くため、ロイシンの濃度も低くなります。ここでしっかりたんぱく質をとることで、筋肉合成のスイッチが入るのです。逆に朝食でたんぱく質をとらない場合、１日の大半を筋肉合成できないままで過ごすことになり、筋肉が減少してしまいます。

Q 筋肉を増やしたいときは動物性と植物性たんぱく質、どちらをとるのがいい？

A 動物性と植物性をバランスよくとる

動物性と植物性、どちらのたんぱく質でも、筋肉を増やす働きは変わりません。体内で合成できない「必須アミノ酸」がバランスよく含まれている食品をとりましょう。肉、魚、卵、乳製品、豆、大豆製品はいずれもアミノ酸バランスのよい食品なので、どれもおすすめです。また動物性たんぱく質には、筋肉を合成するときに働く必須アミノ酸、BCAAが含まれています。ただし、脂質も多くなりがちというデメリットも。動物性、植物性のどちらもバランスよくよって、いずれかに偏らないようにするのがよいでしょう。

Q 筋肉をつける運動は有酸素運動と筋トレのどっちがいい？

A 筋肉を増やすなら負荷の高い筋トレ

運動で筋肉に負荷をかけると筋繊維が傷つきます。このとき、たんぱく質をきちんととっていれば、傷ついた部分が修復され、より丈夫な筋肉になっていきます。これが筋肉が増えるメカニズムです。そのため、効率よく増やしたいと思えば、負荷の高い筋トレがおすすめ。ただ、ジョギングやウォーキングなどの有酸素運動であっても筋肉は使われます。運動習慣のない人なら、まずは毎日少しでも体を動かす時間を増やすことから始めても。早足でサッサと歩く、家事でしっかり体を動かすなどでも運動になりますよ。

Q 運動しなくてもたんぱく質をとれば筋肉はつく？

A ある程度までは筋肉は増えます

ある程度までは、運動をしなくてもたんぱく質を適量とることで、筋肉は増えていきます。どのぐらいかというと、1日にとるたんぱく質の量を、今より体重1kgあたり0.1ｇ増やします。つまり、体重50kgの人なら5ｇ、60kgの人なら6ｇ増やせば、運動なしでも２～３ヵ月で390ｇほど筋肉が増加することがわかっています。とはいえ、運動をしたほうが、より質のよい筋肉が育つほか、血流をよくする、身体機能が整うなど、全身へのよい効果があります。簡単な筋トレなどの運動もセットで行うとよいでしょう。

たんぱく質Q&A

Part 2

もりもり食べたい たんぱく質がしっかりとれるおいしいおかず

たんぱく質がしっかりとれる献立例や栄養バランス満点のワンボウルレシピ、高たんぱく、低脂質の肉、魚、卵、乳製品、大豆、大豆製品のおかずをご紹介します。

たんぱく質がしっかりとれる 1日の献立例①

普段食べているメニューに肉や納豆、卵をプラスして、たんぱく質をしっかり摂取。気負わずに1日の献立を見直してみましょう。

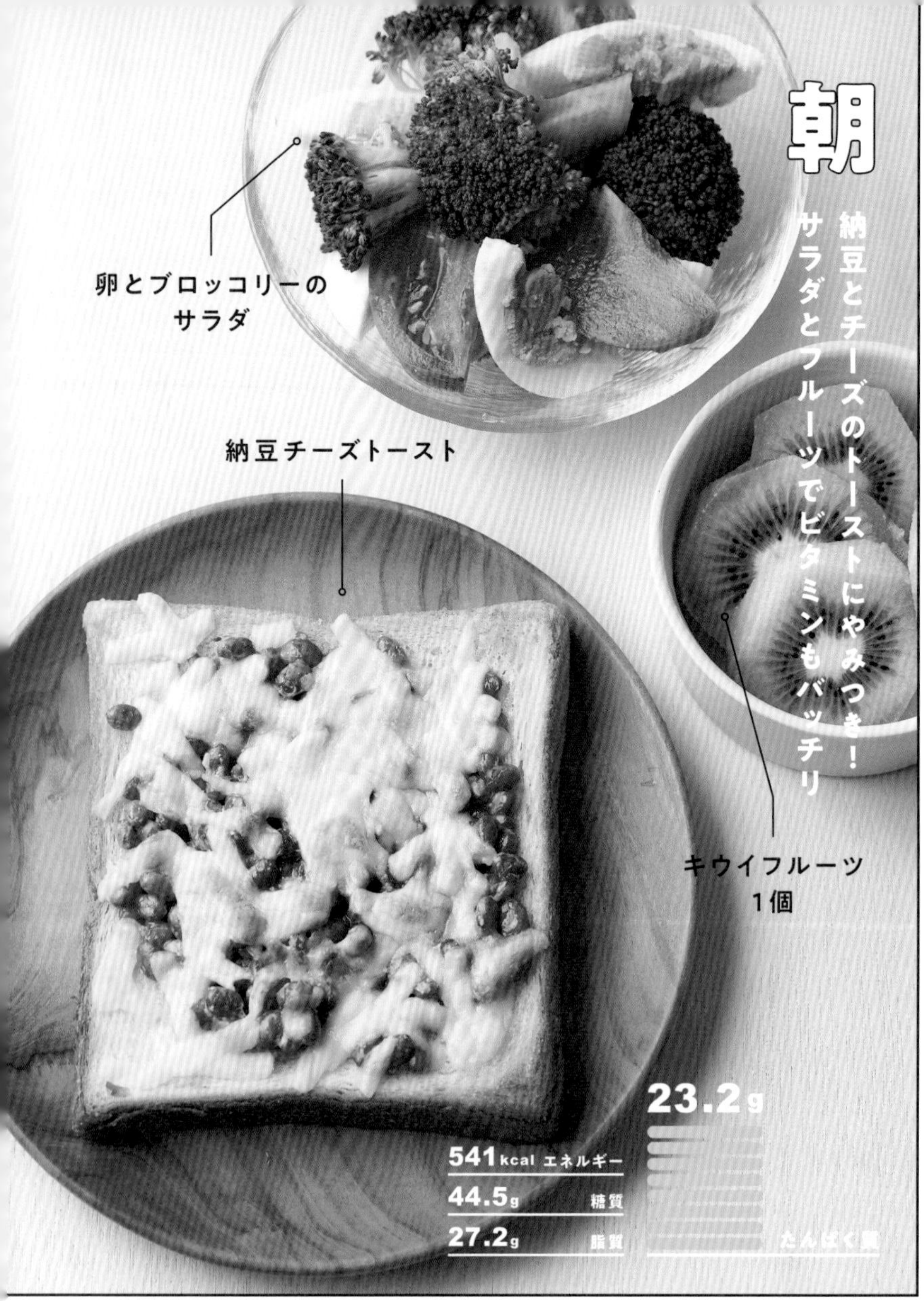
朝
納豆とチーズのトーストにやみつき！
サラダとフルーツでビタミンもバッチリ
卵とブロッコリーのサラダ
納豆チーズトースト
キウイフルーツ
1個
23.2g
たんぱく質
541kcal エネルギー
44.5g 糖質
27.2g 脂質

献立point

体や脳を動かすために必要なエネルギー源をしっかりチャージ。糖質だけではすぐに空腹を感じてしまいますが、たんぱく質をしっかりとれば、腹持ちもよくなります。

納豆チーズトースト

材料（1人分）

納豆…1パック
ピザ用チーズ…適量
食パン（4～6枚切り）…1枚
バター…適量

作り方

1 食パンにバターをぬり、添付のタレを入れて混ぜた納豆、ピザ用チーズをのせる。
2 オーブントースターで焼き色がつくまで3～4分ほど焼く。

卵とブロッコリーのサラダ

材料（1人分）

ゆで卵…1個
トマト…小1/2個
ブロッコリー（小房）…5～6個
塩・こしょう・オリーブ油…各適量

作り方

1 ゆで卵は殻をむいてくし形切りにし、トマトもくし形切りにする。ブロッコリーは塩ゆでする。
2 ボウルに**1**、塩、こしょう、オリーブ油を入れて混ぜ合わせる。

鶏の野菜卵とじうどん

材料（2人分）

鶏もも肉…1/2枚
卵…２個
キャベツ…２枚
長ねぎ…1/3本
にんじん…1/4本
ゆでうどん（または冷凍うどん）…２玉
A ｜水…800㎖
　｜白だし…大さじ６
七味唐辛子…適宜

作り方

1 鶏もも肉はひと口大に切り、キャベツはざく切りにする。長ねぎは斜め薄切りにし、にんじんは短冊切りにする。

2 鍋に**1**、**A**を入れて中火にかけ、全体に火が通るまで煮る。ゆでうどんを加え、卵を割り入れて火を通す。

3 器に盛り、お好みで七味唐辛子をふる。

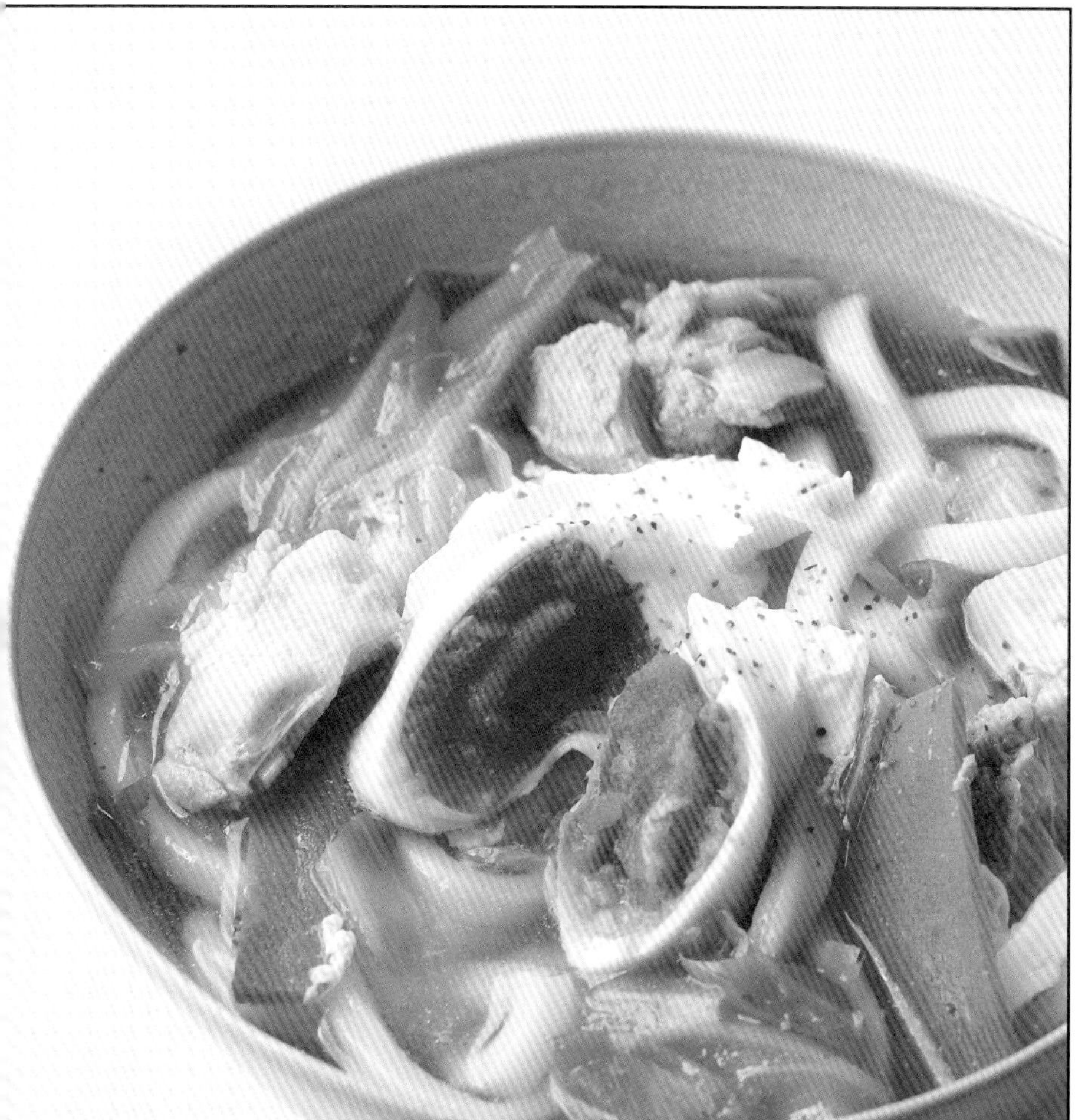

23.9g たんぱく質
431kcal エネルギー
44.1g 糖質
15.5g 脂質

昼

在宅ワークのときこそ、たんぱく質がとれる食事を意識して

献立point

在宅ワークの日や、休日のお昼はパパッと済ませたいもの。そんなときはうどんにたっぷりの具材を入れるとラク。鶏肉がなければ豚肉にしてもOK。卵を割り入れて食欲そそる一品に。

夜

アツアツの豆腐と牛肉でごはんがすすむ！
さっぱり酢の物も疲れた体に染み渡る

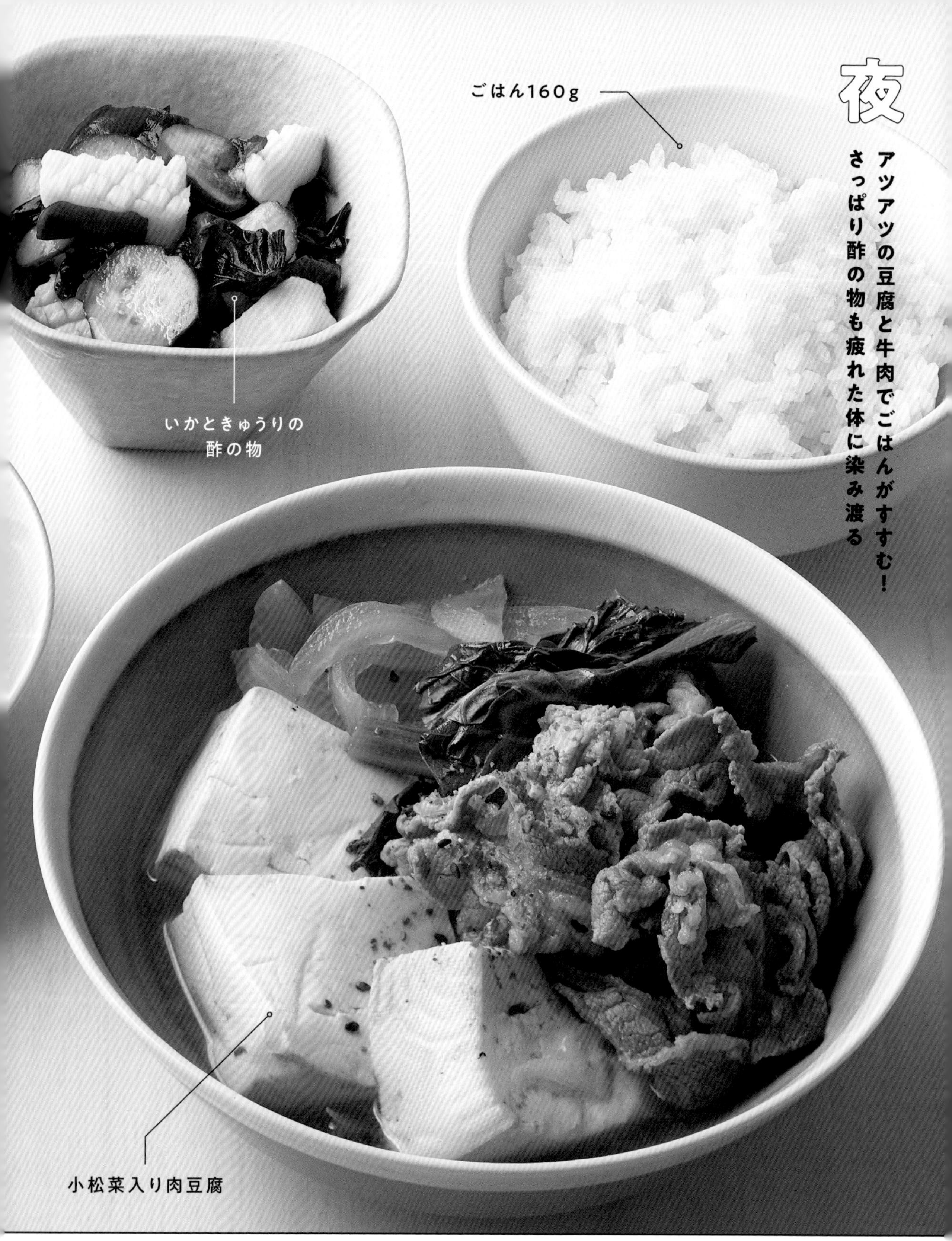
ごはん160g
いかときゅうりの
酢の物
小松菜入り肉豆腐

小松菜入り肉豆腐

材料（2人分）

木綿豆腐…150g
牛薄切り肉…120g
玉ねぎ…1/2個
小松菜…100g

A
めんつゆ（3倍濃縮）…大さじ2と1/2
砂糖…小さじ1
水…200mℓ

作り方

1 豆腐は6等分に切り、ペーパータオルの上にのせて水きりをする。玉ねぎは薄切りにし、小松菜は3～4cm長さに切る。

2 フライパンに**A**、玉ねぎを入れて中火にかけ、ふつふつとしてきたら、豆腐、牛肉を加える。ふたをして、4～5分煮たら小松菜を加え、さらに1～2分煮る。

ひじきとツナのサラダ

材料（2人分）

芽ひじき（乾燥）…10g
ツナ缶（オイル漬け）…1缶
ミックスベジタブル（冷凍）…大さじ3

A
めんつゆ（3倍濃縮）…大さじ1
ごま油…小さじ1

塩・こしょう…各適量

作り方

1 ひじきは水で戻し、ツナ缶は汁けをきる。ミックスベジタブルは解凍する。

2 ボウルに**1**、**A**を入れて混ぜ合わせ、塩、こしょうで味をととのえる。

いかときゅうりの酢の物

材料（2人分）

いか（冷凍／解凍する）…40g
きゅうり…1本
塩…小さじ1/4
わかめ（乾燥）…5g

A
酢…大さじ3
砂糖…大さじ1
しょうゆ…小さじ1

作り方

1 いかは格子に切り込みを入れ、短冊切りにしてさっとゆでて水けをきる。きゅうりは薄い輪切りにして塩でもみ、水けを絞る。わかめは水で戻す。

2 ボウルに**1**を入れ、**A**を加えて和える。

献立point

肉豆腐は植物性と動物性のたんぱく質がとれます。さらに箸休めの酢の物のいかでたんぱく質を補い、ひじきからは食物繊維が摂取できるので、腸内もすっきり。

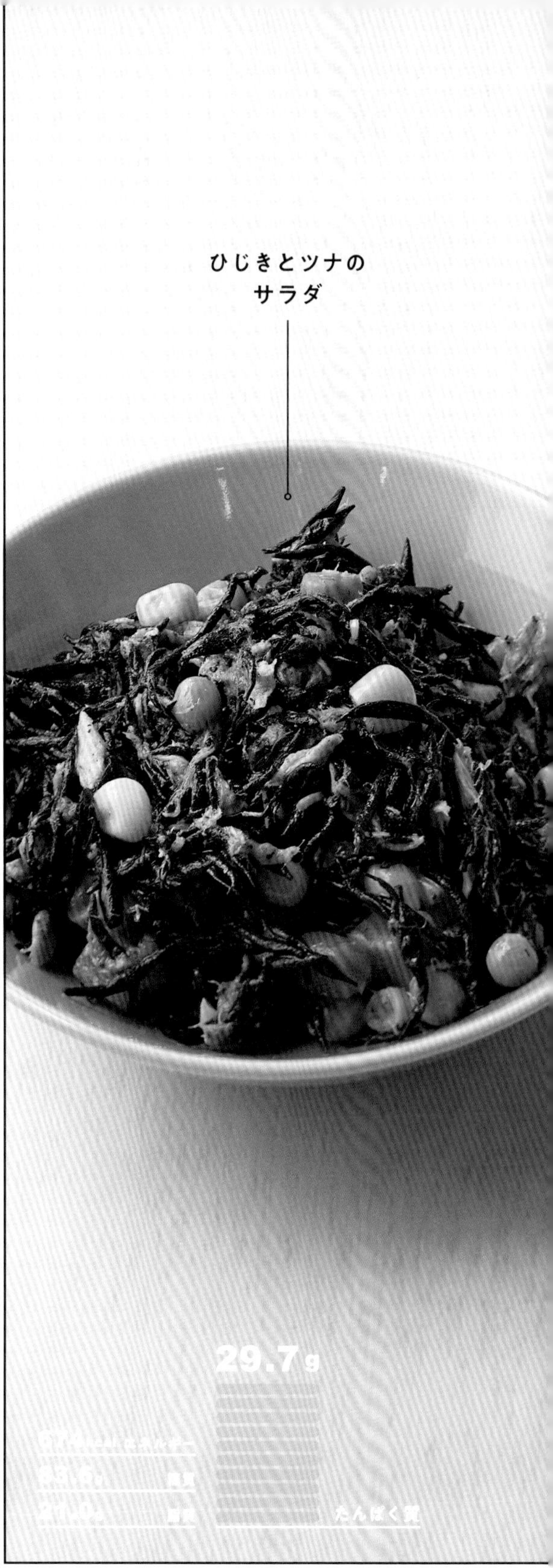

たんぱく質がしっかりとれる1日の献立例②

和食、洋食、エスニックなど、さまざまな味わいで、毎日の食事を楽しみましょう。

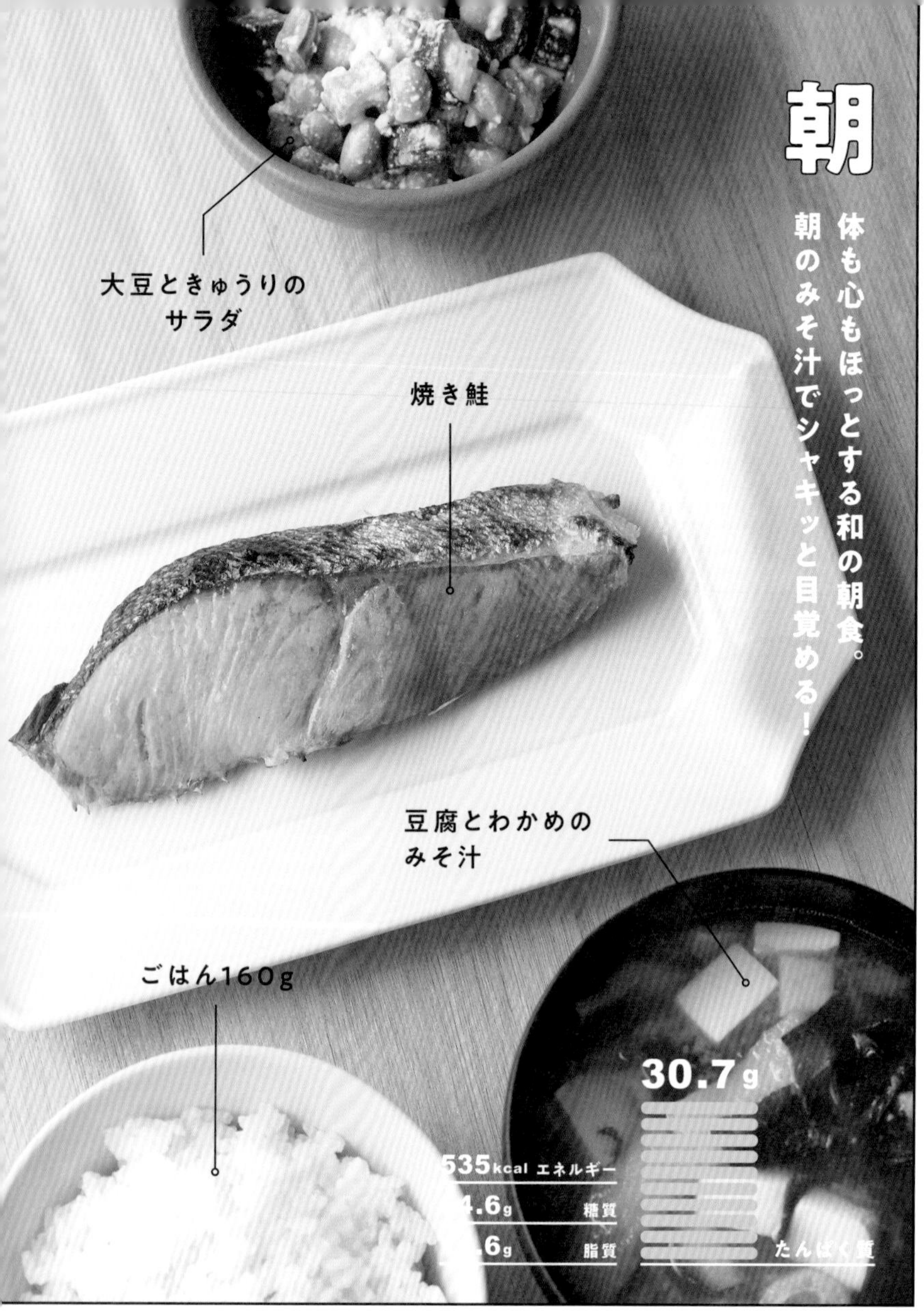

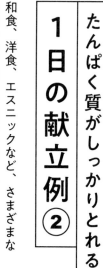

朝
体も心もほっとする和の朝食。
朝のみそ汁でシャキッと目覚める！
大豆ときゅうりのサラダ
焼き鮭
豆腐とわかめのみそ汁
ごはん160g
30.7g
たんぱく質
535kcal エネルギー
4.6g 糖質
.6g 脂質

献立point

焼きたての鮭はカリカリでおいしいですが、忙しい朝に焼いている時間がない！なんてことも。そんなときは前日に焼いておけばOK。しっかり食べて、体と脳にエンジンをかけましょう。

焼き鮭

材料（２人分）

甘塩鮭（切り身）… ２切れ

作り方

魚焼きグリルで鮭を高温で７～8分ほど焼く（片面グリルの場合、途中で上下を返す）。

大豆ときゅうりのサラダ

材料（２人分）

大豆缶（水煮）…60ｇ
カッテージチーズ …大さじ２
きゅうり… １本
レモン汁…小さじ１
塩・こしょう …各適量

作り方

1 大豆缶は水けをきり、きゅうりは角切りにして塩小さじ1/8でもむ。
2 ボウルに**1**、カッテージチーズ、レモン汁を入れて混ぜ、塩、こしょうで味をととのえる。

豆腐とわかめのみそ汁

材料（２人分）

絹ごし豆腐…100ｇ
油揚げ…1/2枚
わかめ（乾燥）…４ｇ
だし汁…400mℓ
みそ…大さじ1と1/2

作り方

1 豆腐はさいの目に切り、油揚げは短冊切りにする。
2 鍋にだし汁、わかめを入れて中火にかけ、1分煮る。油揚げ、豆腐を加え、みそを溶き入れる。

ガパオライス 目玉焼きのせ

材料(2人分)

- 鶏ひき肉…200g
- 卵…2個
- 玉ねぎ…1/4個
- ピーマン…2個
- 赤パプリカ…1/3個
- バジル…10枚
- にんにく(みじん切り)…1かけ分
- A
  - オイスターソース・酒…各大さじ1
  - ナンプラー・砂糖…各小さじ2
  - 赤唐辛子(輪切り)…1本分
- サラダ油…小さじ2
- 温かいごはん…320g

作り方

1 玉ねぎはみじん切りにし、ピーマンと赤パプリカは1～2㎜角に切る。バジルはちぎる。

2 フライパンにサラダ油、にんにくを入れて弱火にかけ、香りが出たら中火にして玉ねぎを加え、しんなりとしたらひき肉を加えて炒める。色が変わったら、ピーマン、赤パプリカ、**A**、バジルを加えて炒め合わせる。

3 フライパンにサラダ油(分量外)を中火で熱し、卵を割り入れて半熟の目玉焼きを作る。

4 器にごはんを盛り、**2**、**3**をのせる。

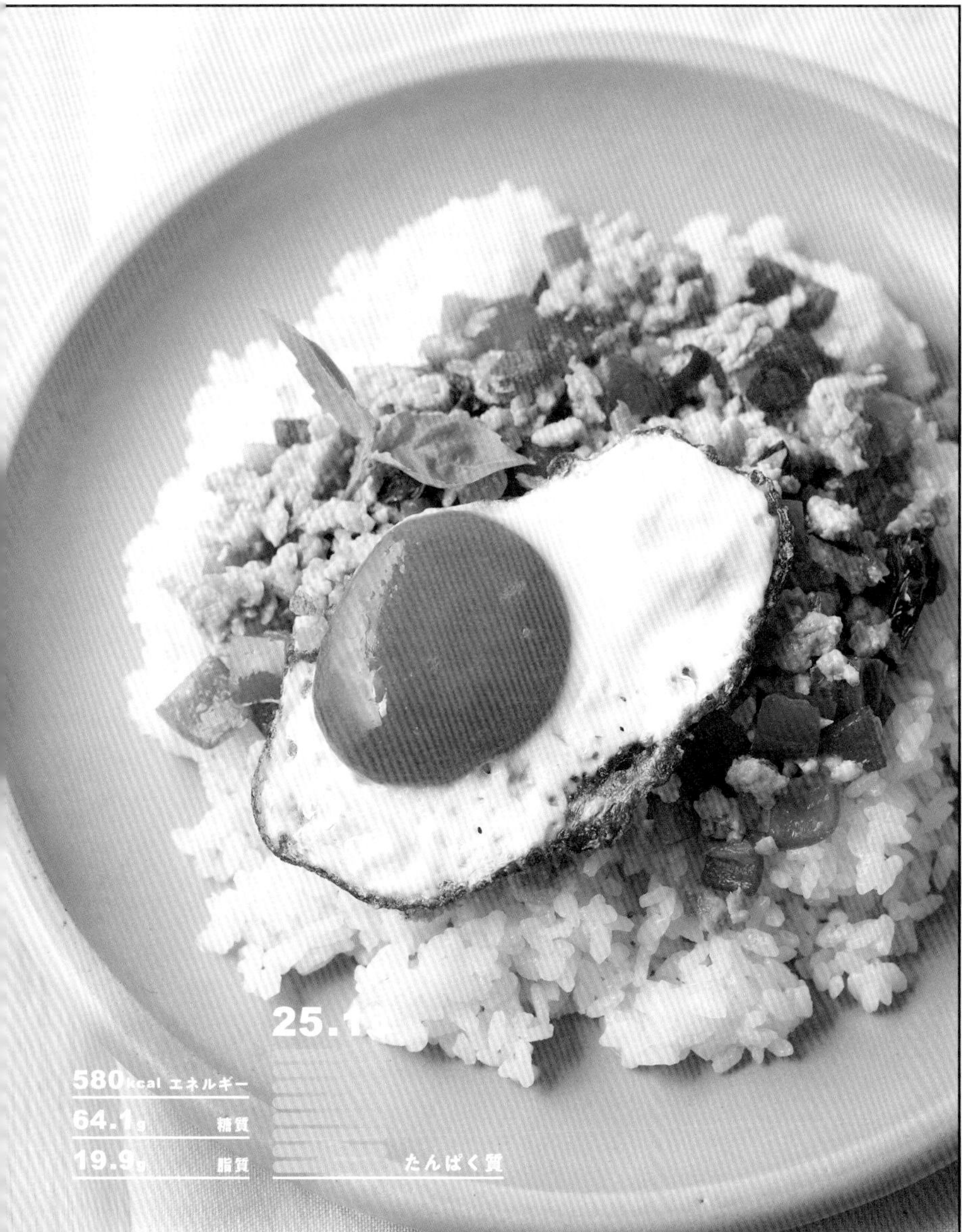
25.1
580kcal エネルギー
64.1g 糖質
19.9g 脂質
たんぱく質

昼

目玉焼きを崩して、混ぜながら召し上がれ!

献立point

食べやすいのっけ丼は、手軽なランチに人気の献立。目玉焼きを一緒にのせることで、栄養バランスをぐっとよくしてくれます。牛丼+生卵、ラーメン+煮卵といった応用も◎。

夜

おからが入ってふわっとしたミートソースに、食べ応えのあるサラダとスープを添えて

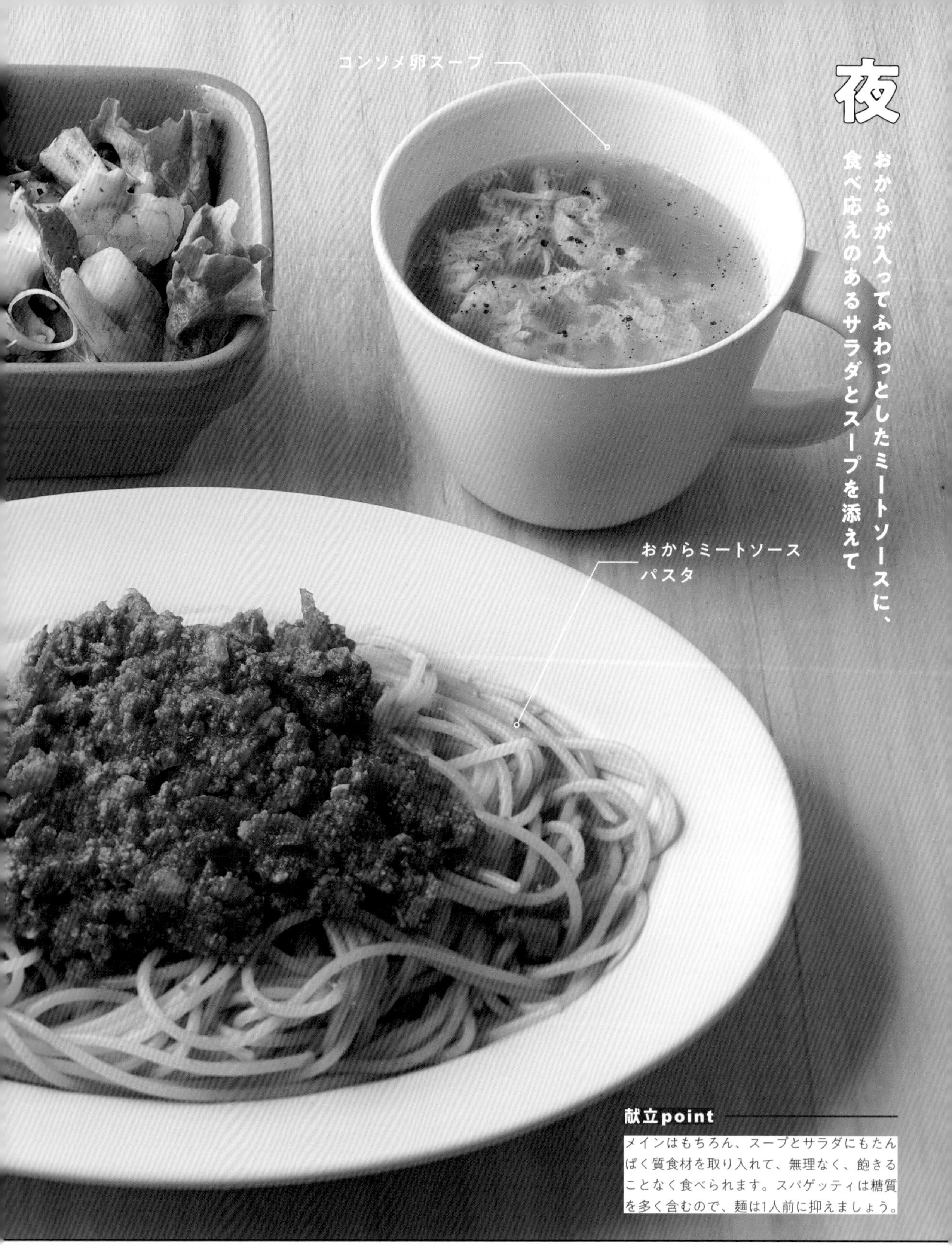
コンソメ卵スープ
おからミートソースパスタ

献立point

メインはもちろん、スープとサラダにもたんぱく質食材を取り入れて、無理なく、飽きることなく食べられます。スパゲッティは糖質を多く含むので、麺は1人前に抑えましょう。

おからミートソースパスタ

材料（作りやすい分量／約４食分）

合いびき肉…200ｇ
おから…100ｇ
玉ねぎ…1/2個
にんじん…1/3本
セロリ…1/2本
にんにく（みじん切り）
　…１かけ分
塩・こしょう…各適量
オリーブ油…大さじ１

A
カットトマト缶…１缶
水…200mℓ
トマトケチャップ
　…大さじ３
はちみつ…大さじ２
塩・顆粒ブイヨン
　…各小さじ１
ローリエやタイム
　（あれば）…各適量

作り方

1 玉ねぎとにんじん、セロリはみじん切りにする。
2 フライパンにオリーブ油、にんにく、**1**を入れて中火で炒める。玉ねぎが透き通ってきたらひき肉を加えて炒め、色が変わったらおからを加えて2～3分炒める。
3 **2**に**A**を加え、10分ほど煮たら塩、こしょうで味をととのえる。
4 スパゲッティ80～120ｇ（１人分／分量外）を袋の表示通りにゆで、湯をよくきって器に盛り、**3**をかける。

えびのカクテルサラダ

材料（２人分）

むきえび（冷凍）…10尾
グリーンリーフ…２枚
キャベツ…60ｇ

A
マヨネーズ…大さじ２
トマトケチャップ…大さじ１
レモン汁・砂糖（またはコンデンスミルク）…各小さじ１

作り方

1 むきえびは解凍してゆでる。
2 グリーンリーフはちぎり、キャベツはせん切りにする。
3 器に**2**を盛り、**1**をのせ、**A**を混ぜ合わせてかける。

コンソメ卵スープ

材料（２人分）

溶き卵…２個分
顆粒ブイヨン…小さじ２
水…400mℓ
粗びき黒こしょう…適量

作り方

1 鍋に水、顆粒ブイヨンを入れて中火にかけ、煮立ったら溶き卵を回し入れてかきたまにする。
2 器に盛り、粗びき黒こしょうをふる。

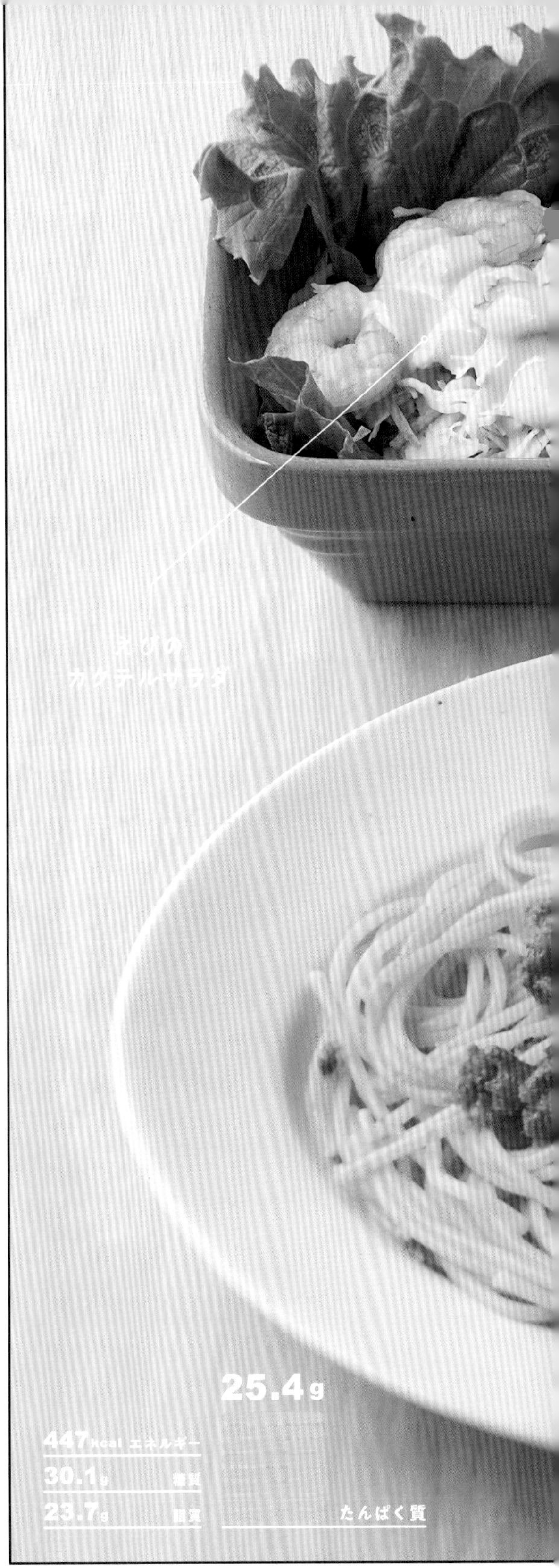
えびの
カクテルサラダ
25.4g
たんぱく質
447kcal エネルギー
30.1g 糖質
23.7g 脂質

たんぱく質がとれる！

ワンボウルレシピ

ゴロゴロ具材で食べ応え満点！

5種の野菜とさばのコブサラダ

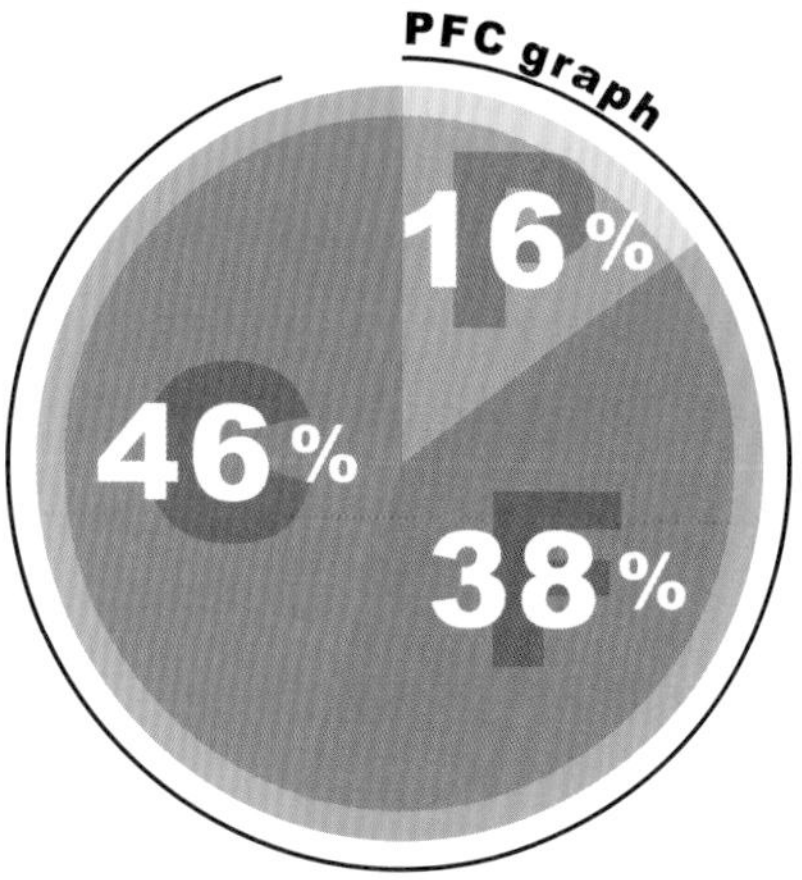

材料（2人分）

さば缶（水煮）… 1缶
ミックスビーンズ（水煮）…50ｇ
レタス… 4枚
アボカド…1/2個
ブロッコリースプラウト…15ｇ
さつまいも…200ｇ
ミニトマト…10個
A
- 酢…大さじ2
- レモン汁・砂糖・オリーブ油 …各大さじ1
- 塩…小さじ1/5
- こしょう…少々

作り方

1 レタスは1㎝幅に切る。
2 アボカドは1.5㎝角に切り、ブロッコリースプラウトは根元を切り落とす。さつまいもは2㎝角に切ってからゆで、ミニトマトは半分に切る。さばは汁けきってほぐし、ミックスビーンズは水けをきる。
3 器に**1**を敷き、**2**を具材ごとに1列ずつ並べて盛る。
4 **A**を混ぜ合わせ、**3**に添える。

memo さば缶は骨まで食べられるからカルシウム補給にも◎

鮮度が落ちやすいさばを手早く高温高圧調理して、骨までやわらかくなり食べられるようになるので、カルシウムがたっぷりとれます。しかもDHAやEPAなどの良質な脂は切り身より多くとれて、保存もきくので、ストックしておくのがベスト。

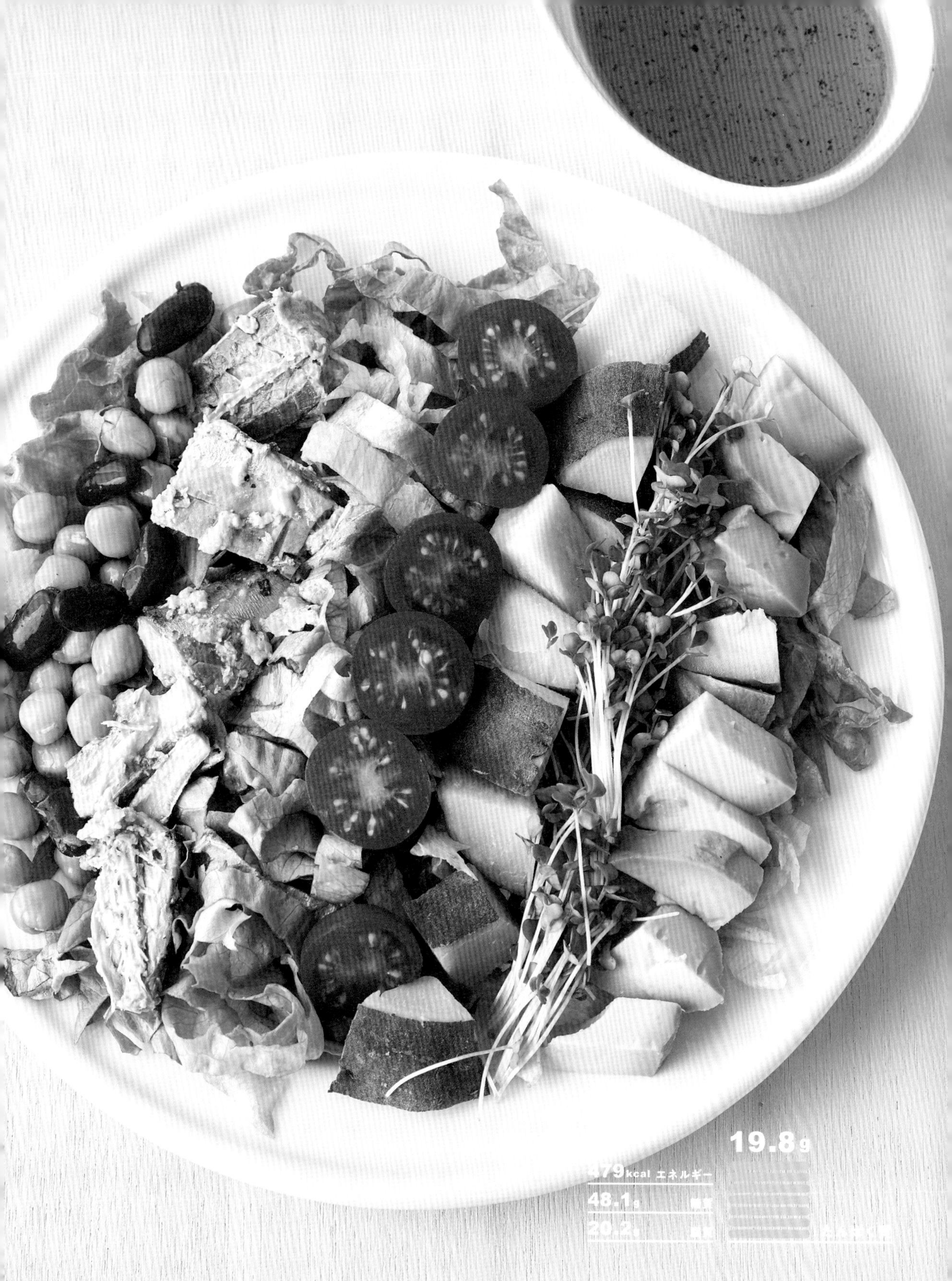

479kcal エネルギー

48.1g 糖質

20.2g 脂質

19.8g

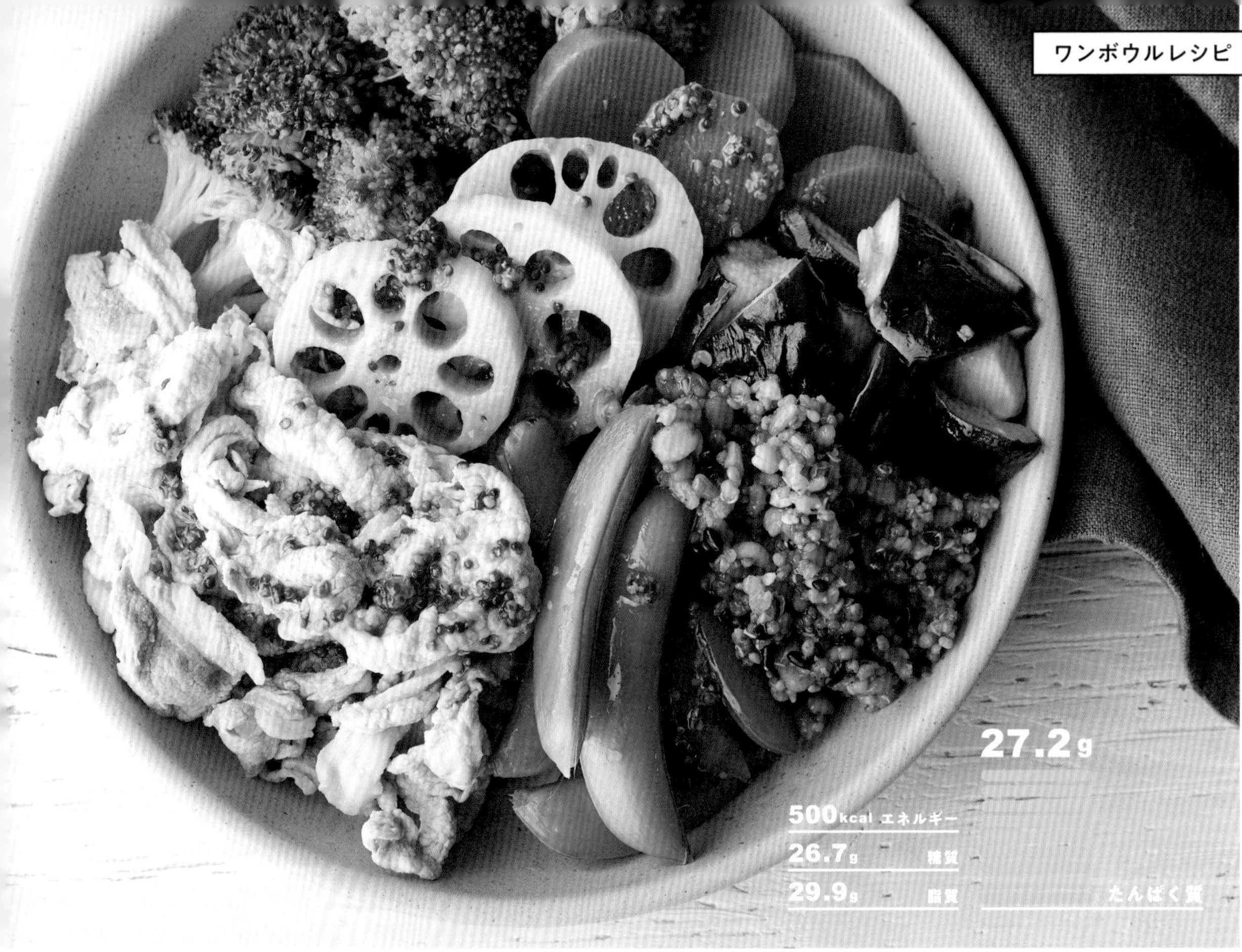
27.2g
たんぱく質
500kcal エネルギー
26.7g 糖質
29.9g 脂質

マスタードを使ったドレッシングが美味
温野菜と豚しゃぶのマスタードサラダ

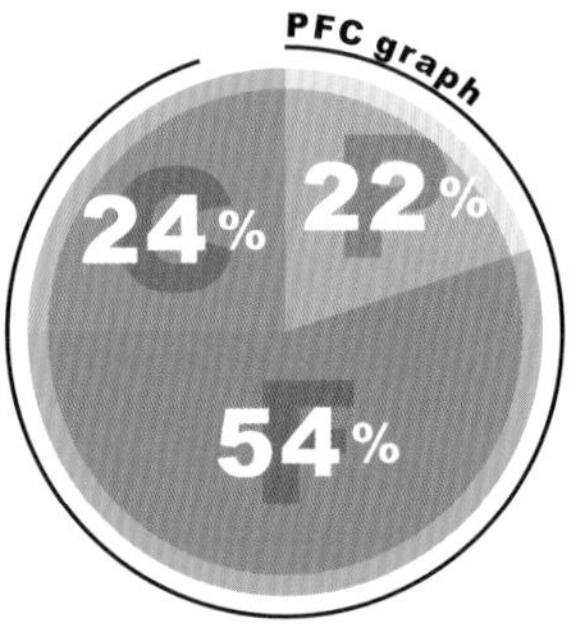

材料（2人分）

豚肉（しゃぶしゃぶ用）…250g
雑穀（3～5種がミックスされているもの）…小さじ2
スナップエンドウ…12個
ブロッコリー…1/2個
にんじん…1/2本
なす…2本
れんこん…4cm
A
ごま油…大さじ3
粒マスタード・酢・しょうゆ…各大さじ1
砂糖…小さじ2
オリーブ油…小さじ2

作り方

1 豚肉は色が変わるまでゆでて水にとり、水けをきる。雑穀はひたひたよりも多めの水（分量外）で15分ゆでてザルにあげ、冷ます（ぬめりが気になる場合はさっと洗う）。

2 スナップエンドウは筋を取り除き、ブロッコリーは小房に分け、にんじんは5㎜幅の輪切りにし、それぞれ塩（分量外）ゆでする。

3 なすは乱切りにし、れんこんは6～7㎜厚さに切る。耐熱容器に入れ、オリーブ油をまぶして軽く混ぜ、ラップをかけて電子レンジで2～3分加熱する。

4 器に**1**、**2**、**3**を盛り、**A**を混ぜ合わせてかける。

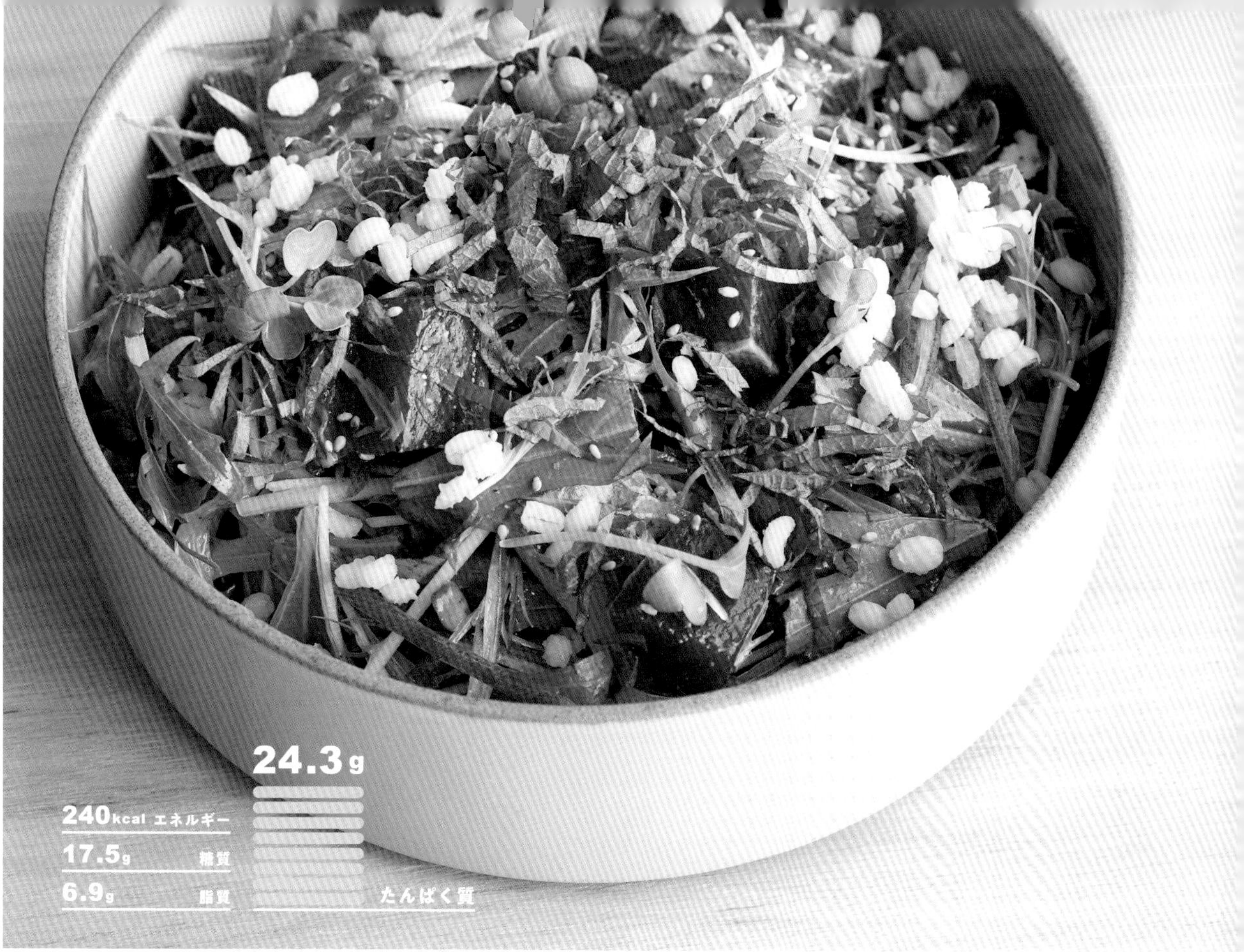
24.3g
240kcal エネルギー
17.5g 糖質
6.9g 脂質
たんぱく質

香味野菜をたっぷりのせて召し上がれ

かつおの薬味サラダ

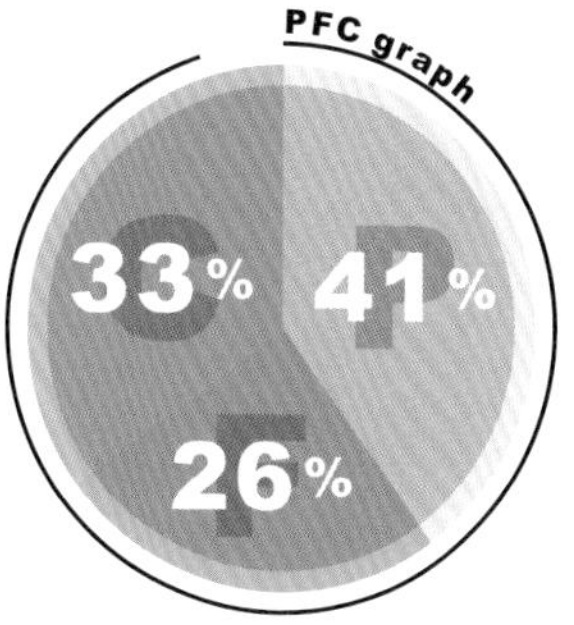

材料（2人分）

かつおのたたき（柵）…200ｇ
もちきび…大さじ2
水菜…150ｇ
青じそ…４枚
みょうが…２本
セロリ…1/2本
貝割れ菜…40ｇ
A
ごま油…大さじ１
鶏がらスープの素（顆粒）・すりおろしにんにく…各小さじ１
塩…適量

作り方

1 もちきびはひたひたよりも多めの水（分量外）で７～８分ゆでる。火を止めてふたをし、５分ほど蒸らしたらザルにあげ、冷ます（ぬめりが気になる場合は、ザルに入れてさっと洗う）。

2 かつおのたたきは1.5㎝角に切り、水菜はざく切りにする。青じそ、みょうが、セロリは細切りにし、貝割れ菜は根元を切り落とす。

3 ボウルに1、2、Aを入れてさっと和え、塩で味をととのえる。

memo

かつおには、ダイエットをしていたり、激しい運動をしていると不足しがちな鉄分が多く含まれています。貧血予防のために、鉄分は意識して取り入れましょう。

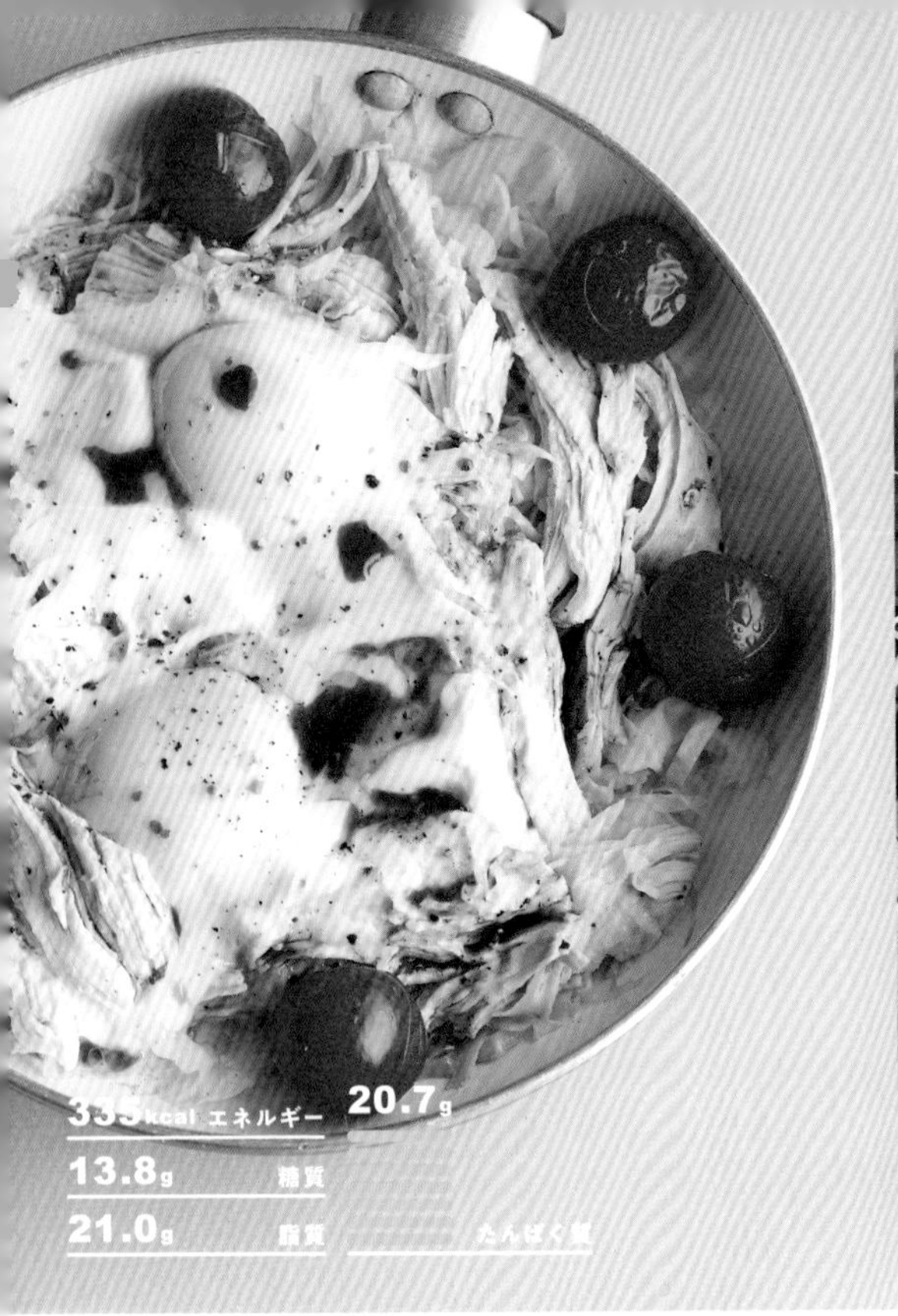
335kcal エネルギー
20.7g
13.8g 糖質
21.0g 脂質
たんぱく質

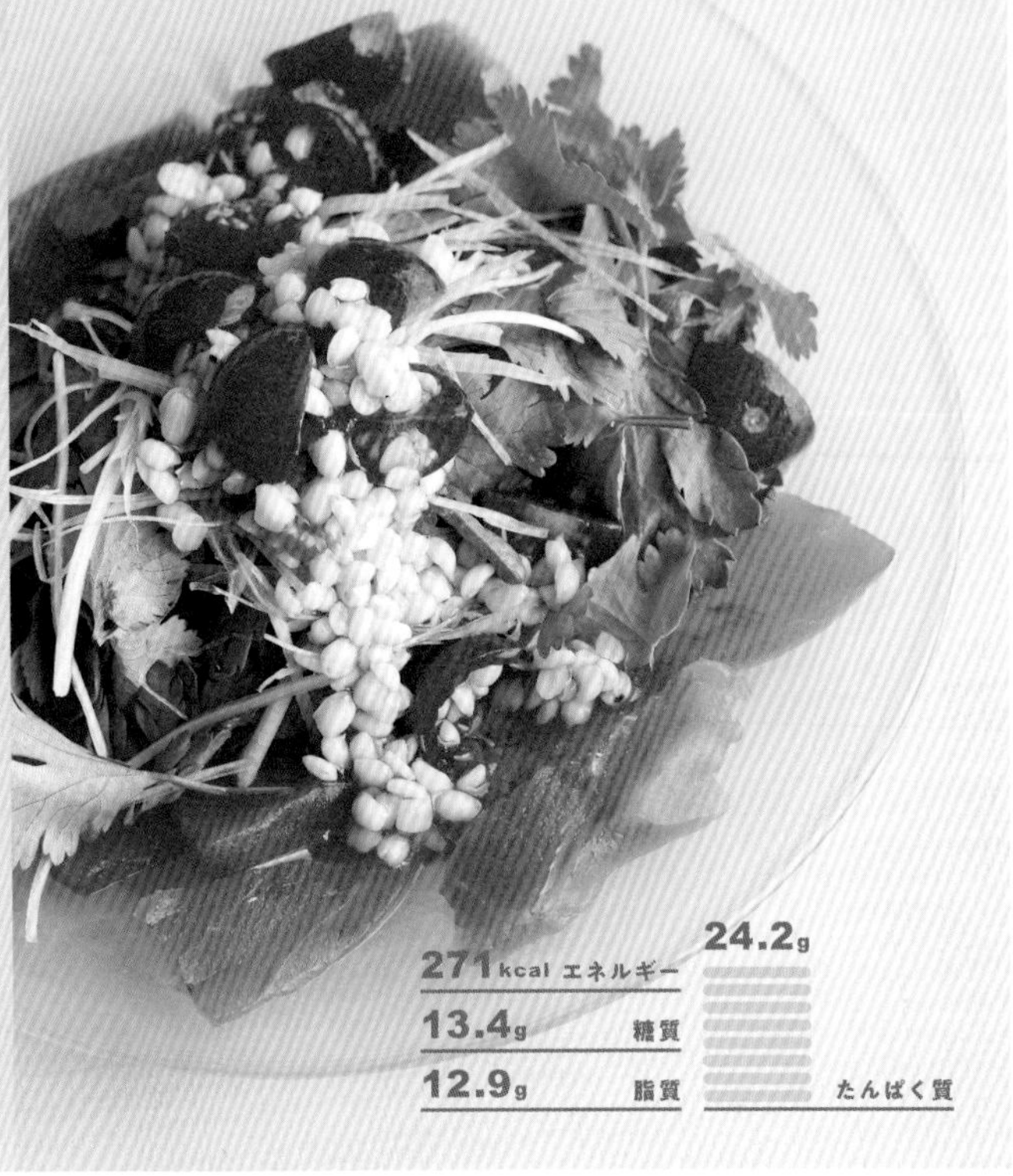
24.2g
271kcal エネルギー
13.4g 糖質
12.9g 脂質
たんぱく質

蒸してキャベツをたっぷり食べられる!

レンジ蒸し鶏とキャベツの巣ごもりサラダ

材料（2人分）

鶏むね肉…1/2枚（160g）
A
- 酒…大さじ1/2
- 塩…小さじ1/4
- こしょう…少々

キャベツ…150g
ミニトマト…6～8個
卵…2個
B
- オリーブ油…大さじ2
- バルサミコ酢…大さじ1
- しょうゆ・はちみつ…各小さじ1
- 塩・こしょう…各適量

作り方

1 耐熱容器に鶏肉を入れ、**A**をもみ込む。ラップをかけて、電子レンジで3分加熱し、粗熱がとれたら食べやすい大きさに裂く。
2 キャベツは細切りにする。
3 フライパンに**2**を入れ、**1**、ミニトマトをのせる。くぼみを作り卵を割り入れたら、水大さじ2（分量外）を加え、ふたをして中火で蒸し焼きにする。卵がお好みのかたさになったら火を止め、**B**を混ぜ合わせて回しかける。

パクチーをのせてエスニック風味に

香り野菜のまぐろカルパッチョサラダ

材料（2人分）

まぐろ（刺身用／柵）…200g
春菊…30g
パクチー…20g
白髪ねぎ…10cm分
ミニトマト…8個
ハト麦…大さじ1
A
- オリーブ油…大さじ2
- レモン汁…大さじ1
- しょうゆ…小さじ1
- 塩…小さじ1/4

作り方

1 ハト麦はザルに入れてさっと洗い、30分ほど水に浸したら、ひたひたよりも多めの水（分量外）で20分ゆでてザルにあげて水けをきり、冷ます。ボウルに入れ、**A**を加えて混ぜる。
2 まぐろは薄切りにし、春菊はちぎる。パクチーはざく切りにし、ミニトマトは半分に切る。
3 器にまぐろを並べ、春菊、パクチー、白髪ねぎ、ミニトマトを盛り、**1**をかける。

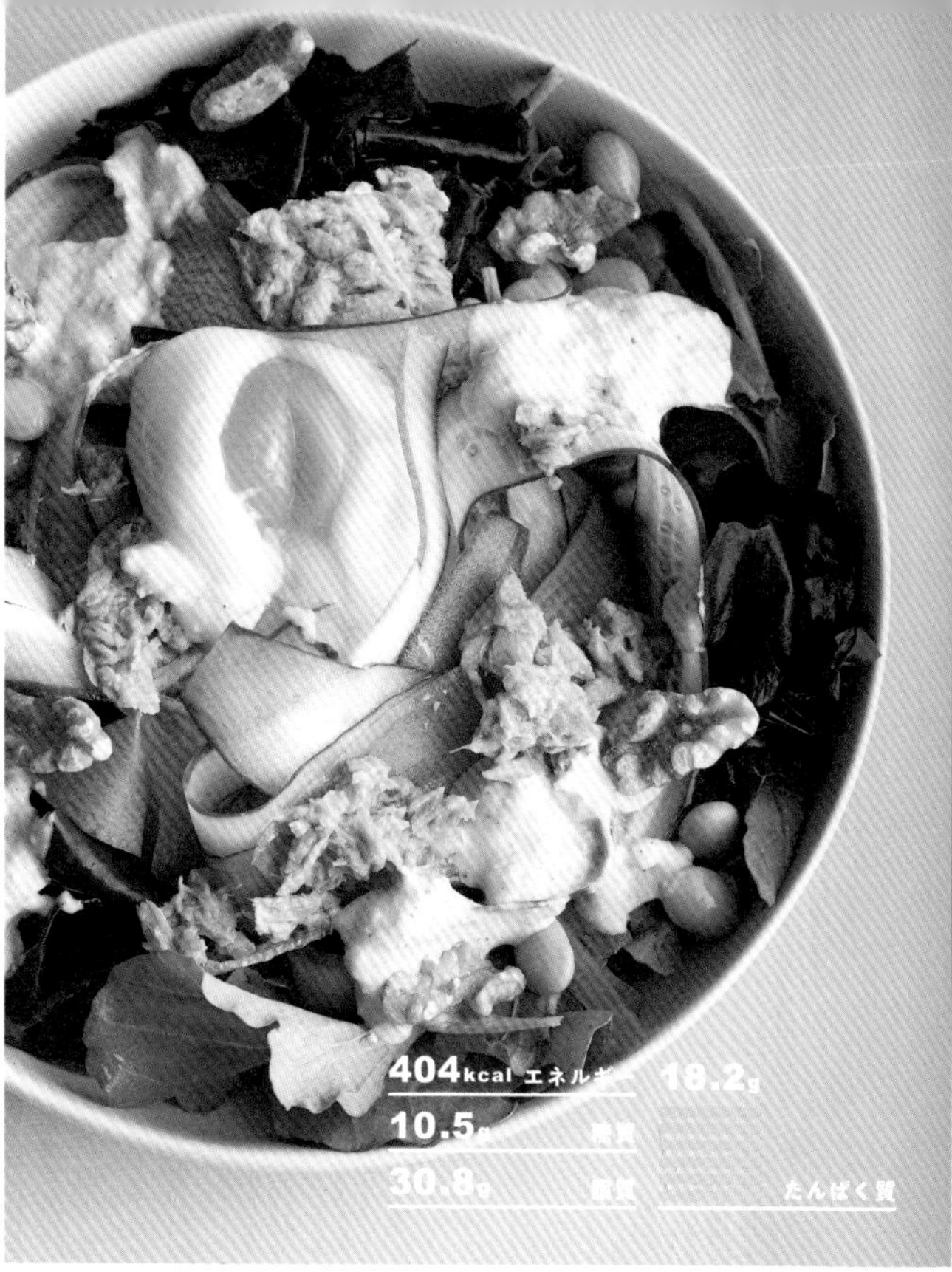
404kcal エネルギー
10.5g 糖質
30.8g 脂質
18.2g たんぱく質

梅を入れてさっぱりとした味わいに

たっぷり野菜とツナの梅シーザーサラダ

材料（2人分）

ツナ缶（オイル漬け）… 1缶
温泉卵… 2個
きゅうり… 1本
にんじん…1/3本
（50〜60 g）
わかめ（乾燥）…3 g
グリーンリーフ… 4枚
ルッコラ…40 g
枝豆（冷凍／
さやから取り出す）…50 g
A
すりおろしにんにく
…1/2かけ分
梅肉…15 g
マヨネーズ…大さじ2
牛乳・粉チーズ
…各大さじ1
しょうゆ…小さじ1/2
くるみ（無塩）…適量

作り方

1 きゅうりとにんじんはピーラーで薄切りにし、わかめは水で戻す。グリーンリーフ、ルッコラはちぎる。

2 器に**1**、枝豆を盛り、汁けをきったツナをのせる。**A**を混ぜ合わせてかけ、くぼみを作り温泉卵を割り入れ、粗く砕んだくるみを散らす。

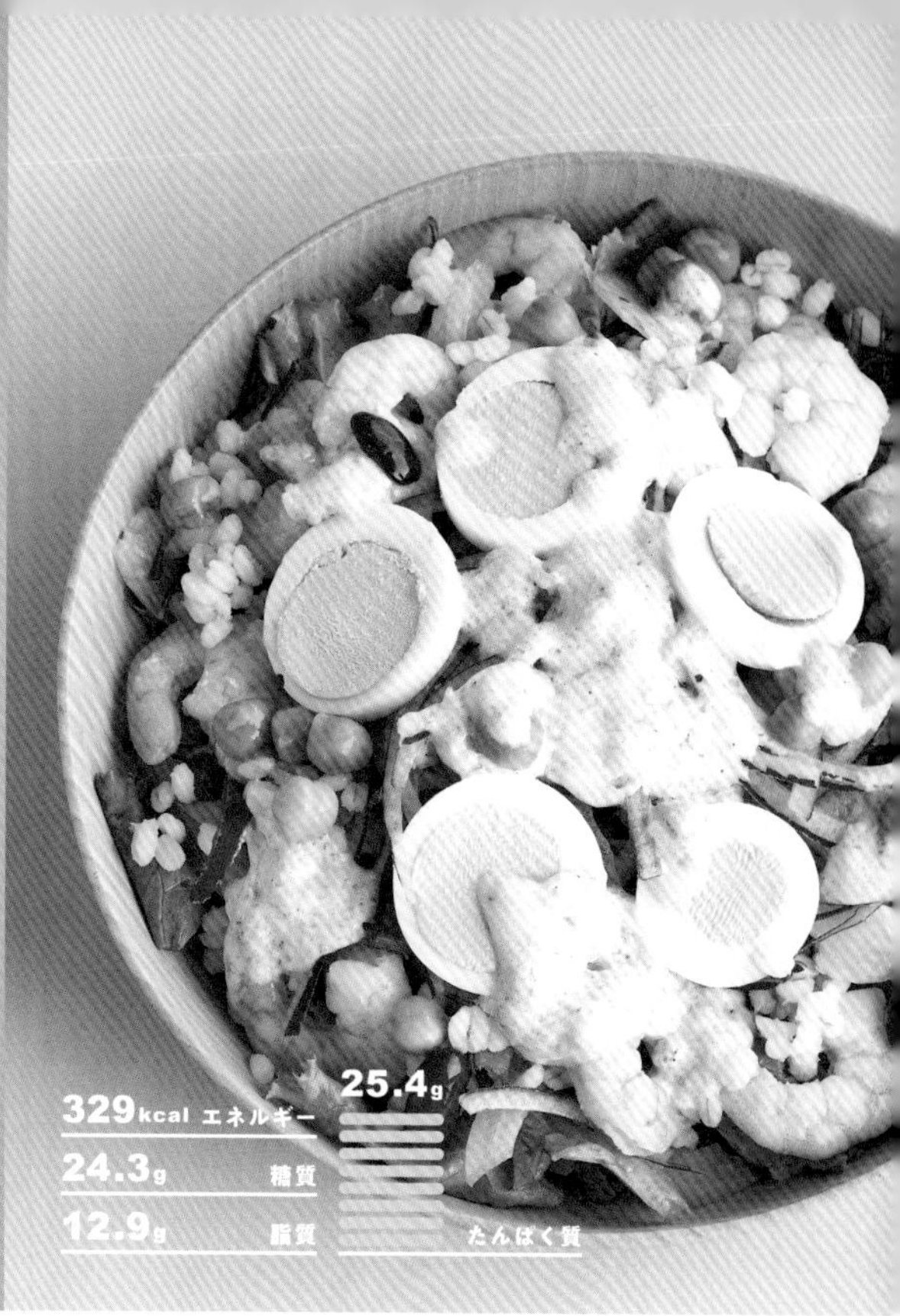
329kcal エネルギー
24.3g 糖質
12.9g 脂質
25.4g たんぱく質

アンチョビドレッシングが後引くおいしさ

カラフル生野菜とえびのアンチョビドレッシングサラダ

材料（2人分）

むきえび（冷凍／解凍してさっとゆでる）…160 g
ゆで卵（輪切り）… 2個分
ミックスビーンズ（水煮）…50 g
もち麦…大さじ2
紫玉ねぎ…1/4個
トレビス（せん切り）… 2枚分
グリーンリーフ（ちぎる）… 4〜5枚分
黄パプリカ（細切り）…1/2個分
セロリ（斜め薄切り）…1/2本分
A【すりおろしにんにく1かけ分、アンチョビ（みじん切り）20 g、プレーンヨーグルト（無糖）大さじ5、オリーブ油大さじ1、塩・こしょう各少々】

作り方

1 もち麦はひたひたよりも多めの水（分量外）で15〜20分ゆでる。火を止めてふたをし、5分ほど蒸らしたら、ザルにあげて冷ます。

2 紫玉ねぎは繊維を断つように薄切りにし、水にさらして水けをきる。ミックスビーンズは水けをきる。

3 器に**2**、残りの野菜、むきえび、ゆで卵をのせ、**1**を散らし、**A**を混ぜ合わせてかける。

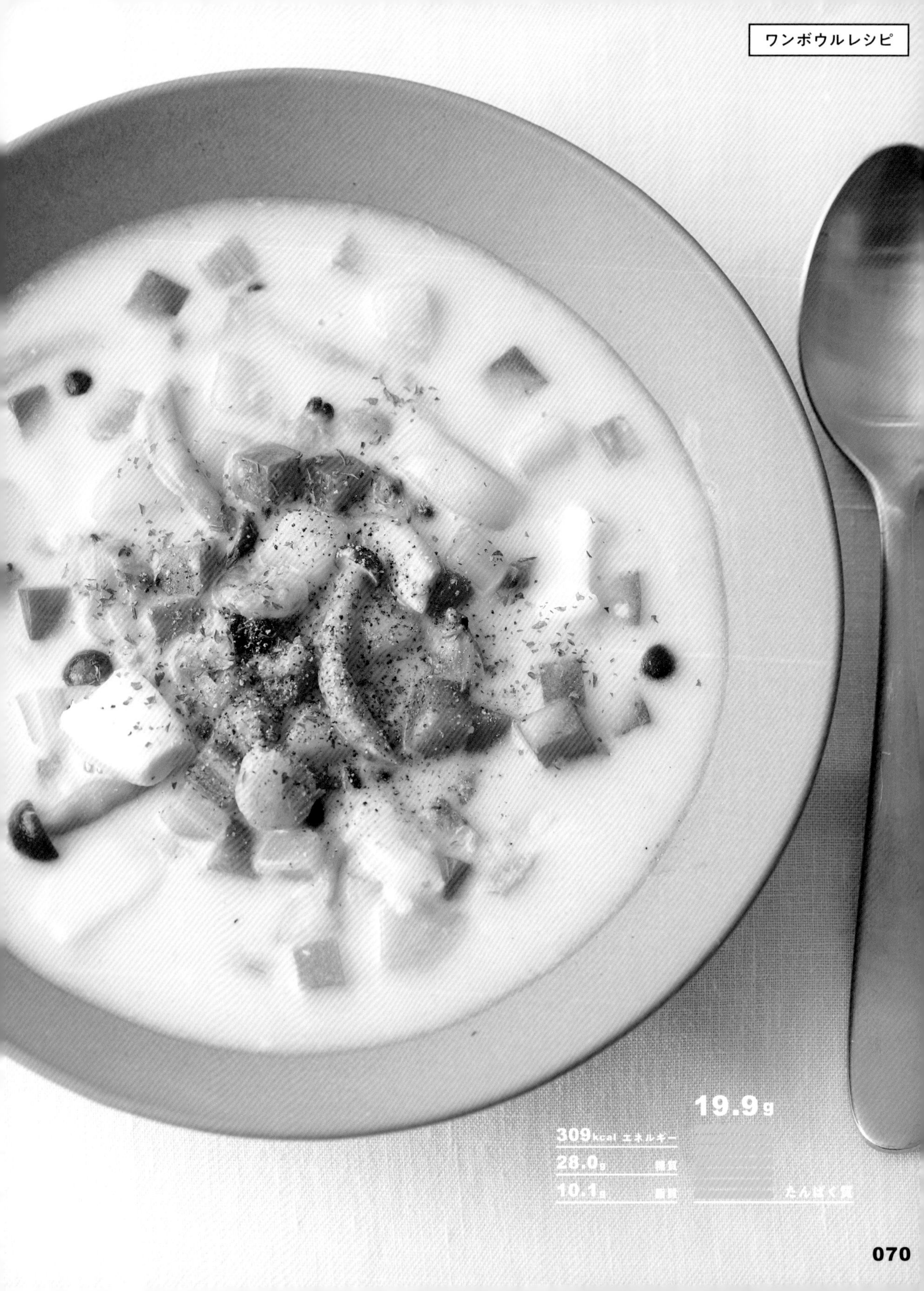

19.9g たんぱく質

309kcal エネルギー

28.0g 糖質

10.1g 脂質

ミルキーなスープにシーフードの旨みたっぷり

クラムチャウダー

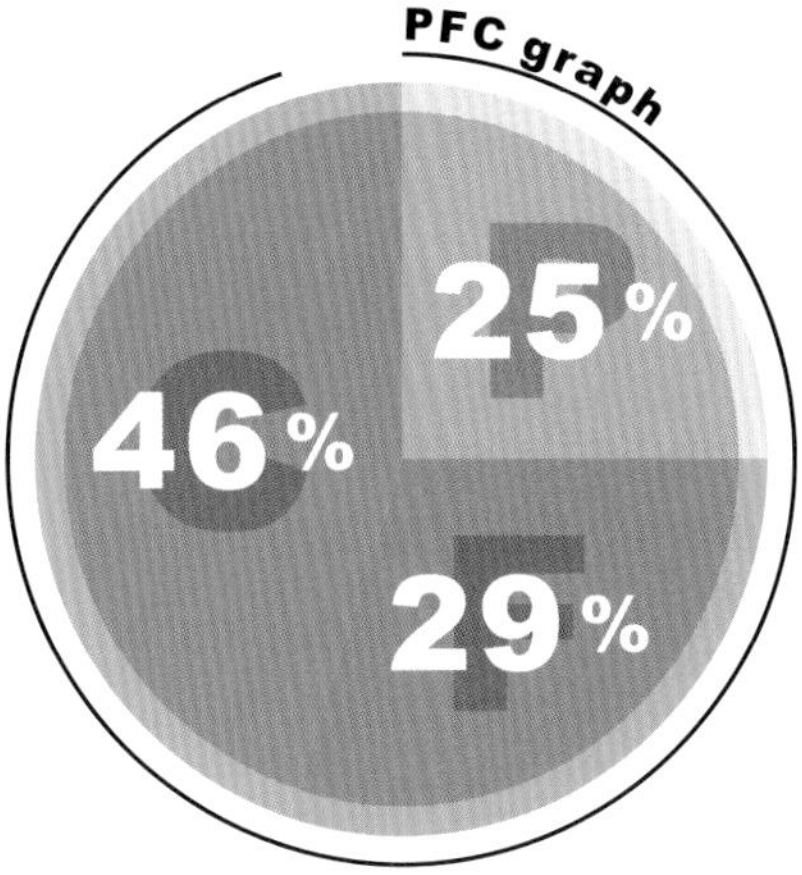

材料（２人分）

シーフードミックス（冷凍）…200 g
じゃがいも… ２個（200 g）
にんじん…1/3本（60 g）
玉ねぎ…1/4個
セロリ…1/3本（40 g）
しめじ…50 g
にんにく（みじん切り）… １かけ分
A スキムミルク…大さじ３
　小麦粉…大さじ１
水・牛乳…各200㎖
顆粒ブイヨン…小さじ１
塩・こしょう…各適量
オリーブ油…大さじ１

作り方

1 シーフードミックスは解凍する。
2 じゃがいもは２㎝角に切り、にんじん、玉ねぎ、セロリは１㎝角に切る。しめじは石づきを切り落として、ほぐす。
3 鍋にオリーブ油、にんにくを弱火で熱し、香りが出たら**2**を入れて炒める。しんなりしたら、**1**を加えて炒め、**A**を全体にまぶす。
4 **3**に水、顆粒ブイヨンを加えてふたをし、ときどき混ぜながら野菜がやわらかくなるまで弱火で５～６分煮る（途中、水分が減りすぎたら少しずつ水を足す）。
5 野菜に火が通ったら牛乳を加え、軽くとろみがつくまでヘラで混ぜながら煮る。塩、こしょうで味をととのえる。

memo たこやあさり入りのシーフードミックスで栄養価アップ

シーフードミックスは、えびといかのほかに、たこやあさりが入っていることが多く、いずれも低カロリー・高たんぱくな食材です。疲労回復に効果のあるタウリンが豊富ないかやたこ、あさりは鉄分も豊富なので、貧血の予防にも取り入れたい食材です。

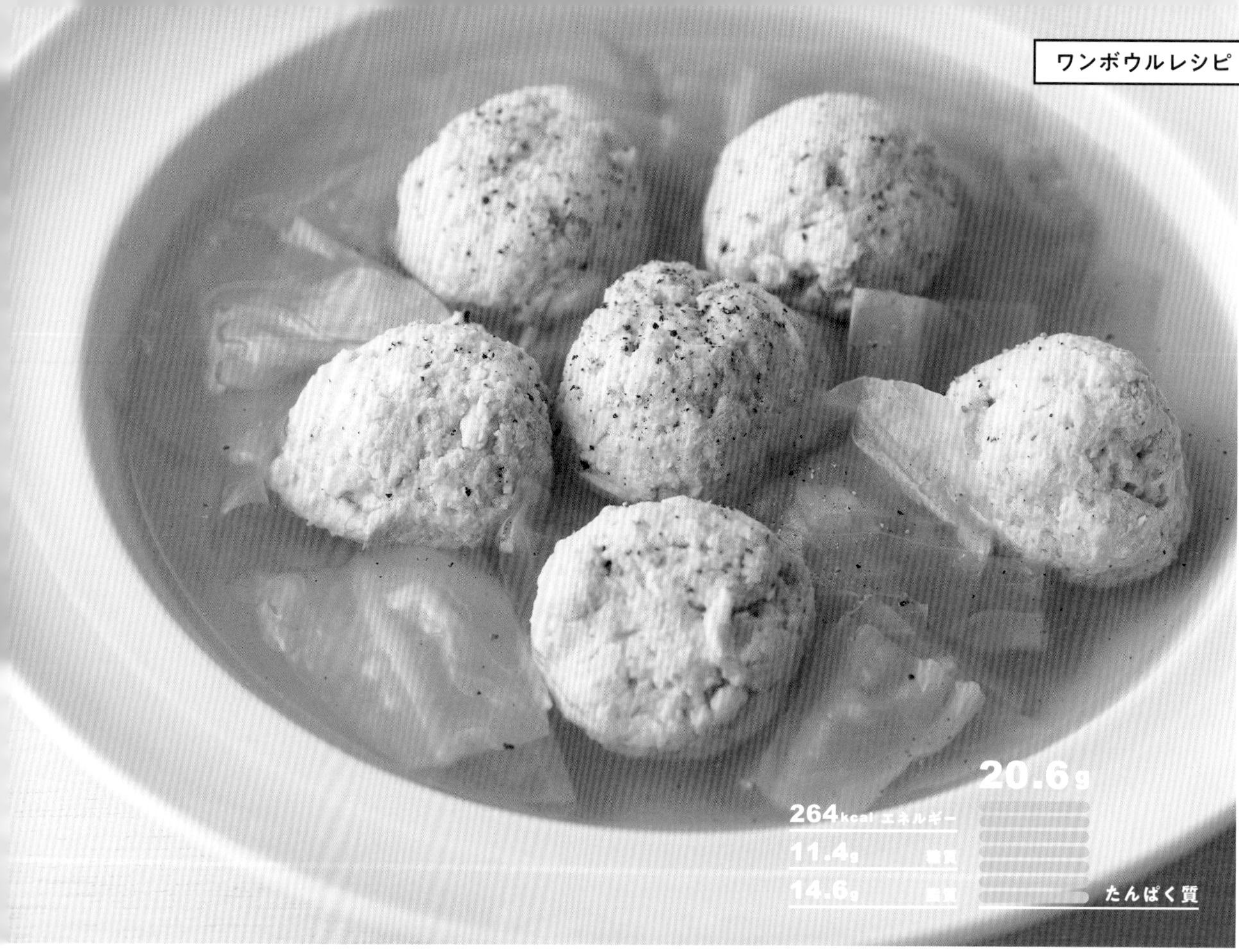
20.6g
264kcal エネルギー
11.4g 糖質
14.6g 脂質
たんぱく質

豆腐が入ったふっくらつみれで食べ応え満点

豆腐つみれとキャベツのスープ

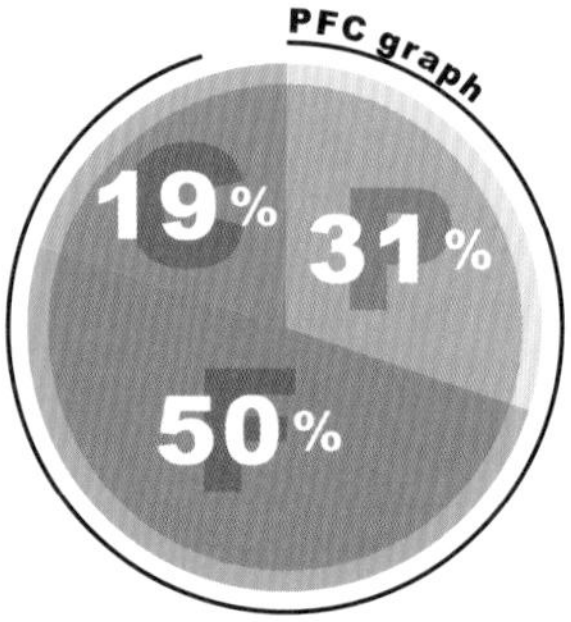

材料（2人分）

鶏ひき肉…200 g
木綿豆腐…150 g
（しっかりと水きりをして90 g 前後にする）
キャベツ…120 g
A
- 片栗粉…大さじ1
- すりおろししょうが・しょうゆ…各小さじ1
- 塩・こしょう…各少々

B
- 水…500mℓ
- 顆粒ブイヨン…小さじ2

塩・こしょう…各適量

作り方

1 ボウルにひき肉、水きりした豆腐、**A** を入れてよく混ぜ合わせ、12等分にして丸める。
2 鍋に **B** を入れて煮立て、**1** を加えて中火で1～2分煮る。
3 キャベツをざく切りにして **2** に加え、ふたをして弱火で4～5分煮たら、塩、こしょうで味をととのえる。

memo

鶏ひき肉と豆腐で動物性と植物性のたんぱく質を同時に食べられて◎。含まれているアミノ酸のバランスや、消化・吸収のスピードが異なります。

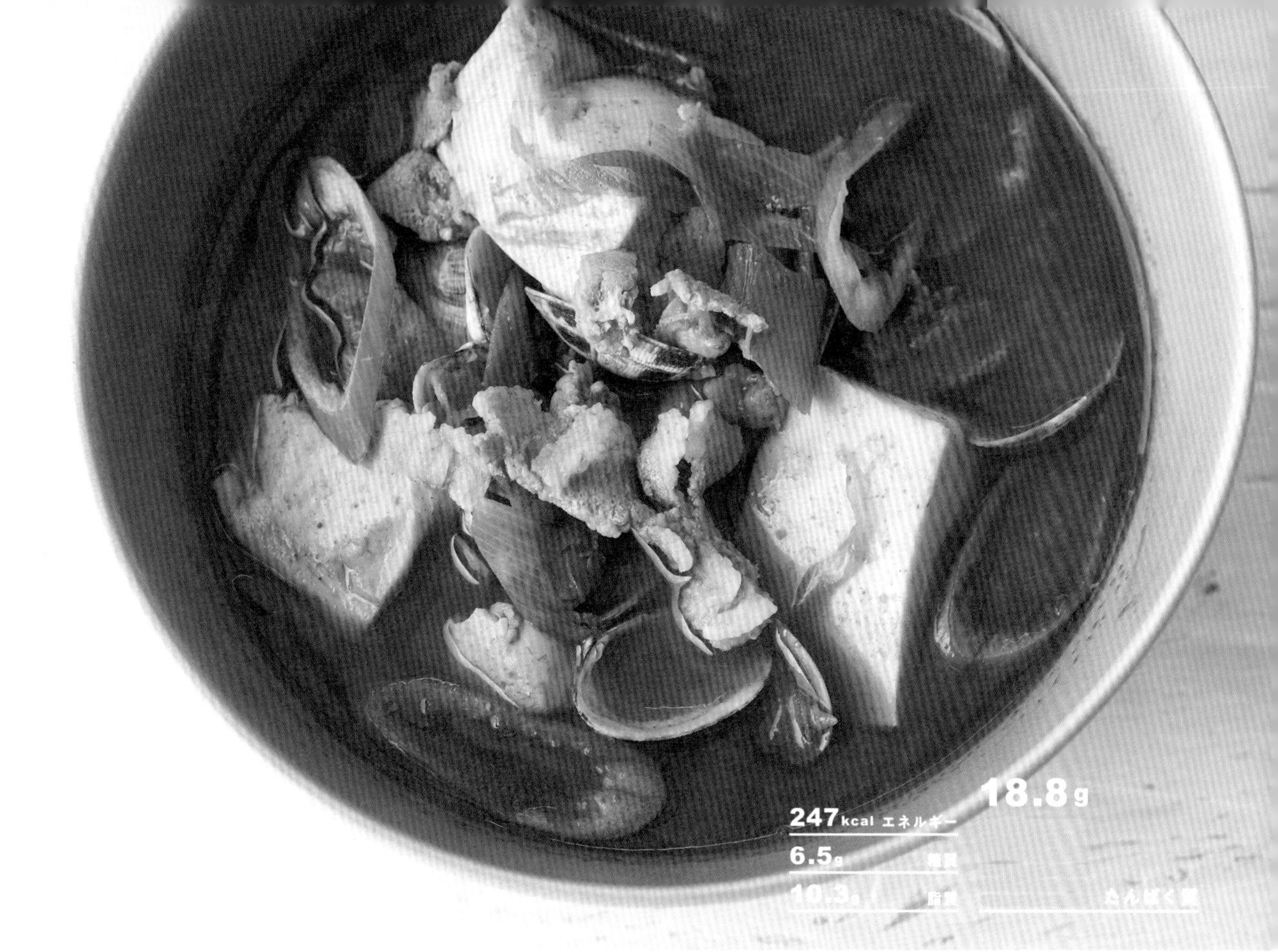
247kcal エネルギー
6.5g 糖質
10.3g 脂質
18.8g たんぱく質

あさりの旨みと ピリ辛味がたまらない スンドゥブ

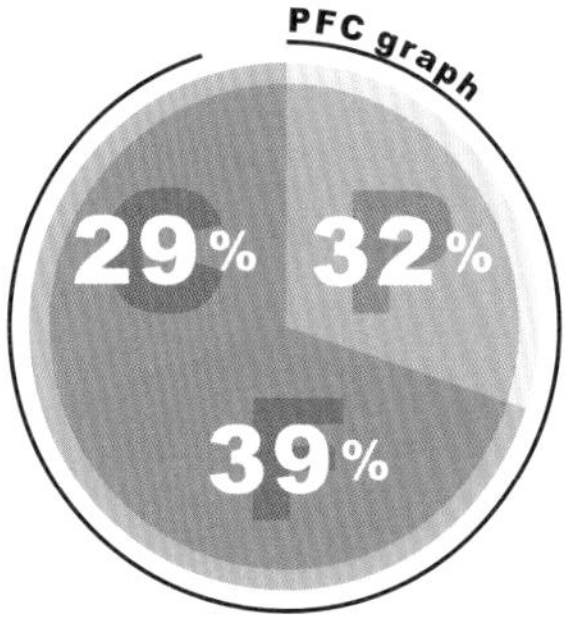

材料（２人分）

豚もも薄切り肉…120ｇ
木綿豆腐…200ｇ
あさり（殻つき／砂抜き済み）…150ｇ
水…400㎖

A
- すりおろしにんにく…１かけ分
- コチュジャン…大さじ２
- 鶏がらスープの素（顆粒）…小さじ１
- しょうゆ…小さじ1/2

長ねぎ（青い部分／斜め薄切り）…10㎝分
粉唐辛子…適量

作り方

1. 豚肉は食べやすい大きさに切り、豆腐は手で大きめに崩す。
2. フッ素樹脂加工のフライパンに豚肉を入れ、中火で炒める。色が変わったら水、豆腐、あさり、**A**を加え、あさりの口が開くまで煮る。
3. 器に盛り、長ねぎを散らし、粉唐辛子をかけてお好みの辛さに調節する。

memo

豚もも肉は。火を通し過ぎるとかたくなりやすいので、さっと加熱するのがコツ。さらにあっさりとした味わいは、しょうが焼きなどのしっかり味も合う、高たんぱくな食材です。

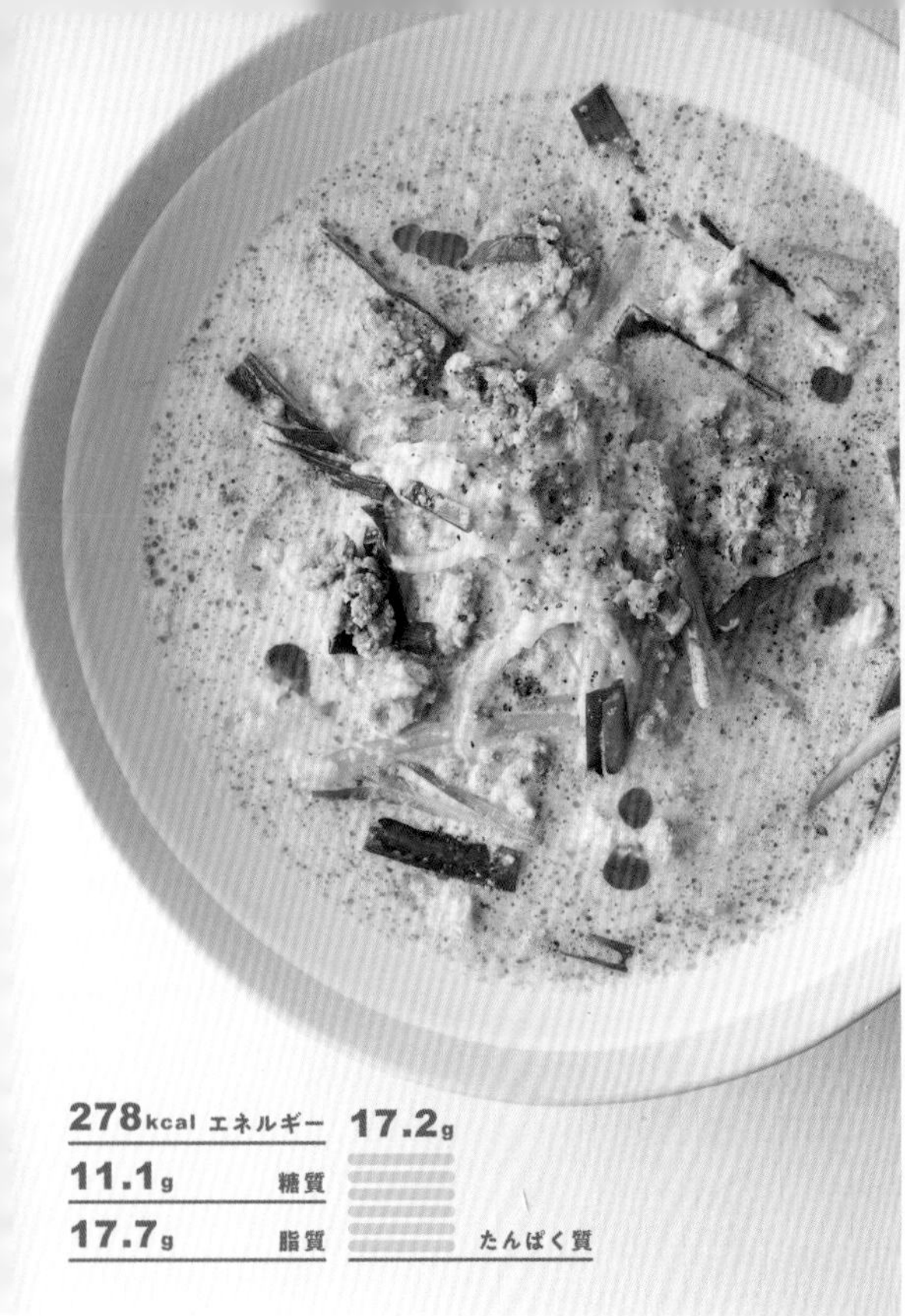
278kcal エネルギー
17.2g
11.1g 糖質
17.7g 脂質
たんぱく質

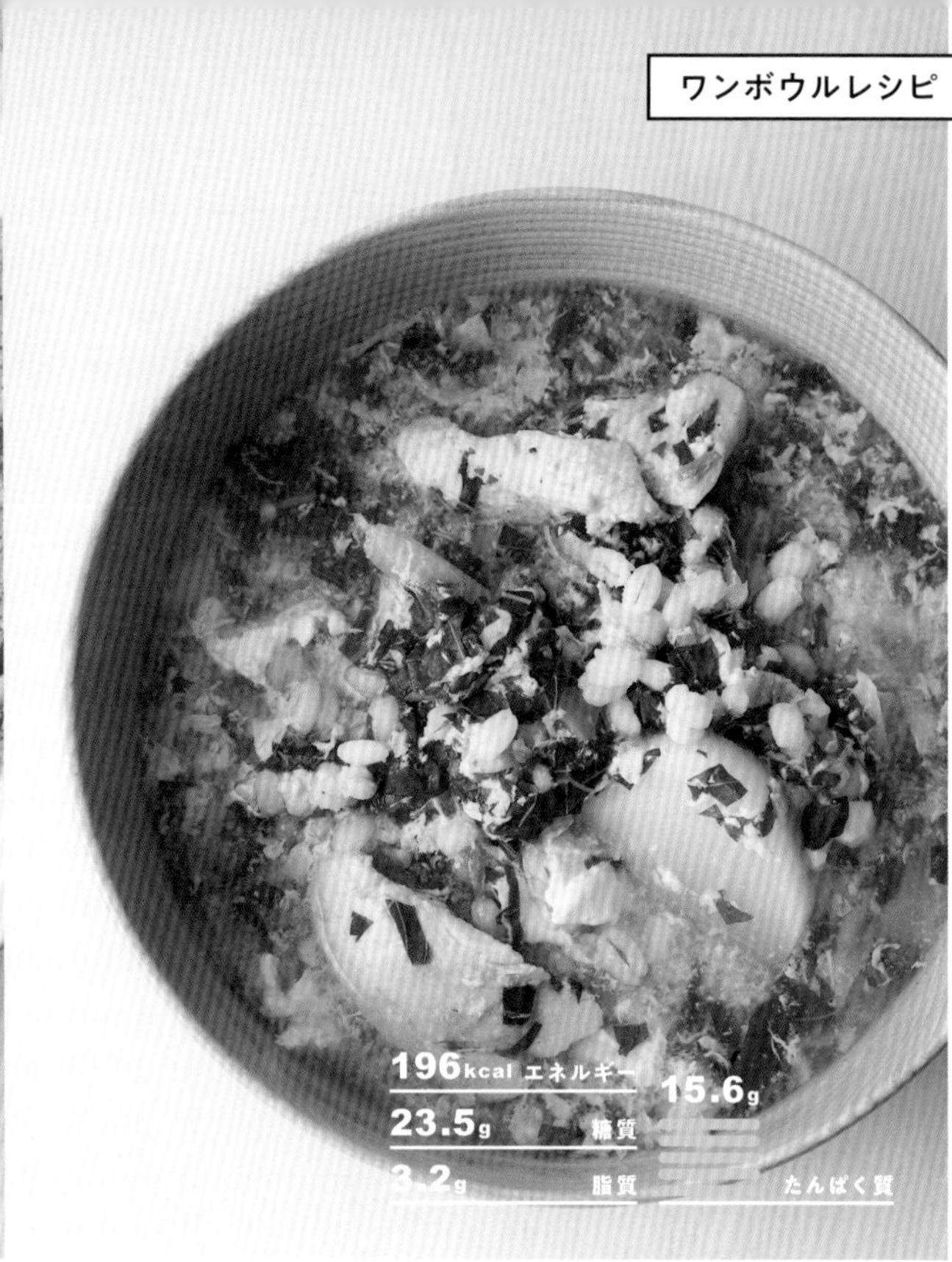
196kcal エネルギー
15.6g
23.5g 糖質
3.2g 脂質
たんぱく質

みそとごまのコク深い味わいで、
最後の一滴までおいしい!

担々豆乳スープ

材料(2人分)

豚ひき肉…100g
にら…30g
もやし…120g
豆板醤…小さじ1
すりおろししょうが・
　すりおろしにんにく
　…各小さじ1
豆乳…400㎖
鶏がらスープの素(顆粒)
　…大さじ1/2
みそ・白すりごま
　…各小さじ2
ごま油…小さじ2
ラー油…適宜

作り方

1 にらはざく切りにする。
2 鍋にごま油を中火で熱し、ひき肉、豆板醤を入れて炒める。色が変わったらすりおろししょうが、すりおろしにんにく、もやしを加えてさっと炒める。
3 **2**に豆乳、鶏がらスープの素を加え、ときどき混ぜながら1～2分煮る。**1**、みそを溶き入れ、白すりごまを加えて混ぜ合わせる。
4 器に盛り、お好みでラー油をかける。

モロヘイヤのネバネバで喉越しのよいスープに

モロヘイヤと鶏ささみとかぶのかきたまスープ

材料(2人分)

鶏ささみ…2本
溶き卵…1個分
モロヘイヤ
　(または小松菜)…30g
かぶ…大1個
もち麦…50g
水…500㎖
鶏がらスープの素(顆粒)
　…小さじ2
A 酢…小さじ2
　しょうゆ…小さじ1
塩・こしょう…各適量

作り方

1 鶏ささみは7～8㎜厚さのそぎ切りにする。モロヘイヤは刻み、かぶはくし形切りにする。
2 鍋にさっと洗ったもち麦、水、鶏がらスープの素を入れ、中火で10分煮たら、**1**を加えてさらに5分煮る。
3 **2**にモロヘイヤ、**A**を加え、溶き卵を回し入れてかきたまにし、塩、こしょうで味をととのえる。

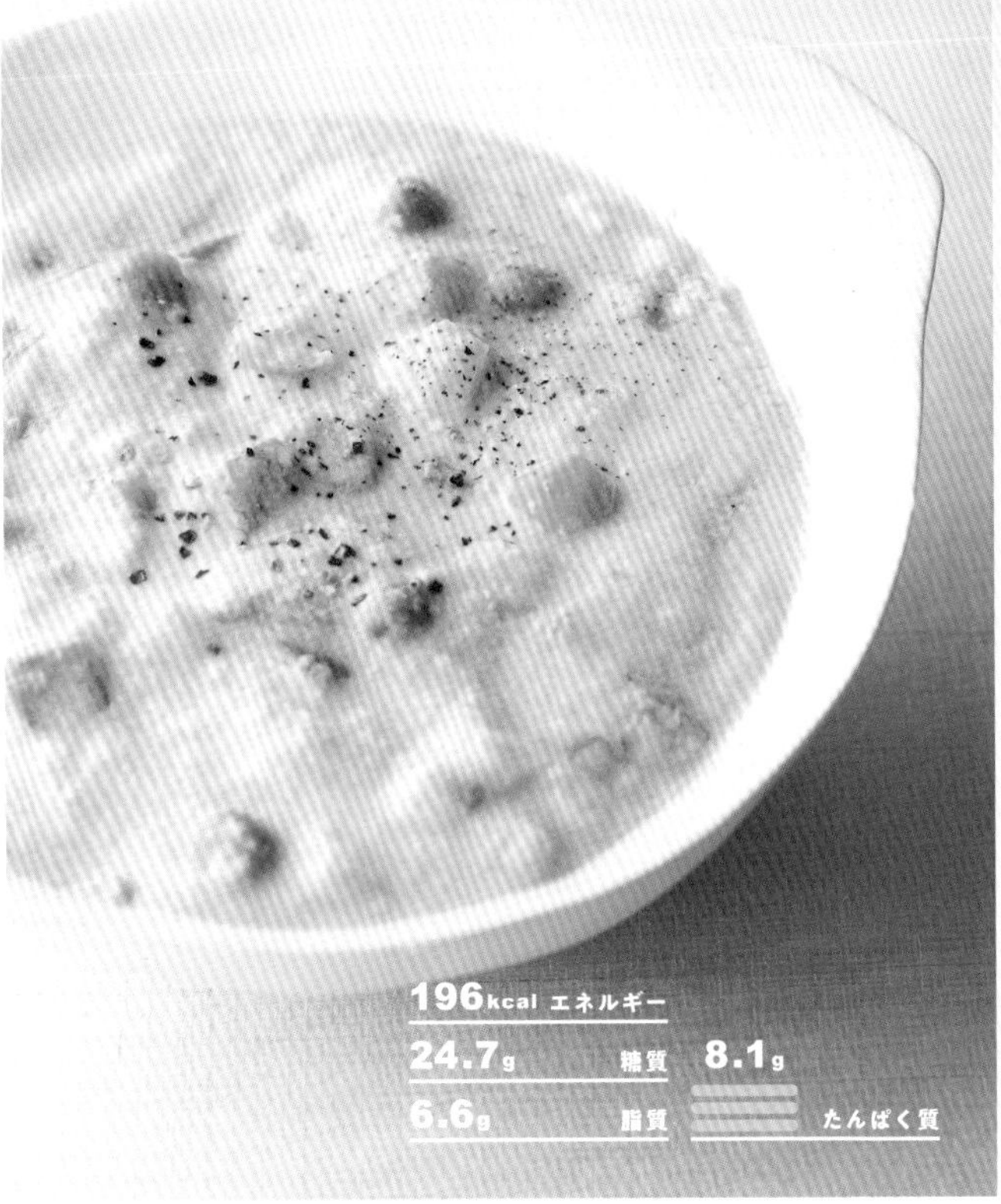
196kcal エネルギー
24.7g 糖質
6.6g 脂質
8.1g たんぱく質

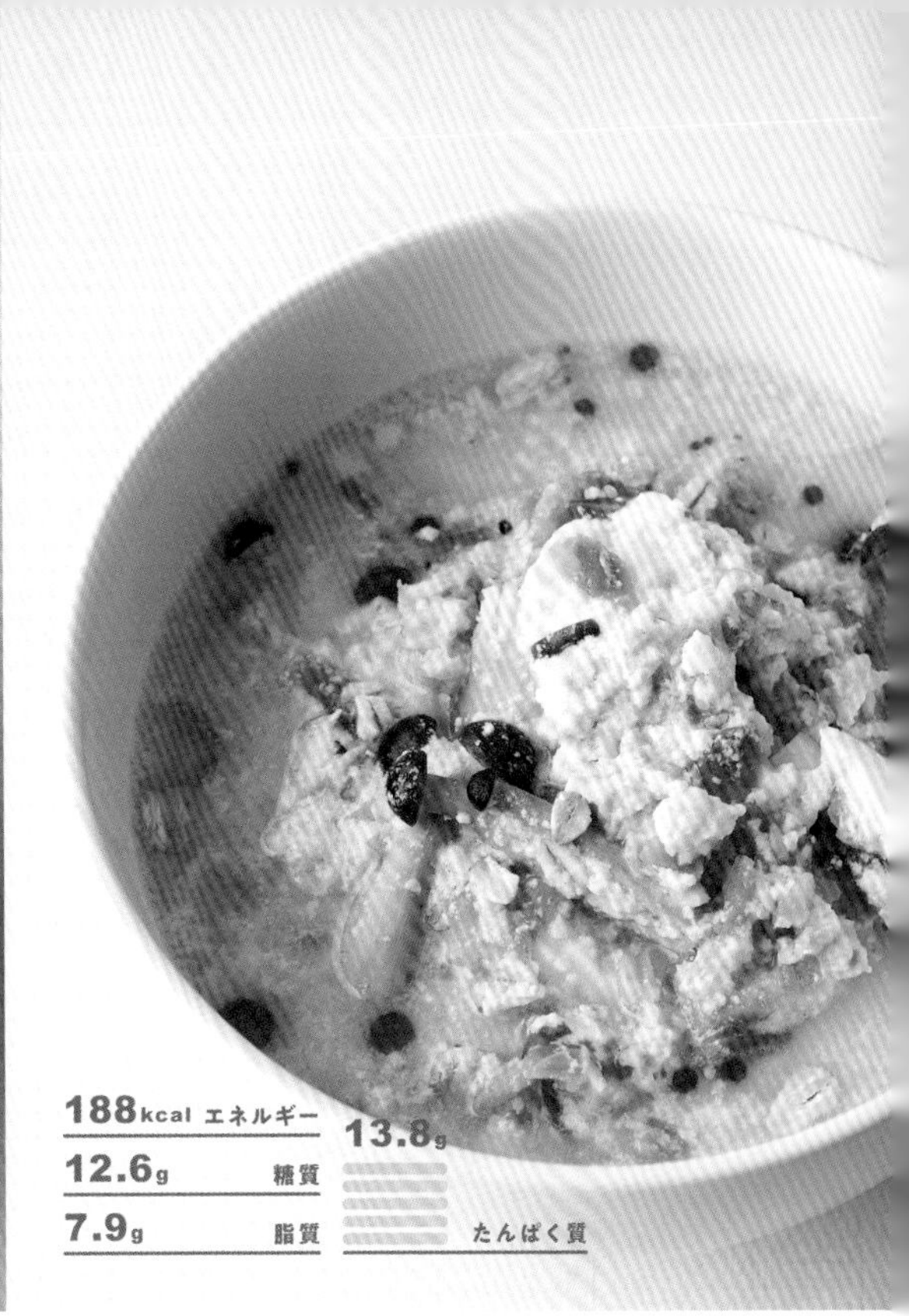
188kcal エネルギー
12.6g 糖質
7.9g 脂質
13.8g たんぱく質

クリームコーンと牛乳でやさしい味わい

かきたまコーンスープ

材料（２人分）

溶き卵…１個分
玉ねぎ…1/4個
キャベツ…50g
A
- クリームコーン缶…１缶（190g）
- 牛乳…200mℓ
- 水…100mℓ
- ミックスベジタブル（冷凍）…大さじ２
- 顆粒ブイヨン…小さじ１

塩・こしょう…各適量
粗びき黒こしょう…適量

作り方

1 玉ねぎは薄切り、キャベツはざく切りにする。耐熱容器に入れてラップをかけ、電子レンジで３分加熱する。
2 鍋に**1**、**A**を入れ、中火で１～２分煮る。溶き卵を回し入れ、卵に火が通ったら、塩、こしょうで味をととのえる。
3 器に盛り、粗びき黒こしょうをふる。

オートミールで腹持ちのいい一杯に！

中華風豆乳スープ

材料（２人分）

木綿豆腐…150g
しめじ…100g
ザーサイ…30g
豆乳…400mℓ
鶏がらスープの素（顆粒）…小さじ１
オートミール（ロールドオーツ）…大さじ２
塩・こしょう・ラー油…各適量

作り方

1 豆腐は手で崩し、しめじは石づきを切り落としてほぐす。ザーサイは粗みじん切りにする。
2 鍋に豆乳、**1**、鶏がらスープの素を入れ、中火で１～２分煮る。オートミールを加え、弱火で１分煮たら、塩、こしょうで味をととのえる。
3 器に盛り、ラー油をかける。

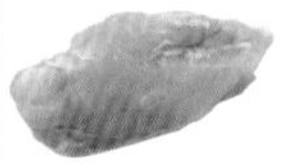

食材栄養memo

高たんぱく・低糖質で、比較的安価に手に入る。淡白であっさりとしているので、料理の幅が広がりやすい。

がっつり食べたいときは、鶏むね肉が◎

鶏むね肉のピカタ

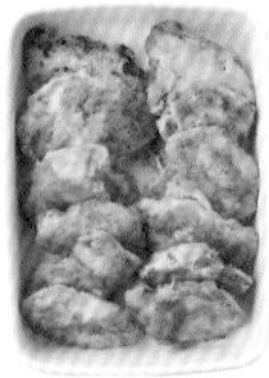

保存期間

冷蔵**3〜4**日

材料（2人分）

鶏むね肉…1枚
塩…小さじ1/2
こしょう…少々
酒…大さじ1
小麦粉…適量
溶き卵…2個分
粉チーズ…大さじ1
オリーブ油…適量
グリーンリーフ・トマトケチャップ…各適宜

作り方

1. 鶏肉は皮を取り除いて1cm厚さのそぎ切りにし、塩、こしょう、酒をもみ込み、小麦粉をまぶす。
2. ボウルに溶き卵、粉チーズを入れてよく混ぜる。
3. フライパンにオリーブ油を中火で熱し、**1**を**2**にくぐらせて両面焼く。**2**の卵液に再度くぐらせて焼く。これを繰り返し、中まで火を通す。
4. 器に**3**を盛り、お好みでグリーンリーフ、トマトケチャップを添える。

memo たんぱく質の吸収を促すビタミンが、一緒にとれる献立に

鶏むね肉で十分なたんぱく質がとれるので、副菜はたんぱく質の吸収に欠かせないビタミンB_6や、しなやかな筋肉をつくるために大切なビタミンCが豊富な副菜を合わせましょう。

献立例

■副菜 → P149

ブロッコリーとチーズのサラダ

■汁物

わかめのみそ汁

材料と作り方（1人分）

器にみそ小さじ2、かつお節2g、わかめ（乾燥）2g、根元を切り落とした貝割れ菜15gを入れ、熱湯150mlを注ぎ入れる。

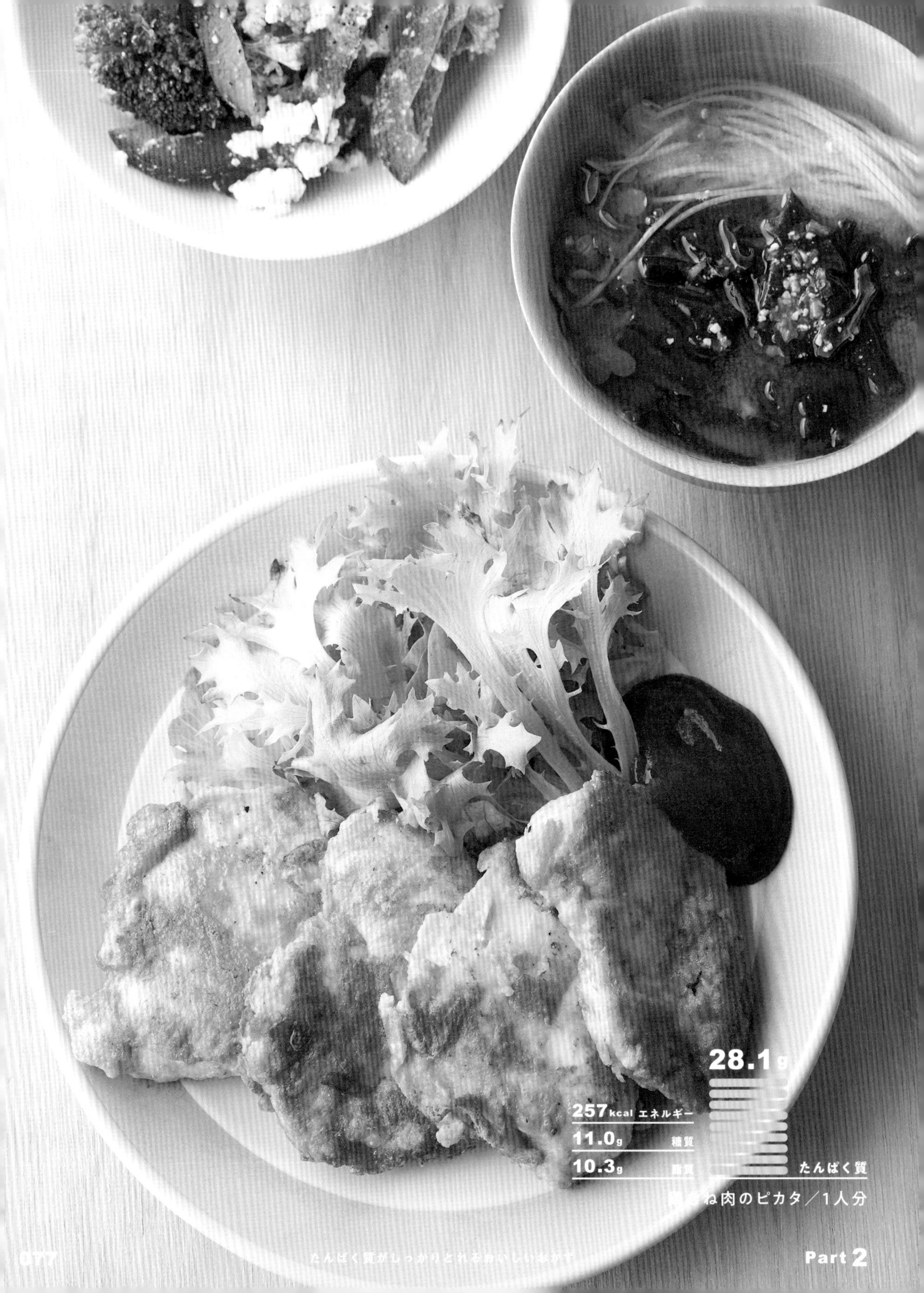

28.1g たんぱく質

257kcal エネルギー

11.0g 糖質

10.3g 脂質

鶏むね肉のピカタ／1人分

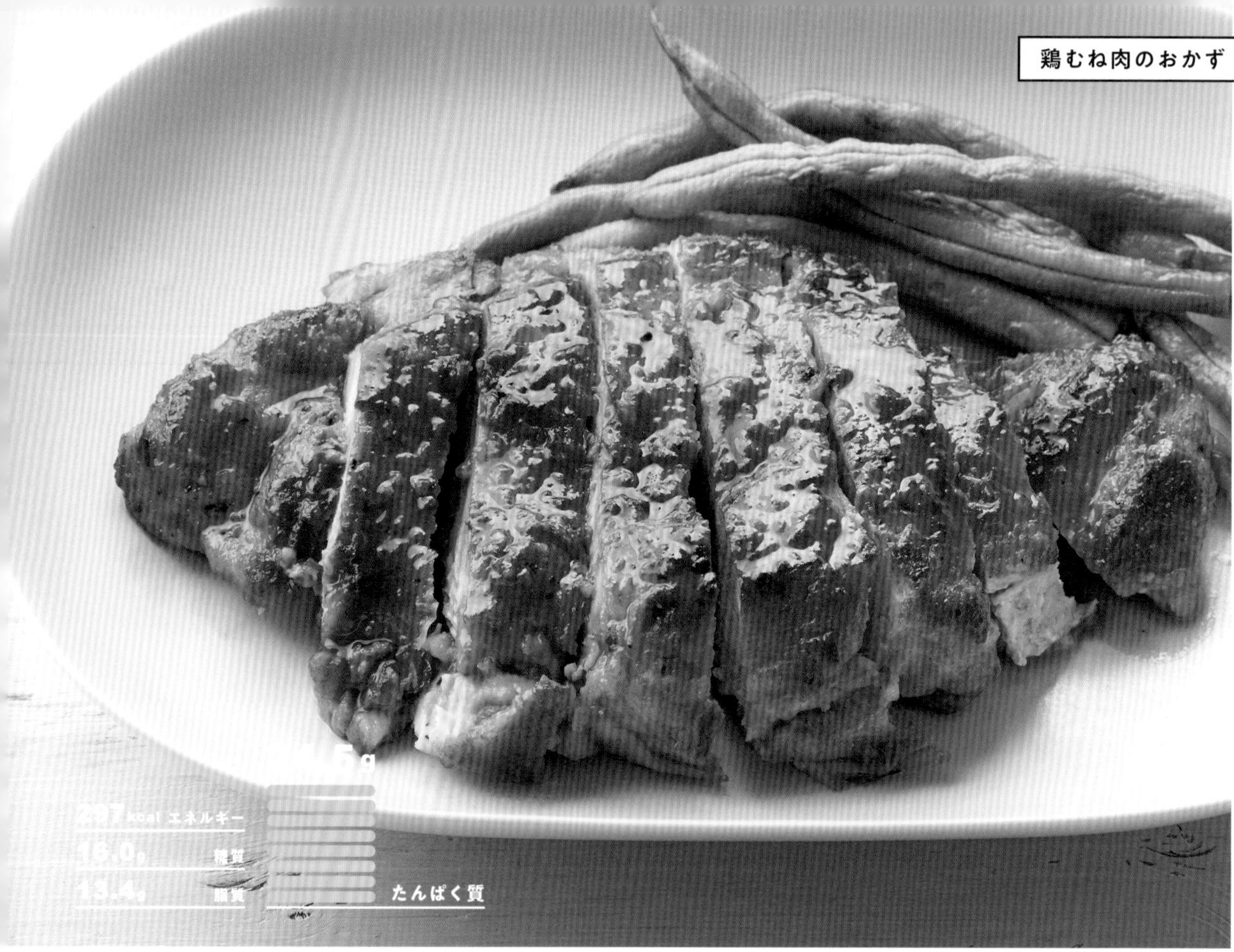
kcal エネルギー
糖質
13.4g
脂質
たんぱく質

ごはんがすすむ照り焼きで大満足の一品

鶏むね肉の照り焼き

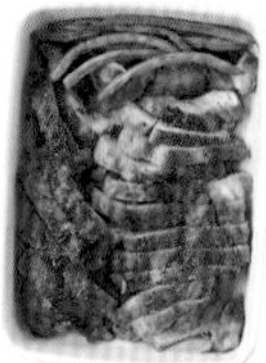

保存期間

冷蔵**4～5**日

材料（２人分）

鶏むね肉…１枚
塩・こしょう…各少々
小麦粉…適量
さやいんげん…６～８本
A しょうゆ・酒・みりん…各大さじ１
　砂糖…大さじ1/2
サラダ油…大さじ１

作り方

1 鶏肉は筋を取り除いて観音開きにし、厚みを平らにととのえ、塩、こしょう、小麦粉をまぶす。

2 フライパンにサラダ油を中火で熱し、**1**を入れて両面４～５分ずつ焼く。ヘタを取り除いたさやいんげんも一緒に焼き、先に取り出す。

3 **2**に**A**を加えて照り焼きにし、食べやすい大きさに切る。

4 器に盛り、**2**のさやいんげんを添える。

memo

鶏もも肉と比べると、低カロリーにもかかわらず、たんぱく質量が多く、脂も少ないのでたっぷり食べてももたれません。

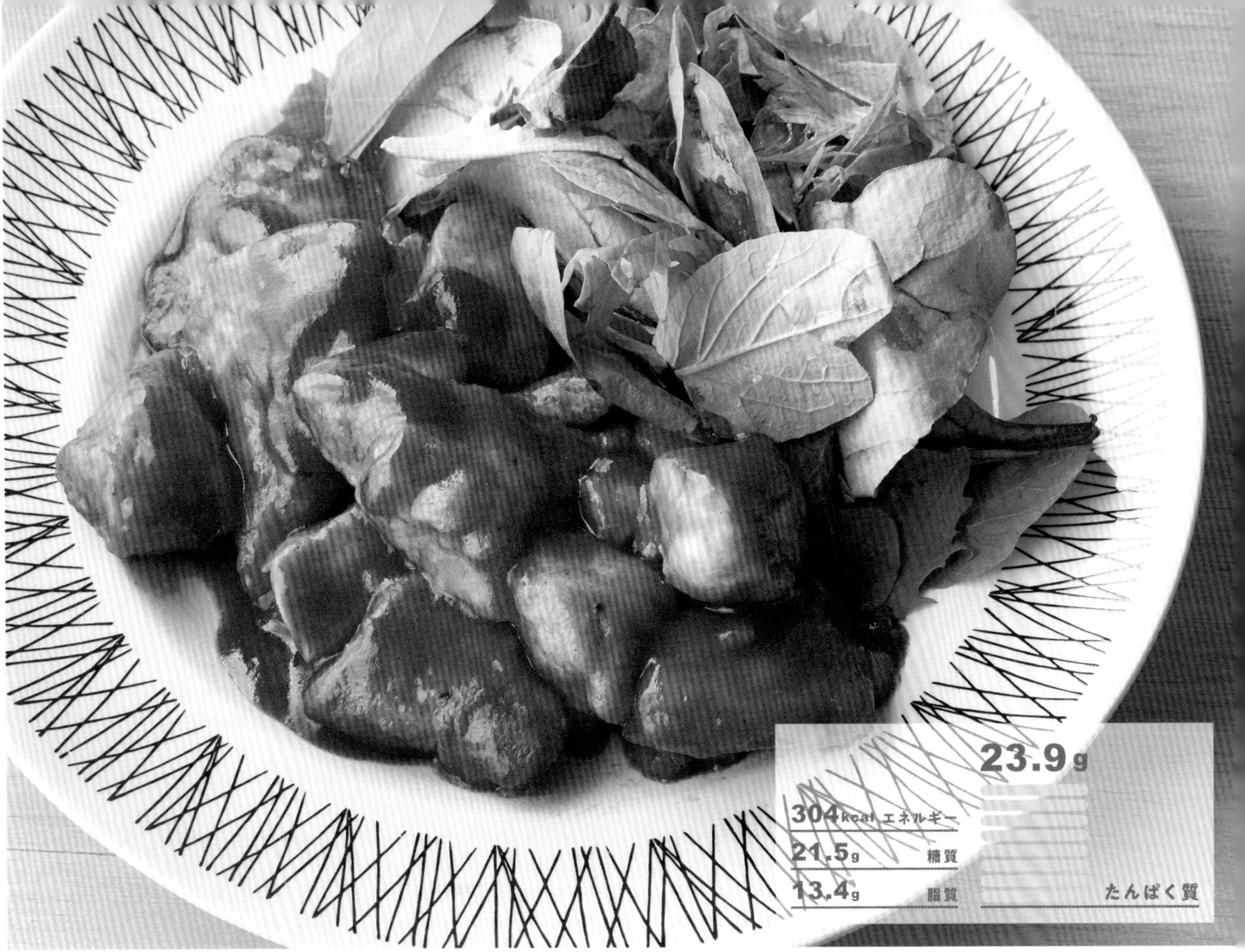

23.9g たんぱく質

304kcal エネルギー

21.5g 糖質

13.4g 脂質

添え野菜にもよく合うソースをからめて

鶏むね肉のチャップソテー

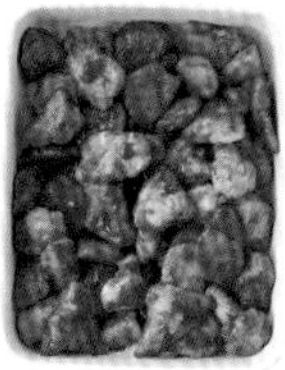

保存期間

冷蔵**4～5**日

材料（2人分）

鶏むね肉…1枚
塩・こしょう…各少々
水…大さじ1
片栗粉…適量
A トマトケチャップ…大さじ2
A ウスターソース…大さじ1
A はちみつ…小さじ2
オリーブ油…大さじ1～2
ベビーリーフ…適宜

作り方

1 鶏肉はひと口大に切り、塩、こしょう、水をもみ込み、片栗粉をまぶす。

2 フライパンにオリーブ油を中火で熱し、**1**を入れて転がしながら全面を焼く。中まで火が通ったら**A**を加え、全体にからめる。

3 器に盛り、お好みでベビーリーフを添える。

memo

トマトケチャップとウスターソースは比較的糖質が高めですが、少量でも味が決まるので、入れすぎに注意して使いましょう。鶏肉に下味をつけるのもポイント。

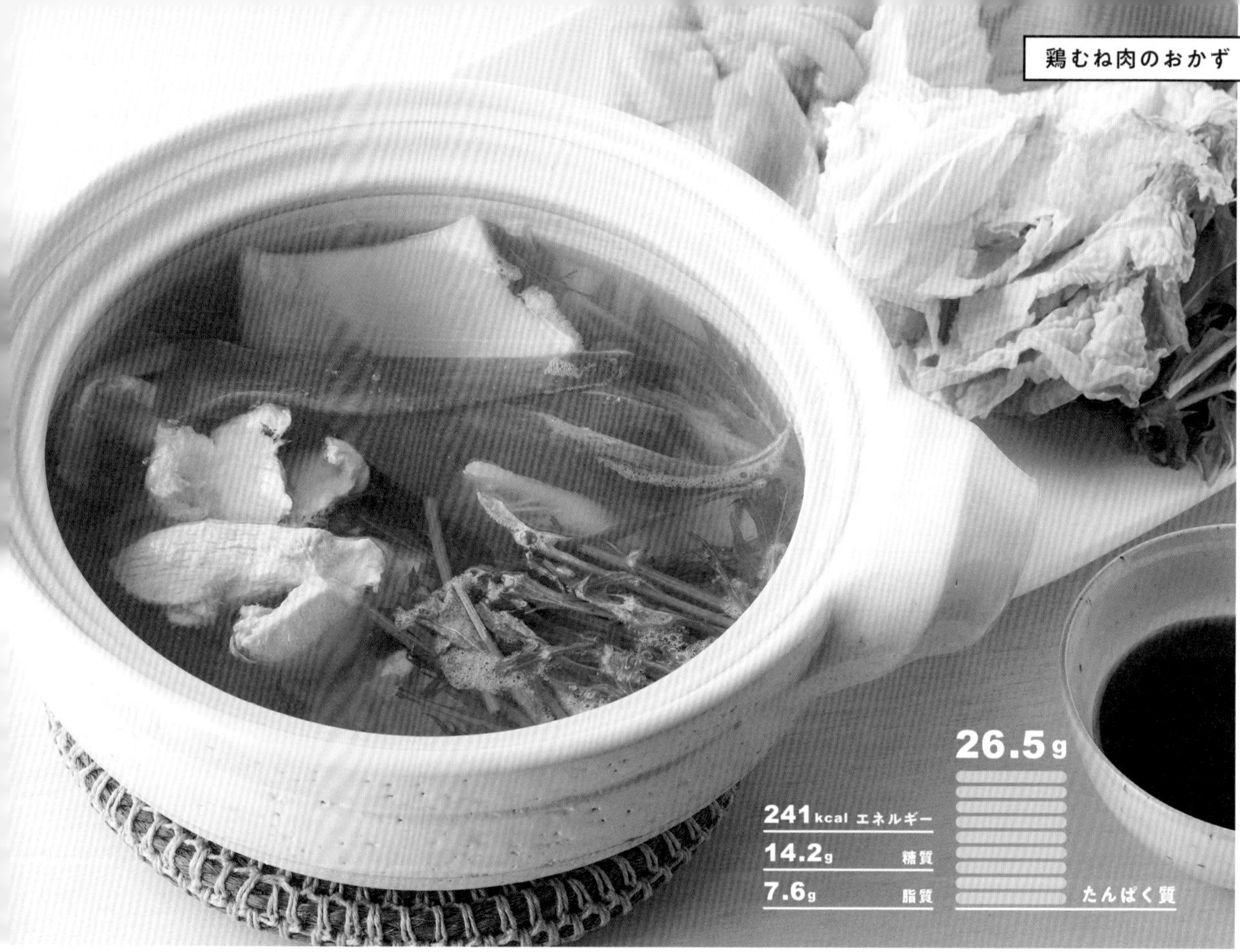
26.5g
241kcal エネルギー
14.2g 糖質
7.6g 脂質
たんぱく質

だし汁でしゃぶしゃぶするだけだから、簡単!

鶏むね肉と野菜のしゃぶしゃぶ鍋

材料（2人分）

鶏むね肉…1枚
白菜…1/6株
水菜…1/2袋（100g）
にんじん…1/2本
だし汁…600～800mℓ
ポン酢しょうゆ…適量
お好みの薬味…適宜

作り方

1 鶏肉は薄くそぎ切りにする。白菜と水菜はざく切りにし、にんじんはピーラーで薄切りにする。

2 鍋にだし汁を入れて煮立たせ、**1**を1～2分ゆでる。

3 器にポン酢しょうゆを入れて添え、お好みで薬味を加え、**2**をつけていただく。

memo

鶏むね肉はパサパサしがちな部位。そんな食材は、しゃぶしゃぶで、しっとり食感を楽しんで。鶏肉なので、中までしっかり火を通すことは忘れずに。

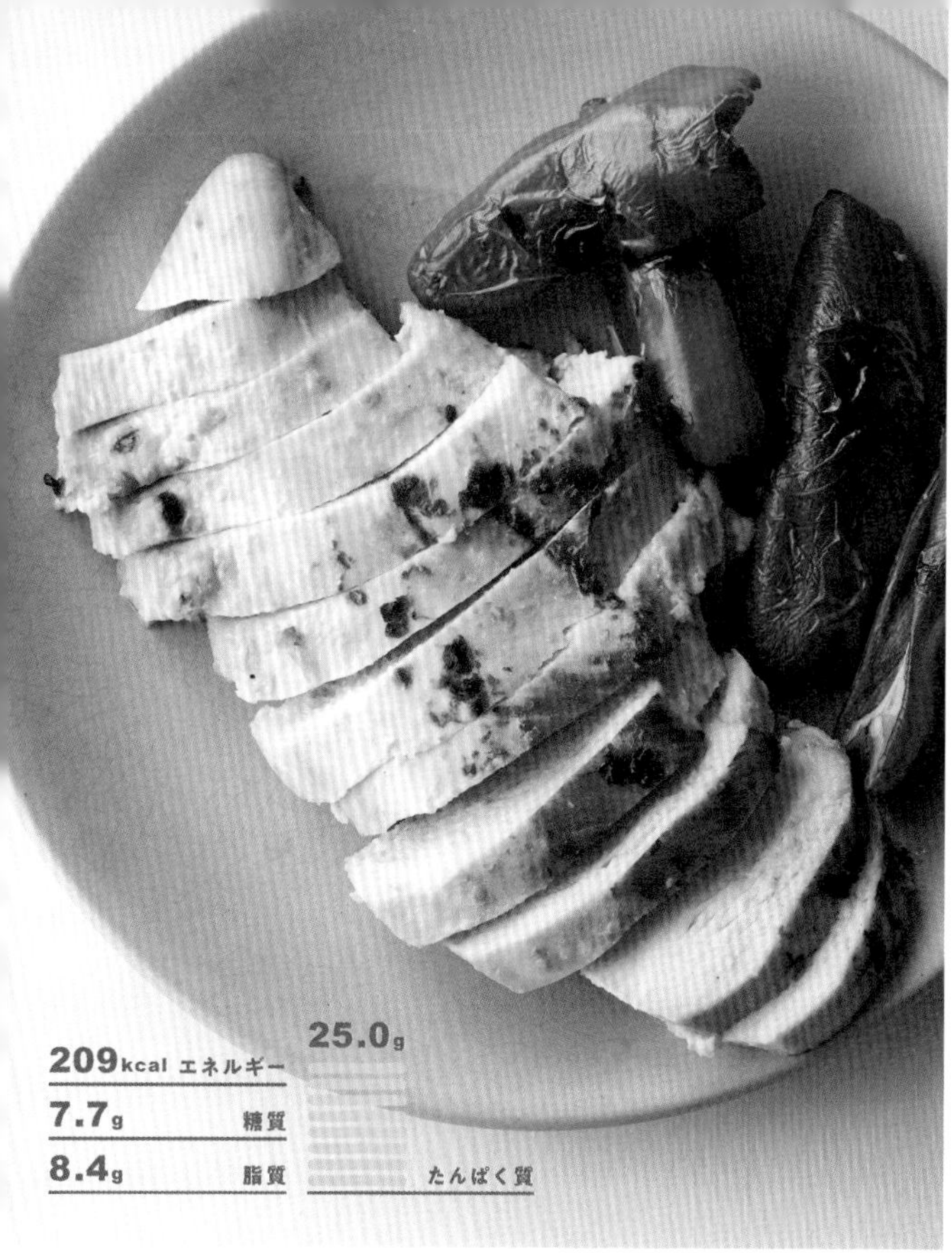
209kcal エネルギー
7.7g 糖質
8.4g 脂質
25.0g たんぱく質

焼き色がついたらアルミホイルを被せて
ほどよい焼き色に仕上げて!

鶏むね肉のみそヨーグルト焼き

材料(2人分)

鶏むね肉…1枚
A
- プレーンヨーグルト(無糖)…大さじ2
- みそ…大さじ1

ピーマン…2個

作り方

1. 鶏肉は混ぜ合わせたAをまぶして、冷蔵庫に半日ほどおく。
2. ピーマンは縦半分に切り、種とワタを取り除く。
3. 1の漬けダレを軽く拭き取り、2と一緒に魚焼きグリルで10分ほど焼く(片面焼きの場合、5分焼いたら上下を返し、さらに4~5分焼く)。ピーマンは焼き色がついたら取り出す。
4. 鶏肉は食べやすい大きさに切って器に盛り、ピーマンを添える。

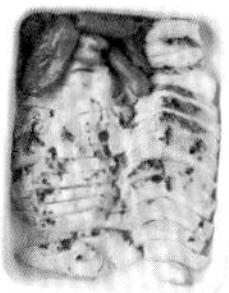

保存期間
冷蔵**5**日

豆腐はしっかりと水きりをして、
ふわふわの白和えに

鶏むね肉のザーサイ白和え

材料(2人分)

鶏むね肉…1枚
木綿豆腐…1丁(350g)
ザーサイ…30g
塩…小さじ1/2
こしょう…少々
酒…大さじ1
きゅうり…1本
白すりごま…大さじ1
塩…適量

作り方

1. 豆腐はペーパータオルに包んで重石をのせ、30分以上おいてしっかりと水きりをする。
2. 鶏肉は皮を取り除き、塩、こしょう、酒をもみ込む。耐熱容器に入れてラップをかけ、電子レンジで4~5分加熱する。粗熱がとれたら手で裂く。
3. きゅうりは細切りにし、ザーサイは細かく刻む。
4. ボウルに1を入れ、泡立て器などでつぶし、2、3、白すりごまを加えて混ぜ合わせ、塩で味をととのえる。

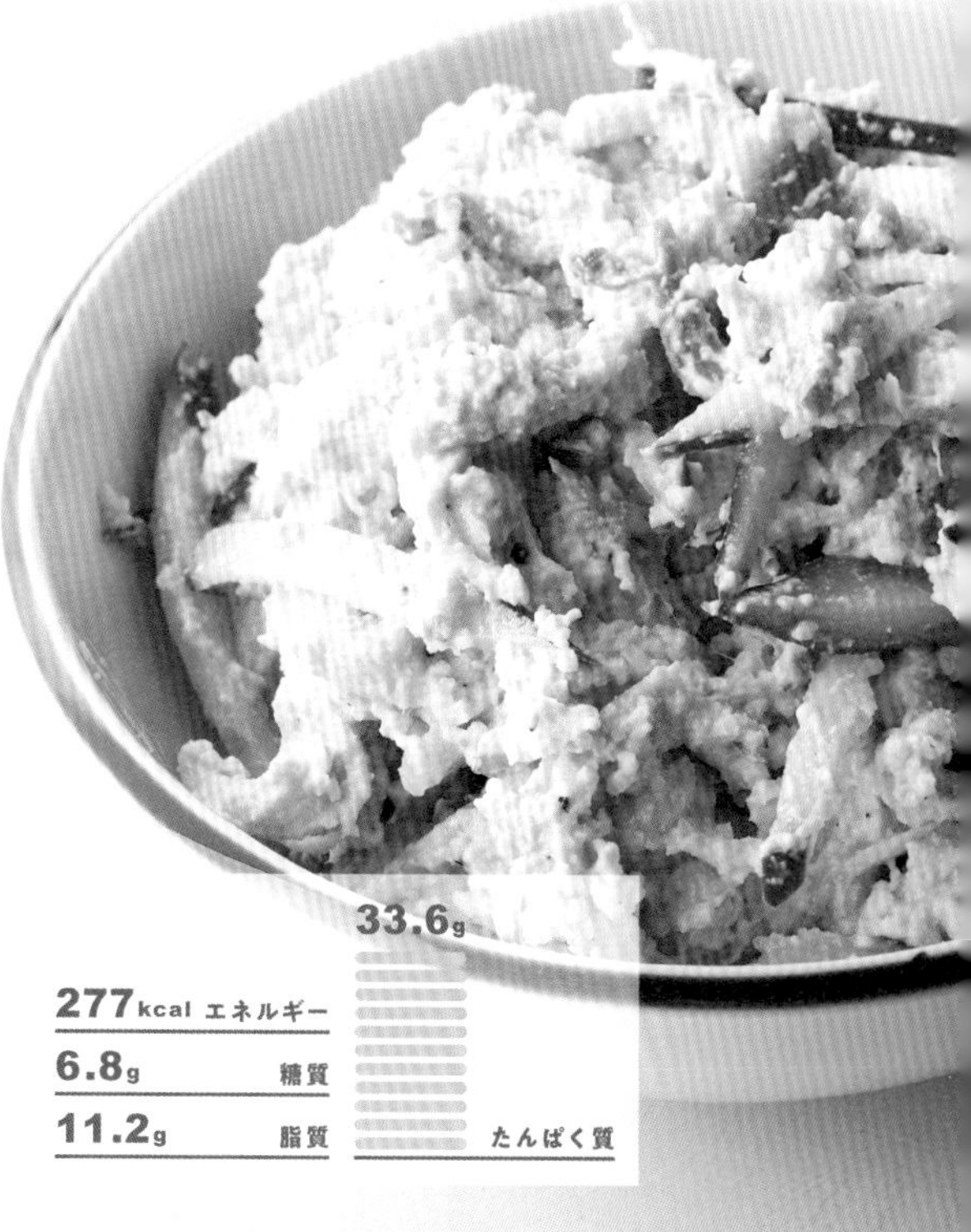
277kcal エネルギー
6.8g 糖質
11.2g 脂質
33.6g たんぱく質

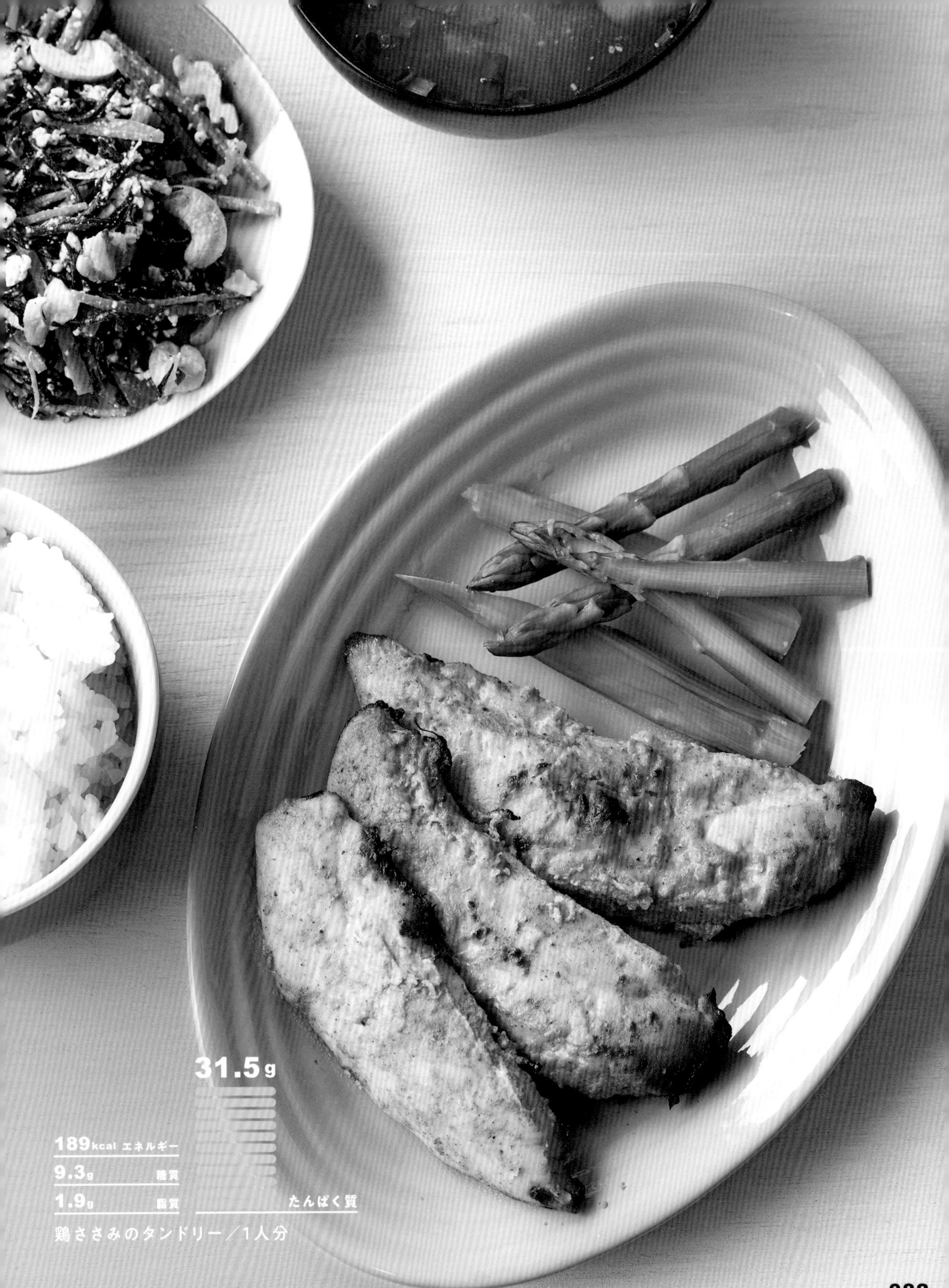

31.5g
たんぱく質

189kcal エネルギー

9.3g 糖質

1.9g 脂質

鶏ささみのタンドリー／1人分

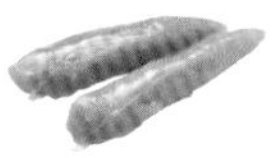

食材栄養memo

高たんぱくな鶏肉のなかでもとくに低糖質・低脂質な部位。肉のなかでは一番消化吸収がよい。

ヨーグルトに漬けてしっとりやわらかな仕上がりに

鶏ささみのタンドリー

献立例

■副菜 → P154
ひじきのチーズナッツ和え

■汁物
トマトみそ汁

材料と作り方（１人分）

器にみそ・めんつゆ（３倍濃縮）各小さじ１、小さめの角切りにしたトマト1/4個分、小口切りにした小ねぎ適量を入れ、熱湯150mℓを注ぎ入れ混ぜる。

■主食
ごはん…160g

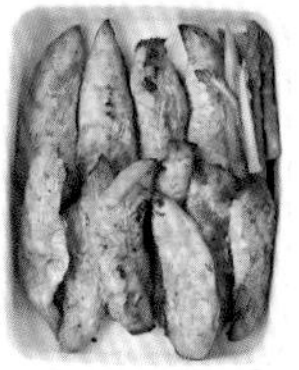

保存期間
冷蔵**4～5**日

材料（２人分）

鶏ささみ…６本
A
- プレーンヨーグルト（無糖）…大さじ４
- トマトケチャップ…大さじ１
- カレー粉…大さじ1/2
- すりおろしにんにく・すりおろししょうが…各小さじ１
- 塩…小さじ1/2
- こしょう…少々

グリーンアスパラガス…適量

作り方

1 鶏ささみは筋を取り除き、混ぜ合わせたAに半日以上漬ける。

2 1の漬けダレを拭き取り、魚焼きグリルで10分ほど焼く。

3 アスパラガスは根元のかたい部分を取り除いて塩（分量外）ゆでし、5～6cm長さに切る。

memo 添え野菜や副菜で歯応えの異なる食材を

メインがやわらかい食材のときは、意識して歯応えのあるものを合わせるのがベスト。添え野菜や副菜でバランスよく取り入れましょう。食事はしっかり噛むことで、消化を助けたり、歯の病気の予防にも役立つので、健康のためにも意識することが大切です。

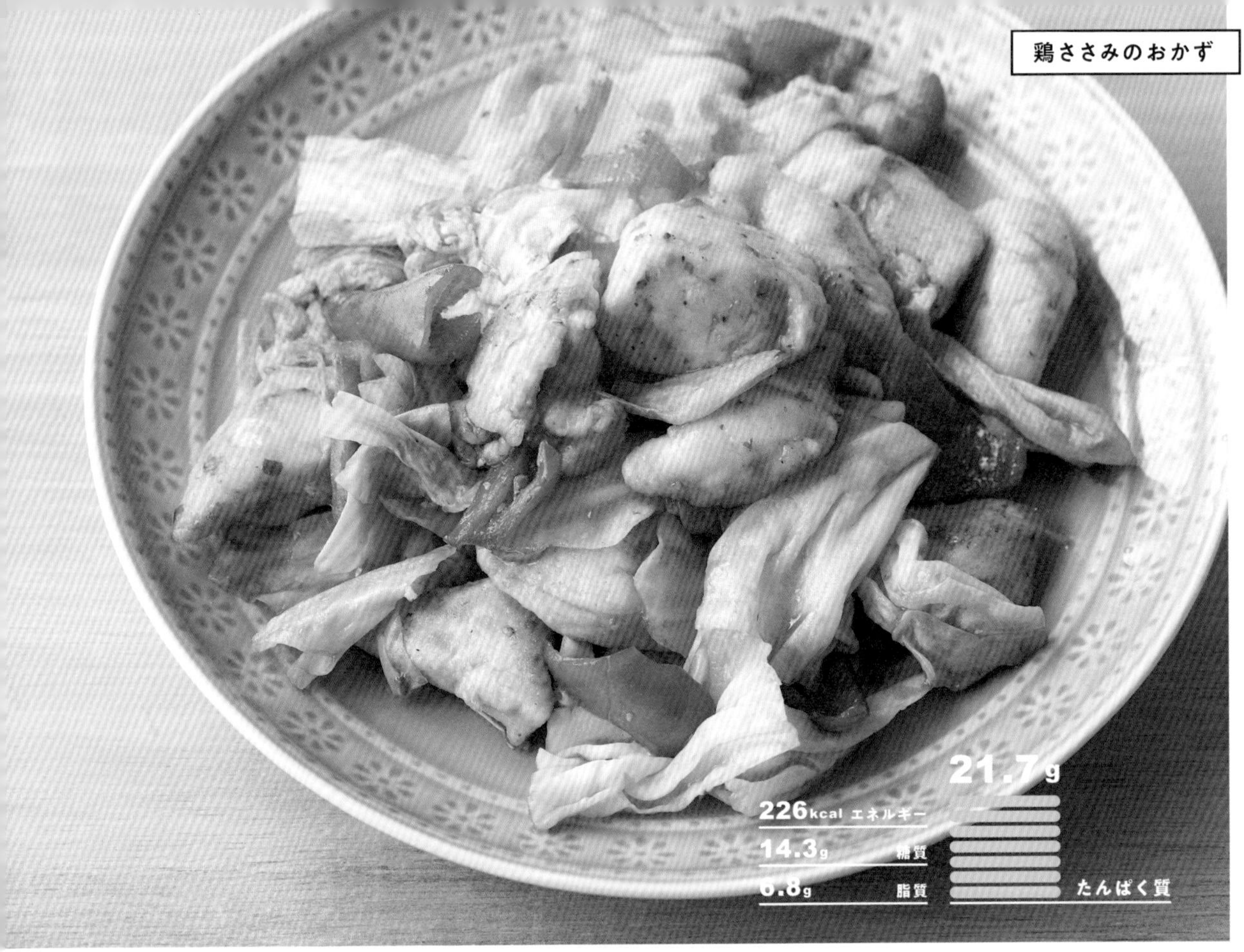
21.7g
226kcal エネルギー
14.3g 糖質
6.8g 脂質
たんぱく質

鶏ささみホイコーロー

しっかり味の炒め物も、鶏ささみでヘルシーに！

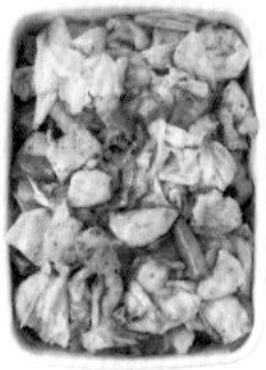

保存期間

冷蔵 3～4日

材料（2人分）

鶏ささみ…4本
塩・こしょう…各適量
酒…大さじ1
片栗粉…小さじ2
キャベツ…200g
ピーマン…2個
A | オイスターソース・酒…各大さじ1
A | 豆板醤・みそ・砂糖…各小さじ1
ごま油…大さじ1

作り方

1 鶏ささみは筋を取り除いてそぎ切りにし、塩、こしょう、酒をもみ込み、片栗粉をまぶす。
2 キャベツは3～4cm四方に切り、ピーマンは種とワタを取り除き、乱切りにする。
3 フライパンにごま油を中火で熱し、1を入れて焼く。火が通ってきたら、2を加えて炒め、キャベツがしんなりしたら、混ぜ合わせたAを加えて炒め合わせる。

memo

ピーマンには加熱に強いビタミンCのほか、油で調理することで吸収率がアップするβ－カロテンが含まれるので、炒め物にぴったりの食材です。

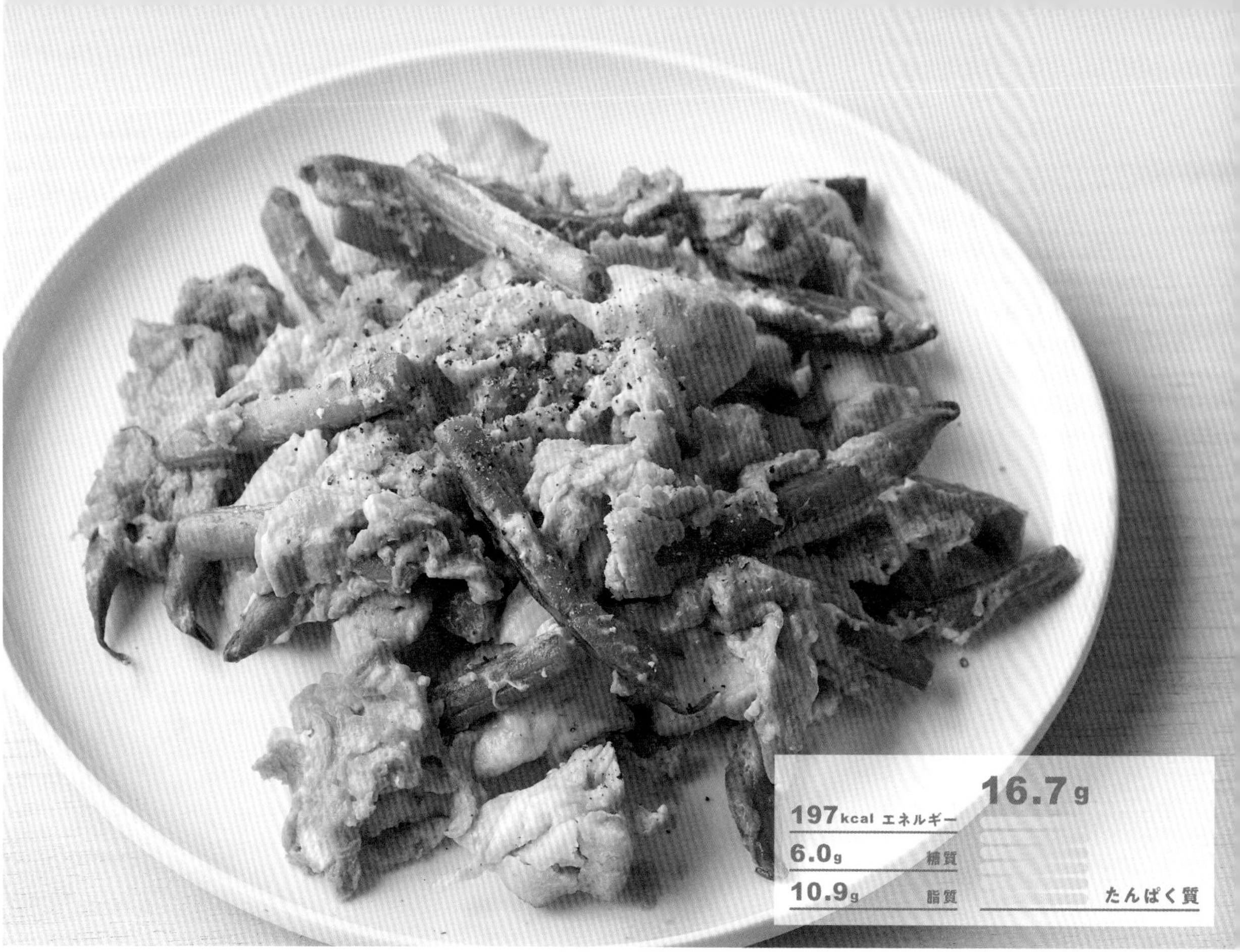
197kcal エネルギー
6.0g 糖質
10.9g 脂質
16.7g
たんぱく質

お好みで粗びき黒こしょうをキリッときかせて

鶏ささみといんげんの卵炒め

材料（2人分）

鶏ささみ…２本
塩…小さじ1/4
こしょう…少々
酒…大さじ1/2
溶き卵…２個分
さやいんげん…16本
しょうゆ…小さじ１
ごま油…大さじ１
粗びき黒こしょう…適宜

作り方

1 鶏ささみは筋を取り除いてそぎ切りにし、塩、こしょう、酒をもみ込む。さやいんげんはヘタを取り除き、3～4㎝長さに切る。

2 耐熱容器に**1**を入れてラップをかけ、電子レンジで２～３分加熱する。

3 フライパンにごま油を中火で熱し、溶き卵を回し入れてふわっと火を通したら、**2**を加えて混ぜ合わせ、しょうゆを加える。

4 器に盛り、お好みで粗びき黒こしょうをふる。

memo

高たんぱくな鶏肉に、ビタミンCと食物繊維以外のすべての栄養素を含む卵、食物繊維豊富なさやいんげんを組み合わせて、栄養バランスをアップ。

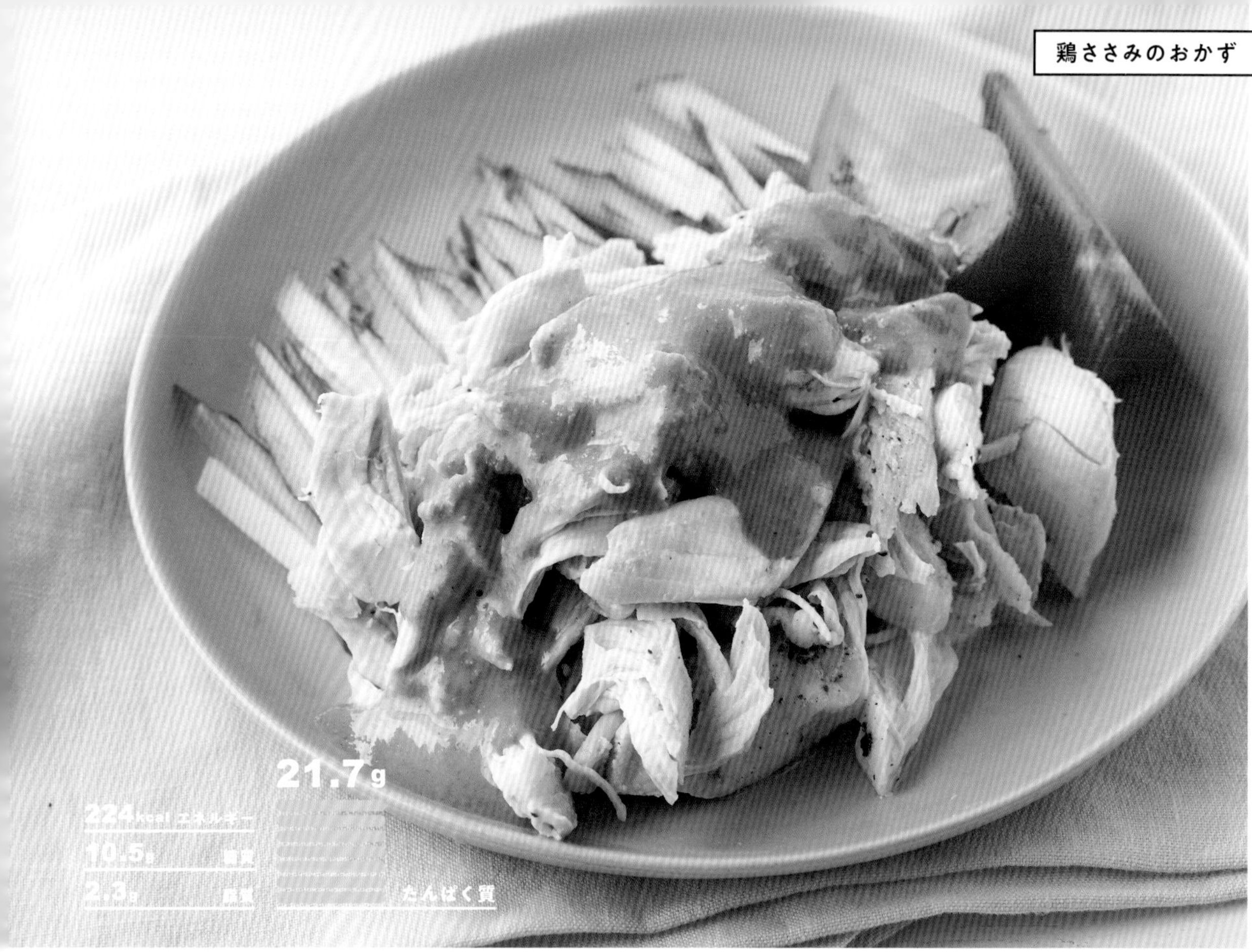
21.7g
224kcal エネルギー
10.5g
2.3g
たんぱく質

サラダ感覚で食べやすい！
さっぱりおかずに

バンバンジー

材料（2人分）

鶏ささみ…４本
塩…小さじ1/4
粗びきこしょう…少々
酒…大さじ1/2
きゅうり…１～２本
A
　めんつゆ（３倍濃縮）・酢…各大さじ１と1/2
　白練りごま・白すりごま・豆乳…各大さじ１
　砂糖…小さじ１
トマト…1/2個

作り方

1 鶏ささみは筋を取り除いて耐熱容器に入れ、塩、こしょう、酒をふり、ラップをかけて電子レンジで２～３分加熱する。火が通り、粗熱がとれたら手で裂く。

2 きゅうりは細切りにする。

3 器に**1**、**2**を盛り、**A**を混ぜ合わせてかける。トマトを食べやすい大きさのくし形切りにして添える。

memo

深みのある味わいにしてくれるごまは、たんぱく質のほか、カルシウムや亜鉛、鉄分といった日本人に不足しがちなミネラルが豊富。適度に取り入れるのがベスト。

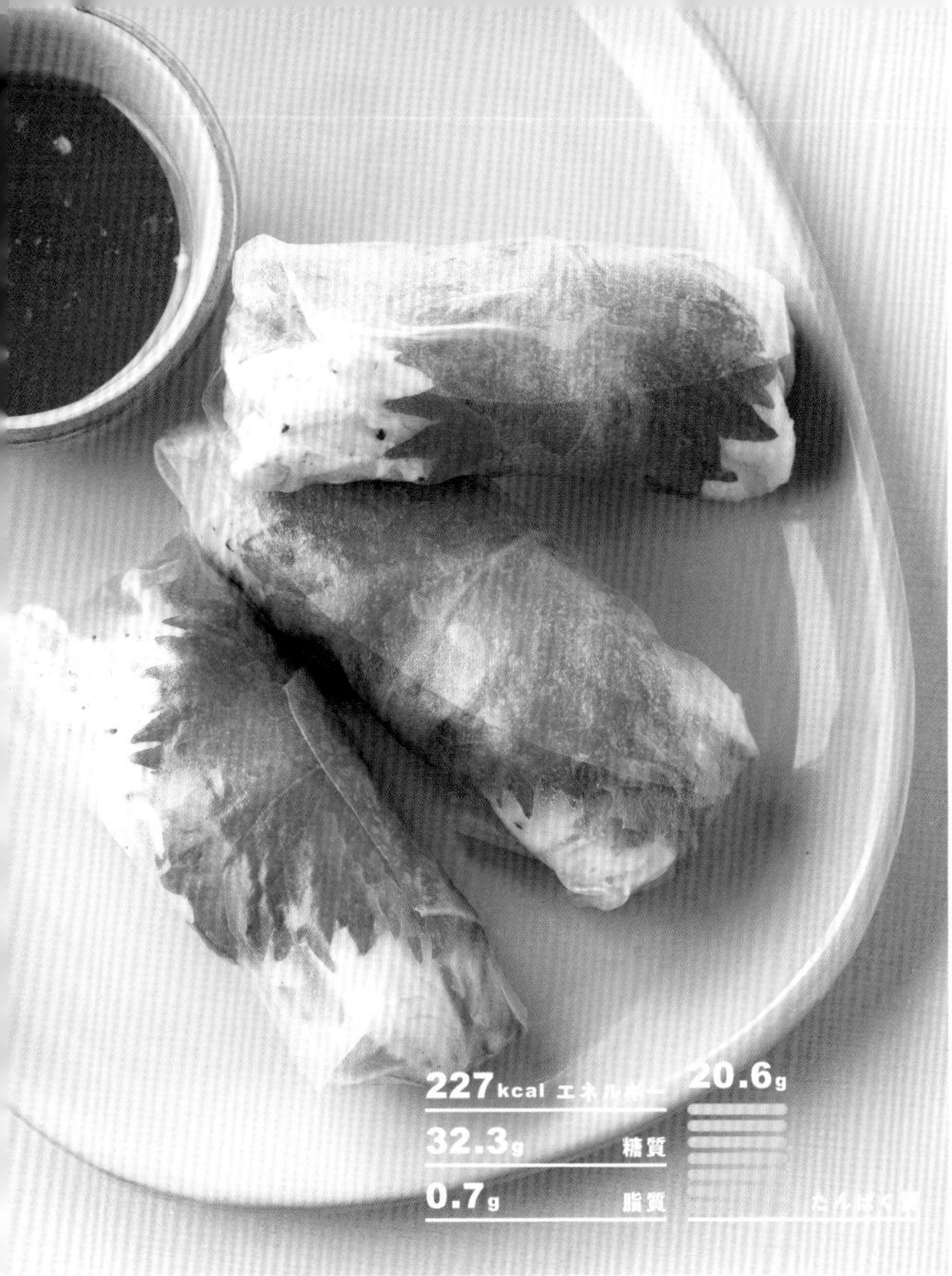
227kcal エネルギー
20.6g
32.3g 糖質
0.7g 脂質
たんぱく質

たっぷりの野菜をぎゅっとまとめて!

鶏ささみの生春巻き

材料（6本分）

鶏ささみ…４本
塩…小さじ1/4
こしょう…少々
酒…大さじ1/2
ライスペーパー・グリーンリーフ・青じそ…各６枚
にんじん…1/4本
スイートチリソース…適量

作り方

1 鶏ささみは筋を取り除き、塩、こしょう、酒をもみ込む。耐熱容器に入れてラップをかけ、電子レンジで３分加熱する。火が通っていない場合はさらに１分加熱し、粗熱がとれたら手で裂く。
2 にんじんはスライサーで細切りにする。
3 ライスペーパーは水で戻し、グリーンリーフ、**1**、**2**、青じそを順にのせて端から巻く。
4 器に盛り、スイートチリソースを添える。

チーズをたっぷりのせて、
ボリューム感アップ

鶏ささみの梅チーズ焼き

材料（2人分）

鶏ささみ…６本
塩・こしょう…各少々
酒…大さじ１
梅肉…15～20ｇ
ピザ用チーズ…50ｇ
ミニトマト…４個

作り方

1 鶏ささみは筋を取り除いて観音開きにし、塩、こしょう、酒をふり、梅肉をぬる。
2 オーブントースターのトレーにアルミホイルを敷き、**1**を並べ入れ、ピザ用チーズをのせ、６～７分焼く。
3 器に盛り、半分に切ったミニトマトを添える。

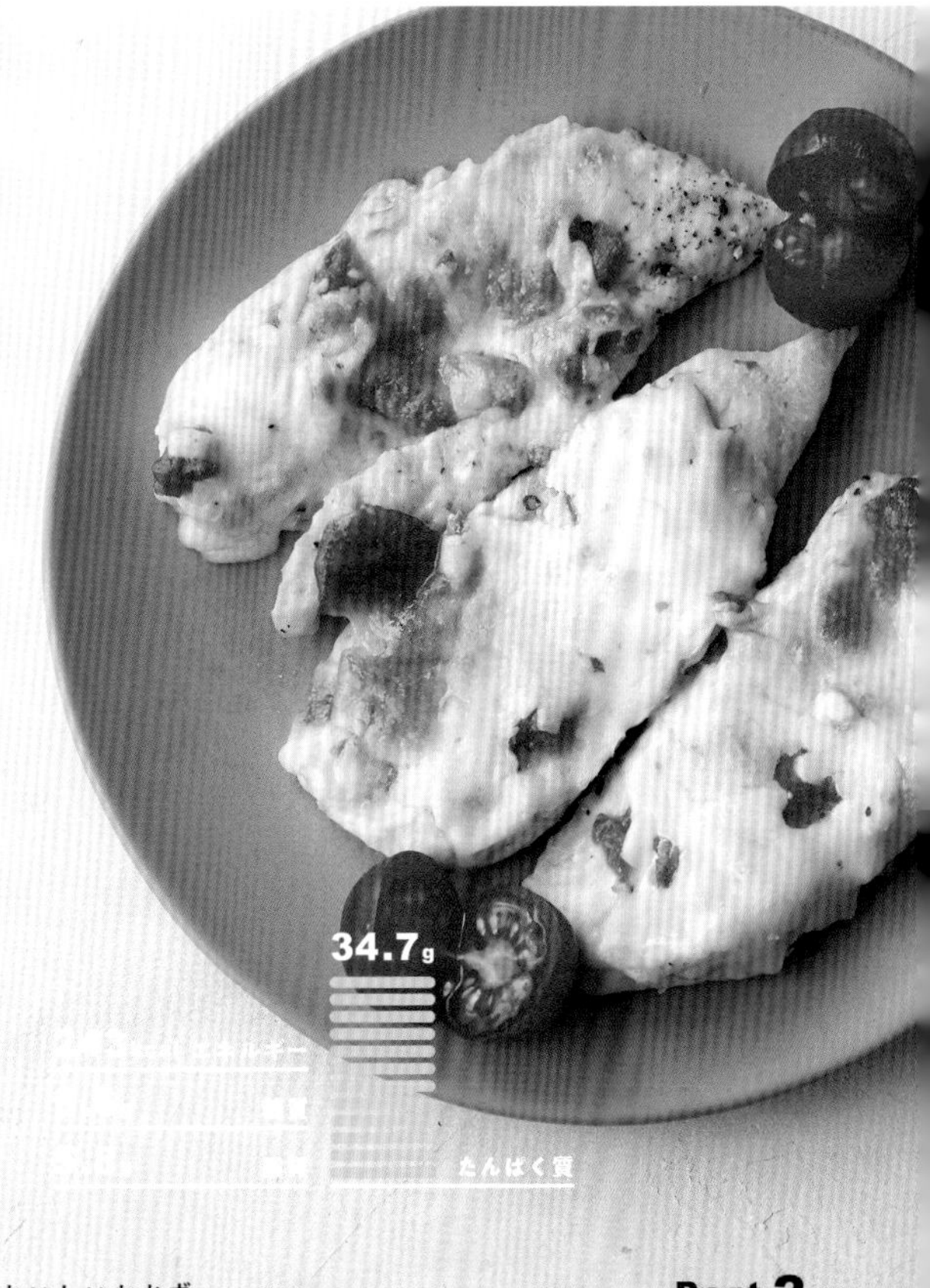
34.7g
たんぱく質

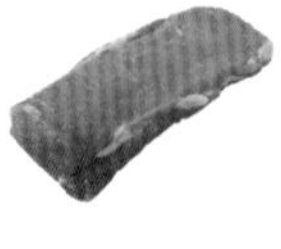

食材栄養 memo

豚肉は糖質をエネルギーに変換する際に欠かせないビタミンB_1が豊富で、疲労回復にも効果的が期待できます。

トマトとポン酢しょうゆでさっぱり味に!

豚ヒレのポン酢トマト炒め

献立例

■ 副菜 → P150

キャベツとかにかまのチーズコールスロー

■ 汁物

にらのみそ汁

材料と作り方（2人分）

鍋にだし汁400㎖、斜め薄切りにした長ねぎ10㎝分を入れて中火にかける。煮立ったらざく切りにしたにら20ｇを加え、みそ大さじ１と1/2を溶き入れる。

■ 主食

ごはん…160g

材料（2人分）

豚ヒレ肉ブロック…200ｇ
塩・こしょう…各少々
トマト…大１個
A すりおろしにんにく…１かけ分
A ポン酢しょうゆ…大さじ３
サラダ油…大さじ１
粗びき黒こしょう…適量

作り方

1. 豚肉は1㎝厚さに切り、包丁の背で叩いて筋切りをし、塩、こしょうをまぶす。トマトは６等分のくし形切りにする。
2. フライパンにサラダ油を中火で熱し、豚肉を入れて火が通るまで焼く。トマト、Aを加え、さっと炒め合わせる。
3. 器に盛り、粗びき黒こしょうをふる。

memo 豚肉のビタミンB_1で体も心も健康に!

やわらかい食感でジューシーな豚ヒレ肉は、豚肉なかでもとくに脂質が少ない部位。ビタミンB_1が豊富で、この栄養素が不足すると体や脳の働きに影響して、だるくなったり、集中力が続かなくなったりすることも。食事でしっかり取り入れることが大切です。

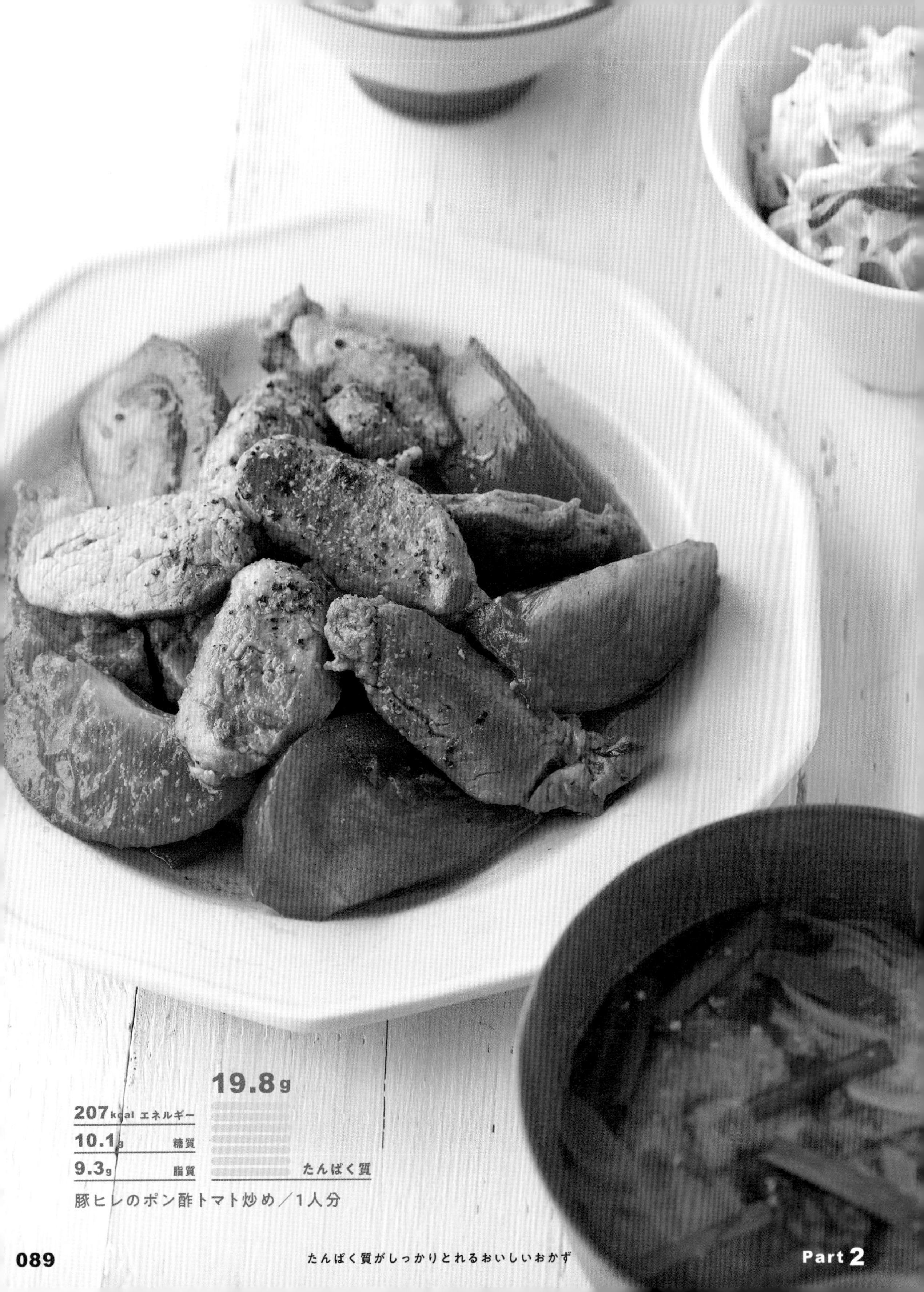

207kcal エネルギー
10.1g 糖質
9.3g 脂質
19.8g たんぱく質

豚ヒレのポン酢トマト炒め／1人分

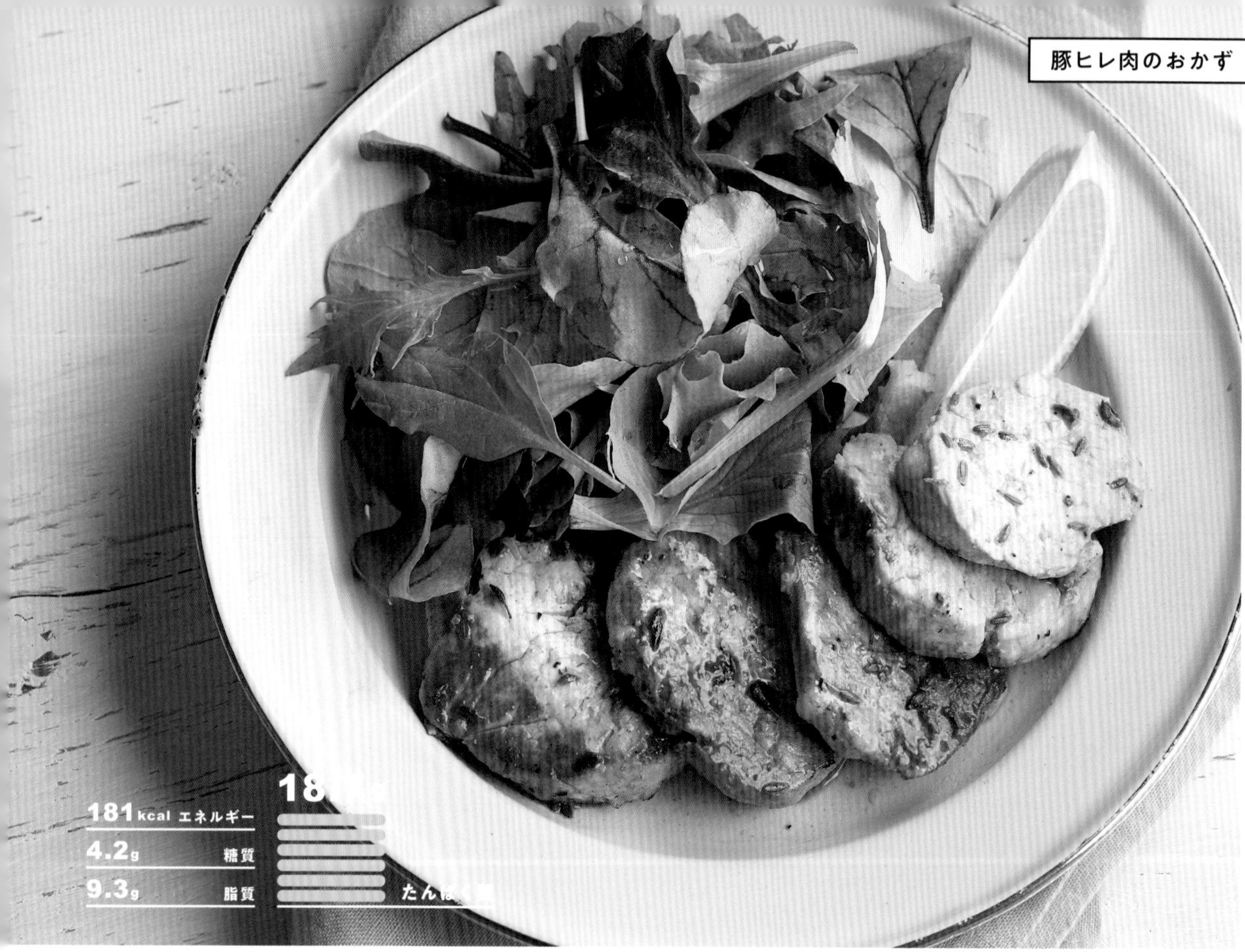

181kcal エネルギー
4.2g 糖質
9.3g 脂質
18 たんぱ

スパイス×レモンで爽やかな味わいに

豚ヒレのクミンソテー

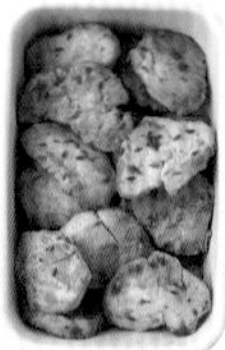

保存期間
冷蔵 **4〜5**日

材料（２人分）

豚ヒレ肉ブロック…200ｇ
塩…小さじ1/3
こしょう…少々
クミン（ホールまたはパウダー）…小さじ１
オリーブ油…大さじ１
ベビーリーフ（あれば）・レモン（くし形切り）
　…各適量

作り方

1 豚肉は1cm厚さに切り、包丁の背で叩いて筋切りをし、塩、こしょう、クミンをまぶす。
2 フライパンにオリーブ油を中火で熱し、**1** を並べ入れて両面を２～３分ずつ焼く。
3 器に盛り、ベビーリーフ、レモンを添える。

memo

クミンはカレーの香りを出すために欠かせないスパイスの一種。ビタミンや香り成分などが含まれ、少量で味が決まるので、糖質や塩分を抑えられます。

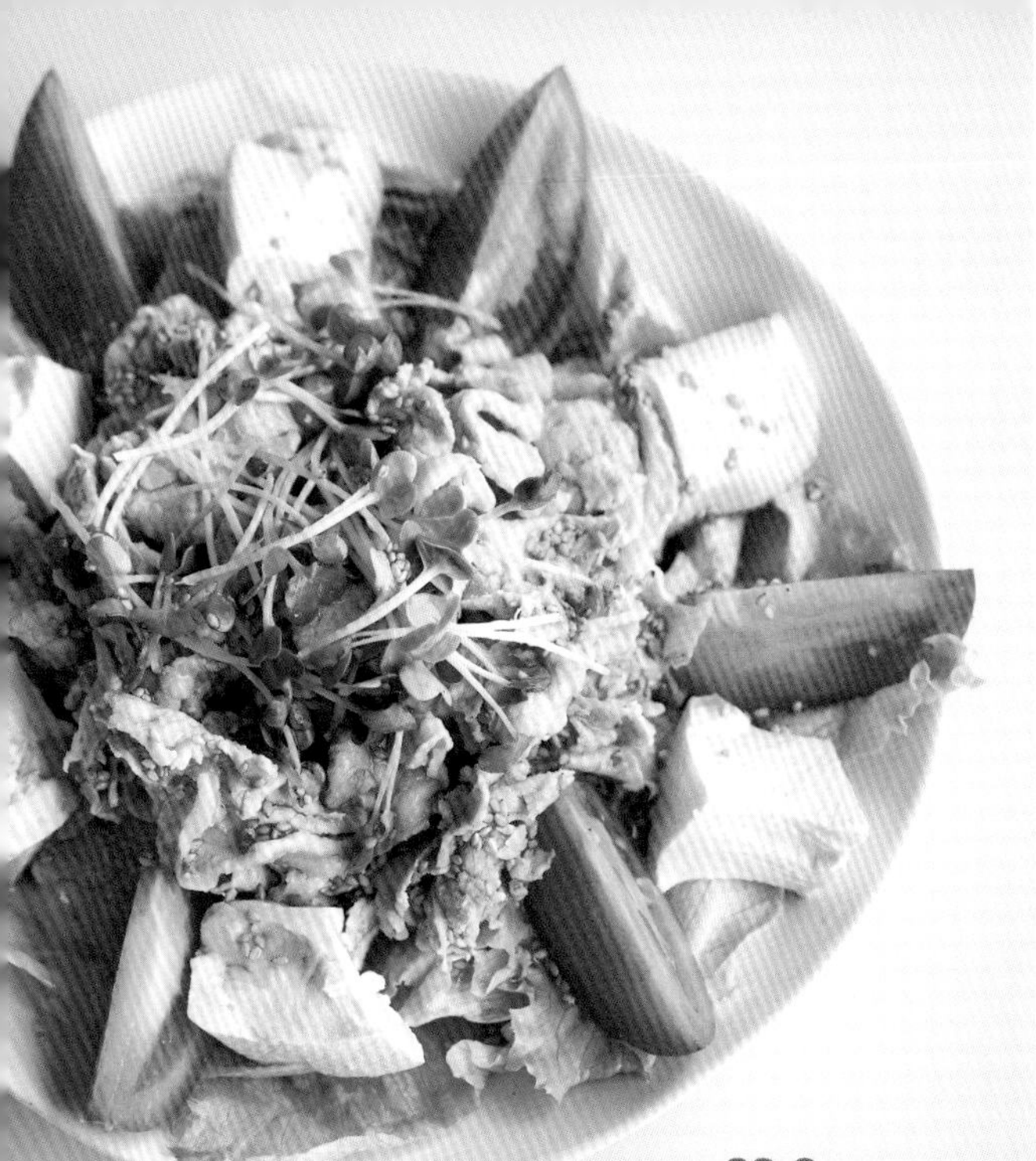

299kcal エネルギー
9.7g 糖質
18.4g 脂質
22.3g たんぱく質

シンプルなドレッシングが
肉の旨みを引き立てる

豚もも豆腐のしゃぶしゃぶサラダ

材料（2人分）

豚もも肉（しゃぶしゃぶ用）
　…200 g
絹ごし豆腐…150 g
レタス…４枚
貝割れ菜…20 g
トマト…小１個
A
　ポン酢しょうゆ
　　…大さじ２
　ごま油…大さじ１
　白いりごま…小さじ１

作り方

1 鍋に湯を沸かし、豚肉をゆでて水にとり、粗熱がとれたら水けをきる。
2 レタスはちぎり、豆腐は水きりをして手で崩す。貝割れ菜は根元を切り落とし、トマトは６等分のくし形切りにする。
3 器にレタス、豆腐、トマト、**1**を盛り、**A**を混ぜ合わせて回しかけ、貝割れ菜を散らす。

麺やごはんにもかけたくなるおいしさ！

豚と野菜の旨煮

材料（2人分）

豚ももこま切れ肉…200 g
うずら卵（水煮）
　…6～8個
にんじん…1/4本
白菜…250 g
しめじ…80 g
水溶き片栗粉
　…片栗粉小さじ２＋
　水小さじ４
A
　水…200mℓ
　鶏がらスープの素（顆粒）
　　…大さじ１
　酒…小さじ１
　しょうゆ・砂糖
　　…各小さじ1/2
ごま油…小さじ２

作り方

1 にんじんは短冊切りにし、白菜はざく切りにする。しめじは石づきを切り落とし、小房に分ける。
2 フライパンにごま油を中火で熱し、豚肉、**1**を入れて炒める。野菜がしんなりしたら、うずら卵、**A**を加えて１～２分煮る。
3 **2**に水溶き片栗粉を加え、とろみがつくまで混ぜながら煮る。

314kcal エネルギー
15.7g 糖質
17.2g 脂質
21.9g たんぱく質

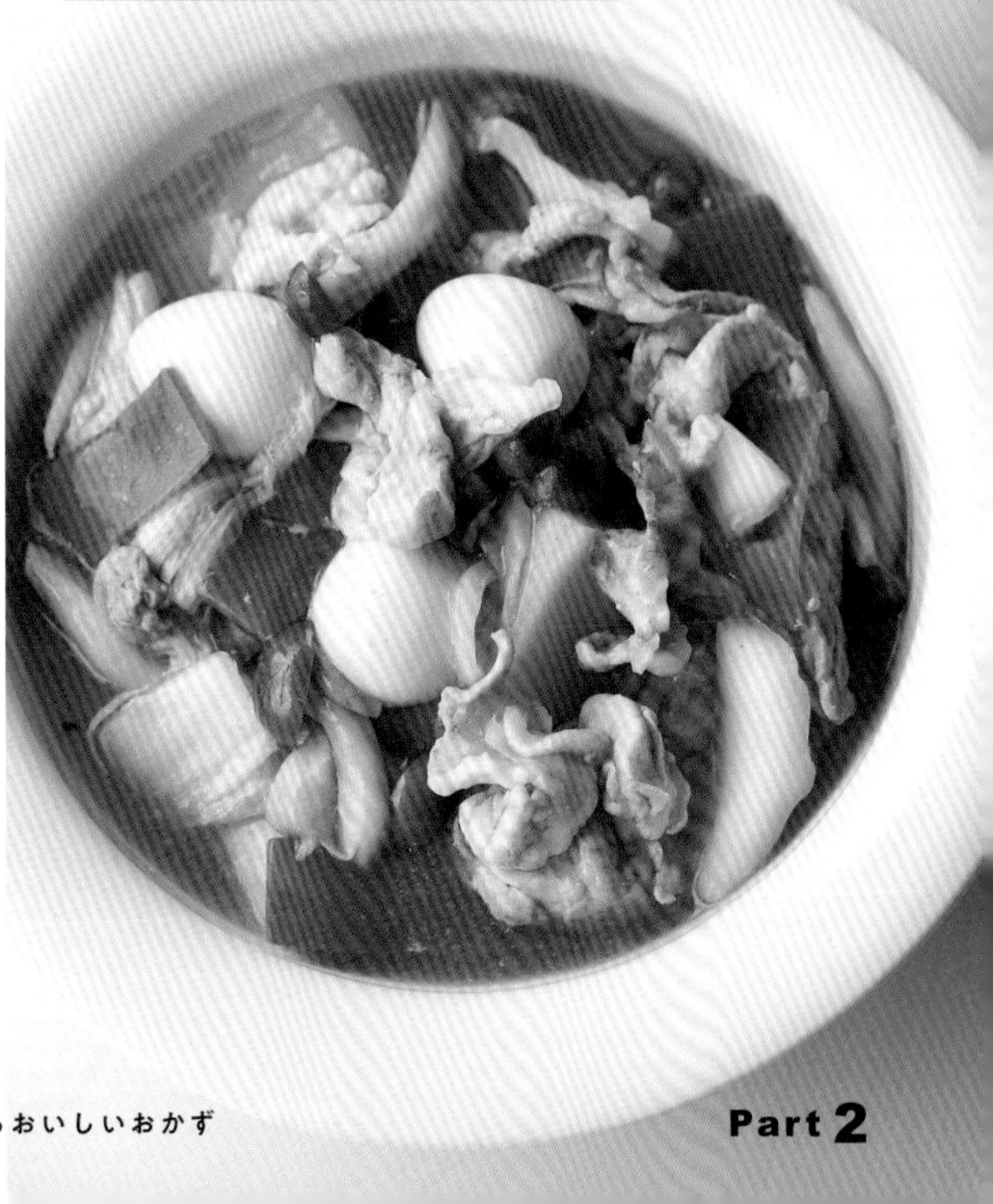

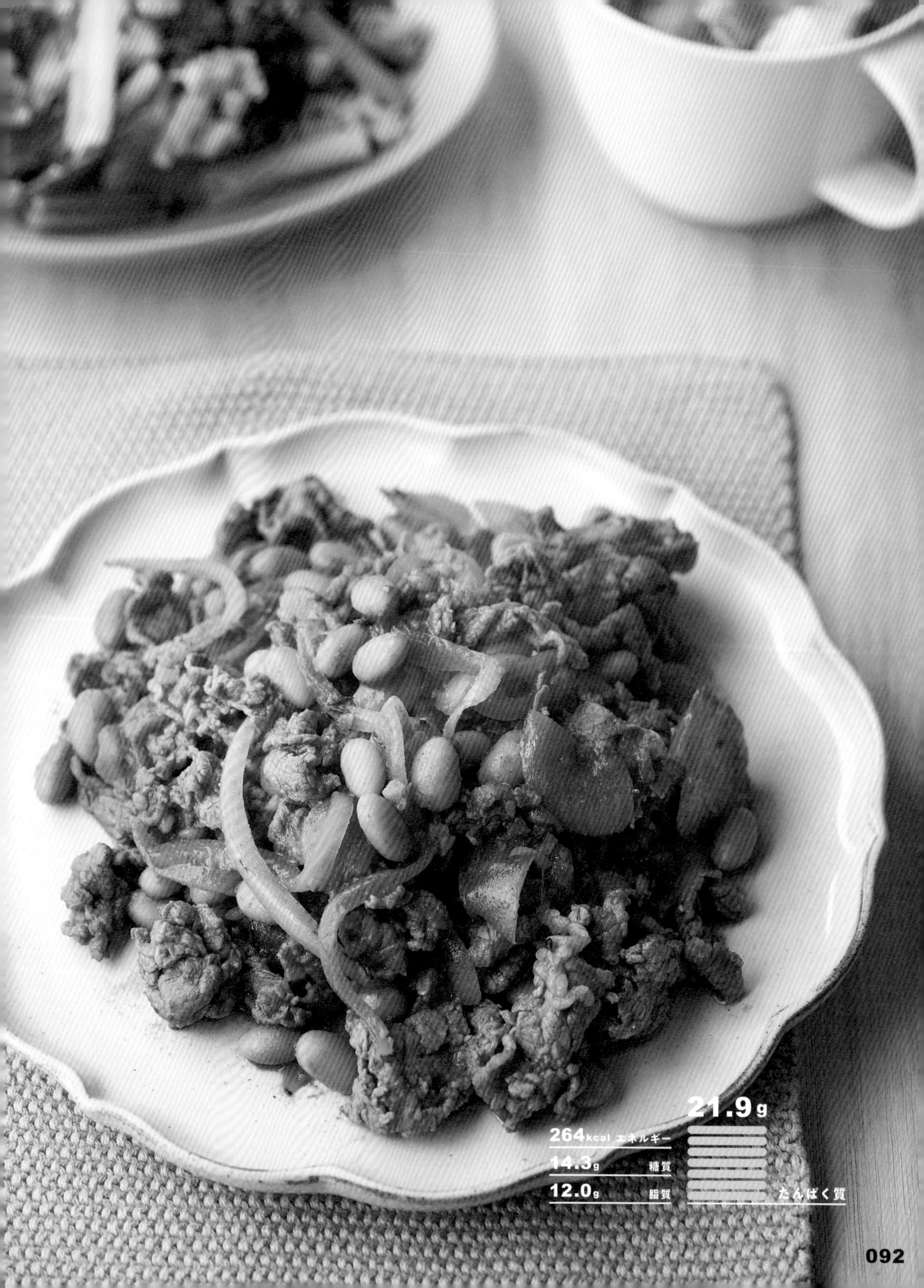

21.9g たんぱく質

264kcal エネルギー

14.3g 糖質

12.0g 脂質

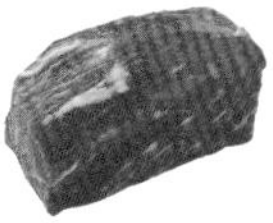

食材栄養memo
鉄や亜鉛が豊富で、貧血予防や疲労回復にも◎。アミノ酸スコアが100で、質のよいたんぱく質。

牛肉と大豆のスパイス炒め

大豆のホクホク感が食感のアクセントに！

献立例

■副菜 → P152
小松菜とツナのさっと炒め

■汁物
レタスのコンソメスープ

材料と作り方（1人分）
器にちぎったレタス1枚分、ミックスベジタブル（冷凍）大さじ2、顆粒ブイヨン小さじ1を入れ、熱湯150mℓを注ぎ入れて混ぜ、塩・こしょう各適量で味をととのえる。

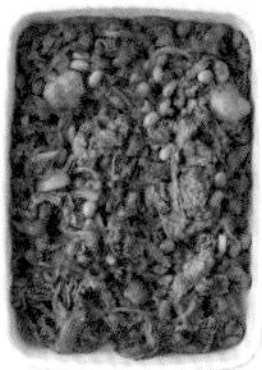

保存期間
冷蔵**4〜5**日

材料（2人分）
牛赤身こま切れ肉…200ｇ
にんにく・しょうが…各1かけ
クミン（ホール）…小さじ1
玉ねぎ（薄切り）…1/2個分
大豆缶（水煮）…50ｇ
A
トマトケチャップ…大さじ2
カレー粉…大さじ1/2
顆粒ブイヨン…小さじ1
塩・こしょう…各適量
オリーブ油…大さじ1

作り方
1 にんにくとしょうがはみじん切りにする。
2 フライパンにオリーブ油、1、クミンを入れて弱火で熱し、香りが出たら牛肉、玉ねぎを加えて炒める。
3 玉ねぎがしんなりしたら、水けをきった大豆を加えてさっと炒め、Aを加えて炒め合わせ、塩、こしょうで味をととのえる。

memo ロイシンの含有量トップクラスの牛肉で効率的に筋肉を増やす！

牛肉に含まれるアミノ酸のなかでも、とくに筋肉のたんぱく質合成を高める作用があるロイシンの含有量が多いので、筋肉を効率的に増やすために取り入れたい食材です。さらに赤身を選べば、低脂質な一品に。

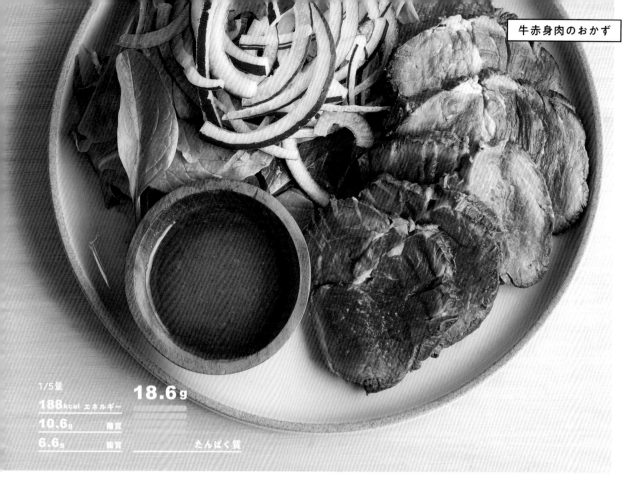

噛むほど旨みが染み出る！

牛肉のたたき

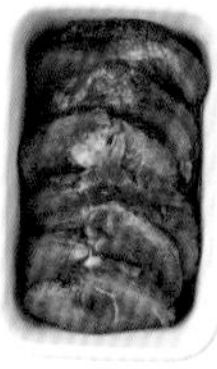

保存期間

冷蔵3日

材料（作りやすい分量）

牛もも赤身ブロック…500g
塩…小さじ1/2
こしょう…少々
A
しょうゆ・酒・みりん
…各大さじ2
すりおろしにんにく…小さじ1
サラダ油…大さじ1
ベビーリーフ…適量
紫玉ねぎ（薄切り）
…1/4個分
すりおろししょうが・
ゆずこしょう…各適宜

作り方

1 牛肉は常温に戻し、塩、こしょうをもみ込む。

2 フライパンにサラダ油を強火で熱し、1を1面50秒ずつ焼く。

3 2に混ぜ合わせたAを加えてふたをし、弱火で2～3分蒸し焼きにする（中心温度が55～60度になるように加熱する）。

4 バットに3を煮汁ごと移してアルミホイルをかけ、粗熱がとれたら冷蔵庫で冷やす。

5 4を薄切りにして器に盛り、ベビーリーフ、紫玉ねぎ、煮汁にお好みですりおろししょうがやゆずこしょうを加えたソースを添える。

memo

料理用の温度計がない場合は、アイスピックなどを刺して中心が熱くなっているか確認するとよいでしょう。ブロックでとりやすいもも肉の豪快な料理を楽しんで。

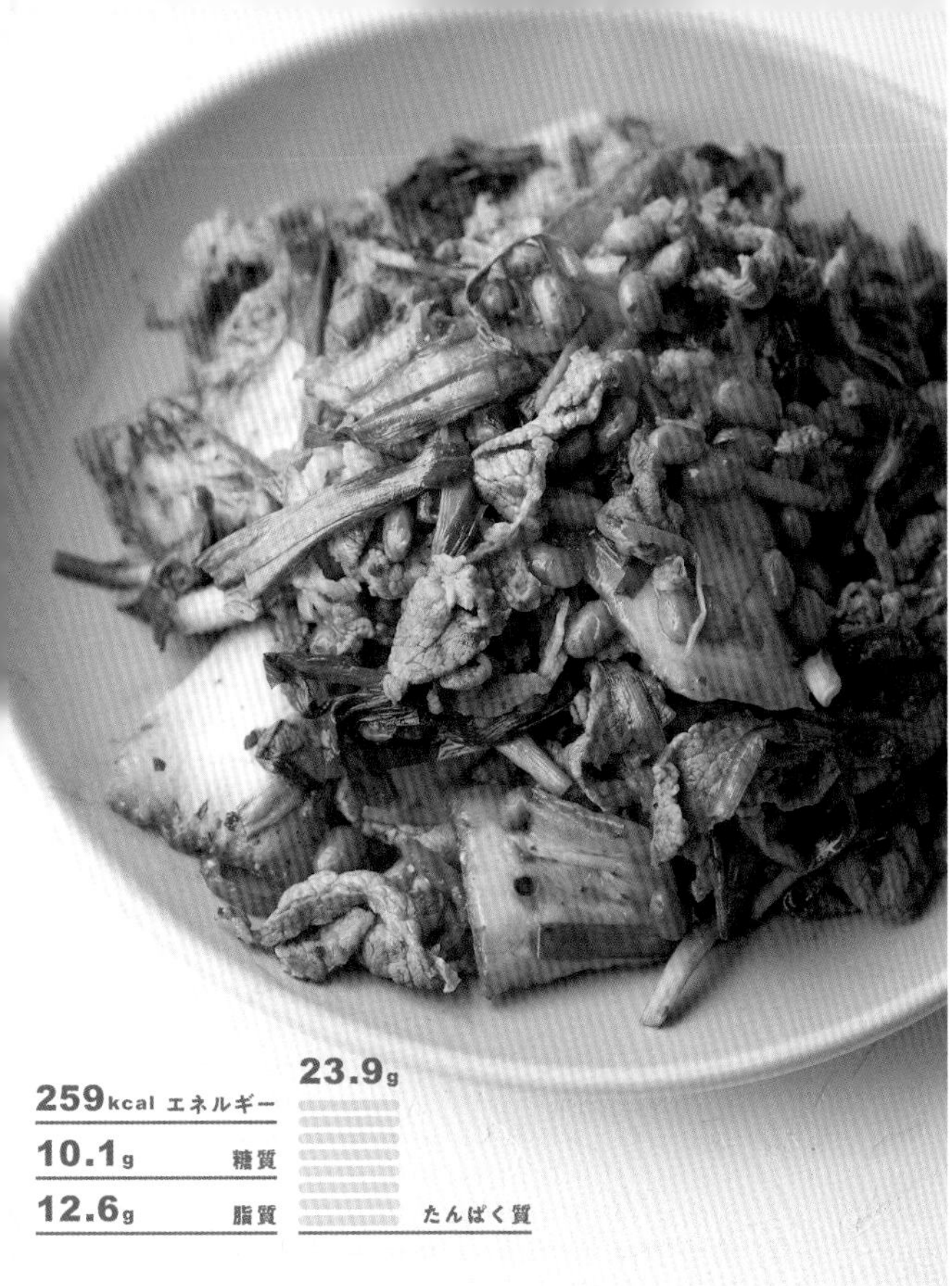

牛肉と納豆で高たんぱくな一品!

牛肉のキムチ納豆炒め

材料（2人分）

牛赤身こま切れ肉…200g
納豆…1パック
にら…50g
白菜キムチ…150g
しょうゆ…大さじ1/2
塩・こしょう…各適量
ごま油…大さじ1

作り方

1. にらはざく切りにする。
2. フライパンにごま油を中火で熱し、牛肉とキムチを炒める。
3. 肉の色が変わったら、納豆、1を加えて炒め、しょうゆを回しかけ、塩、こしょうで味をととのえる。

259kcal エネルギー
10.1g 糖質
12.6g 脂質
23.9g たんぱく質

パプリカはさっと加熱することで栄養価アップ!

牛肉とパプリカのソース炒め

材料（2人分）

牛赤身こま切れ肉…200g
赤パプリカ…1個
すりおろしにんにく・小麦粉…各小さじ1
ウスターソース…大さじ2
酒…大さじ1
塩・こしょう…各適量
オリーブ油…大さじ1

作り方

1. パプリカは種とワタを取り除き、細切りにする。
2. フライパンにオリーブ油を中火で熱し、牛肉を入れて炒める。
3. 肉の色が変わったら、1、すりおろしにんにくを加えてさっと炒め、小麦粉を全体にまぶす。ウスターソース、酒を加えて炒め合わせ、塩、こしょうで味をととのえる。

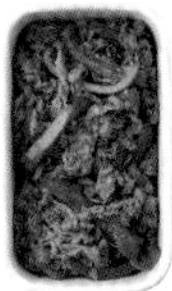

保存期間
冷蔵3〜4日

10.4g 脂質

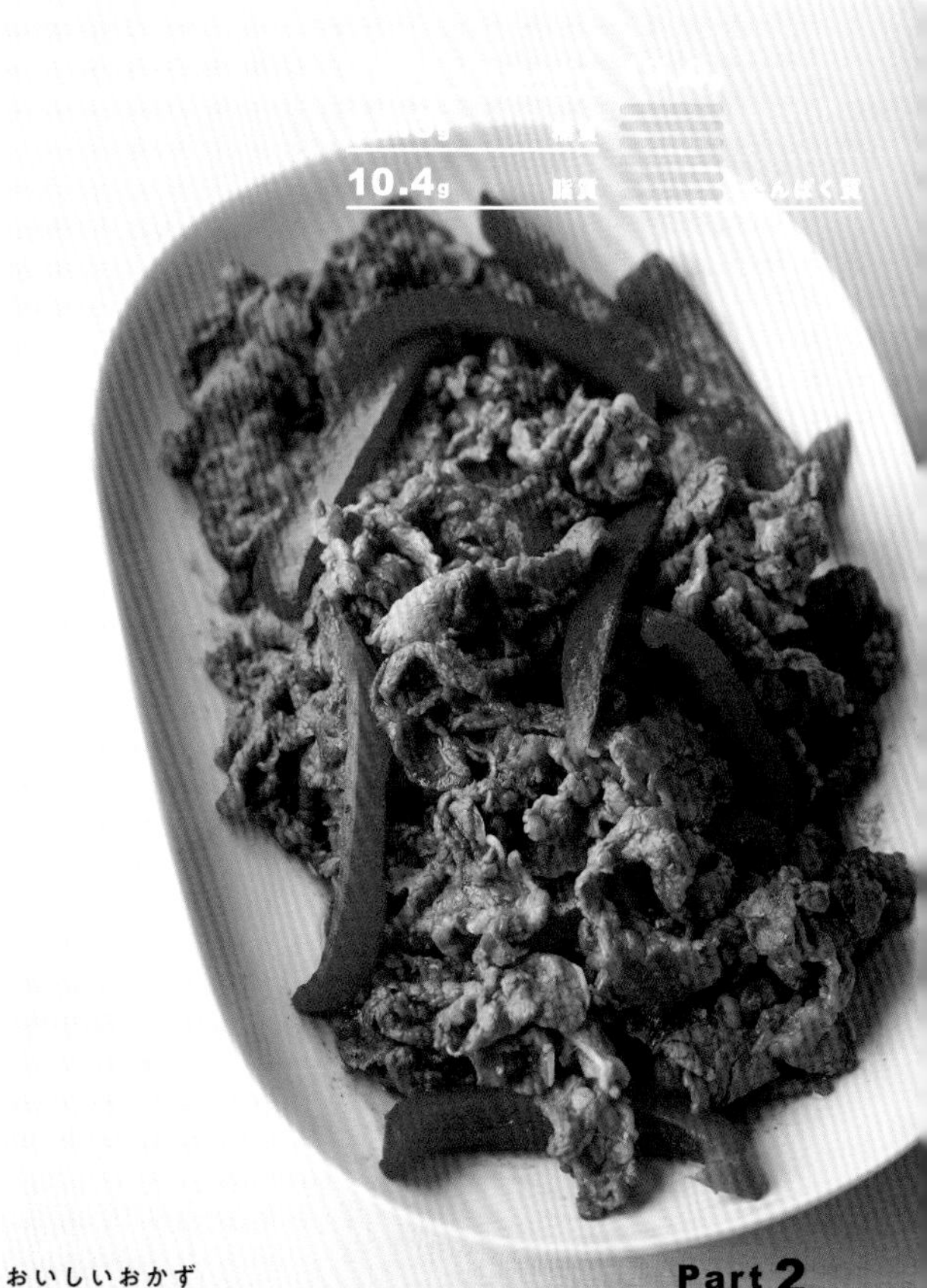

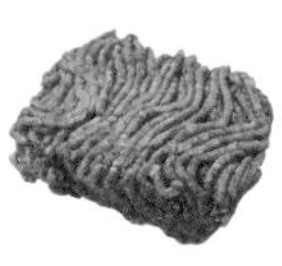

食材栄養memo
牛、豚、鶏、合びきなど種類があり、それぞれの味わいや栄養価で選ぶとよい。火が通りやすいので、時短にも◎。

牛肉の旨みをとじ込めて！
添え野菜で栄養バランスもアップ

おから入りチーズハンバーグ

献立例

■副菜 → P148
トマトのしらすだし浸し

■汁物 → P144
長ねぎと豆腐の桜えびみそ汁

■主食
ごはん…160g

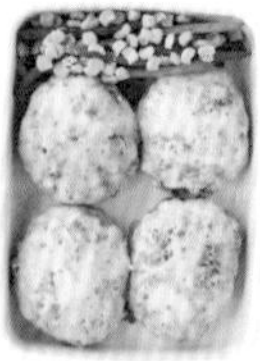

保存期間
冷蔵**4～5**日

材料（2人分）

牛赤身ひき肉…150g
おから…80g
スライスチーズ…2枚
玉ねぎ（みじん切り）…1/4個分
溶き卵…1個分
A｜塩…小さじ1/3
　｜こしょう・ナツメグ（あれば）
　｜　…各少々
酒…大さじ2
サラダ油…大さじ1
さやいんげん…8～10本
ホールコーン…大さじ6

作り方

1 耐熱容器におからを入れ、ラップはかけずに電子レンジで1分加熱して水分を飛ばし、冷ます。
2 ボウルにひき肉、玉ねぎ、溶き卵、**A**、**1**を入れてよくこね、2等分にして形をととのえる。
3 フライパンにサラダ油を中火で熱し、**2**を入れて両面焼きつける。
4 **3**にヘタを取り除いたさやいんげんを加えて一緒に焼き、酒を加えてふたをし、弱火で蒸し焼きにする。
5 ハンバーグの中まで火が通ったらチーズをのせ、コーンを加えてさっと火を通す。火を止め、チーズが溶けるまでふたをする。

memo おからで糖質オフ＆かさ増しで大満足おかずに

おからをつなぎに使うことで、糖質オフも植物性たんぱく質の摂取も叶います。しかもおからでかさ増しにもなる上、牛ひき肉は弾力があるのでボリューム満点な一品に。チーズをのせてこってりと仕上げるので、副菜はシンプルでさっぱりとしたものを添えて。

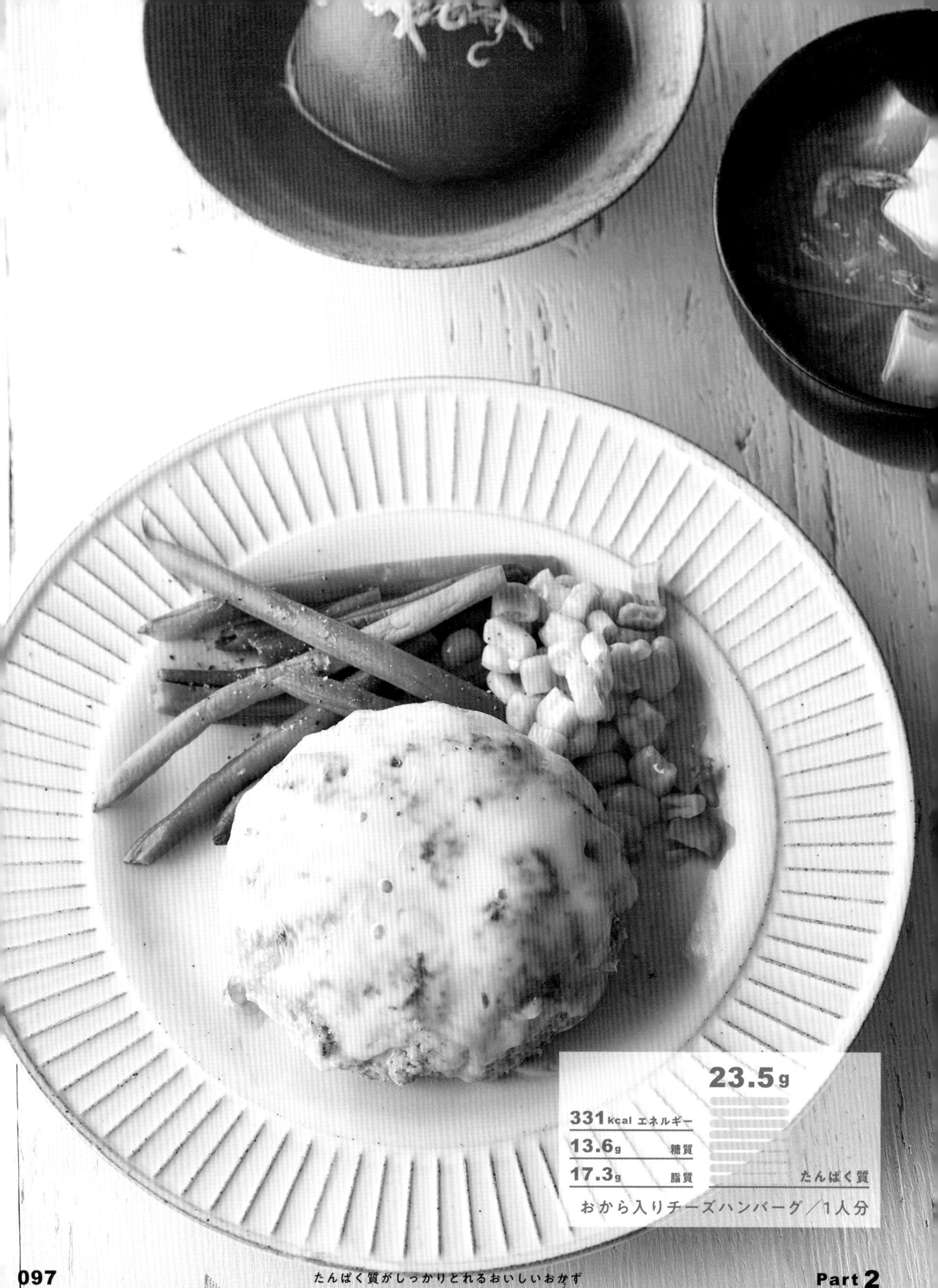

23.5g たんぱく質

331kcal エネルギー

13.6g 糖質

17.3g 脂質

おから入りチーズハンバーグ／1人分

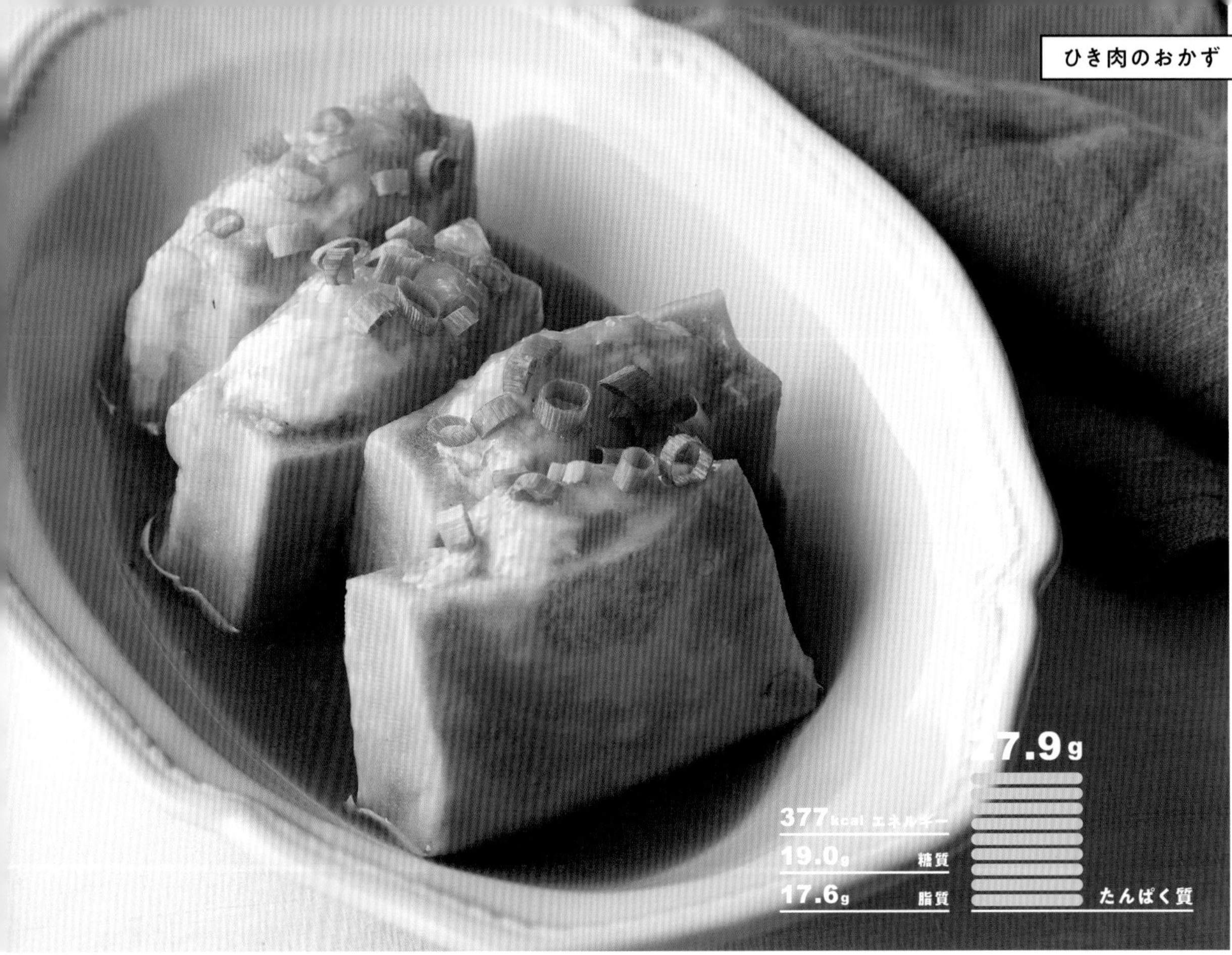
27.9g
377kcal エネルギー
19.0g 糖質
17.6g 脂質
たんぱく質

高野豆腐に染み込んだ甘辛ダレが美味

高野豆腐の肉サンド

材料（8個分）

鶏ひき肉…100g
高野豆腐…4個
A
長ねぎ（みじん切り）…30g
すりおろししょうが…小さじ1
塩・こしょう…各少々
片栗粉…適量
B
しょうゆ・酒・みりん…各大さじ2
砂糖…大さじ1
水…300mℓ
サラダ油…大さじ1
小ねぎ（小口切り）…適量

作り方

1 高野豆腐は水につけて戻し、水けをよく絞る。横半分に切り、切り口の中央に切り込みを入れる。

2 ボウルに鶏ひき肉、**A**を入れてよく混ぜ合わせ、8等分にして**1**の切り込みに詰め、全体に片栗粉をまぶす。

3 フライパンにサラダ油を中火で熱し、**2**を並べ入れて両面を焼き、**B**を加える。ふたを少しずらしてのせ、10分ほど煮る。

4 煮汁ごと器に盛り、小ねぎを散らす。

memo

鶏ひき肉は高たんぱく・低糖質で、脂質の代謝を促すビタミンB_2やビタミンB_6が豊富。ダイエットをしている人、筋トレをしている人どちらにも適した食材です。

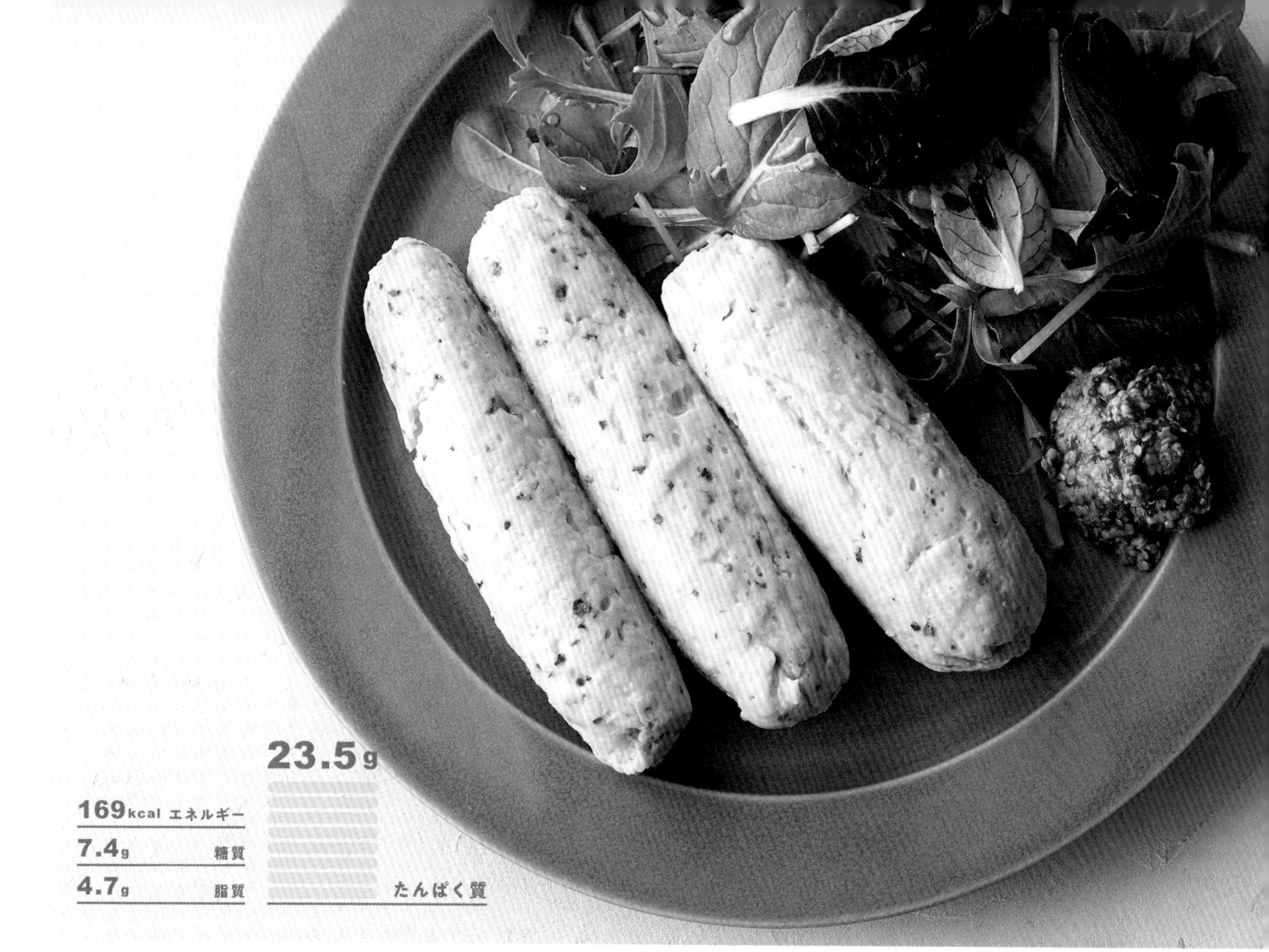

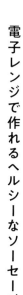

169kcal エネルギー
7.4g 糖質
4.7g 脂質
23.5g たんぱく質

電子レンジで作れるヘルシーなソーセージ

鶏と豆腐のレンジソーセージ

材料（6本分）

木綿豆腐…100g
　（しっかりと水きりをして70g前後にする）

A
- 鶏ひき肉…200g
- 鶏がらスープの素（顆粒）・レモン汁・片栗粉・ドライバジル（あれば）…各小さじ1
- 塩・こしょう…各少々

ベビーリーフ・粒マスタード…各適量

作り方

1. ボウルに水きりした豆腐を入れてつぶし、Aを加えてよく混ぜる。
2. 1を6等分にし、それぞれラップにのせてスティック状に形をととのえ、耐熱容器に並べる。電子レンジで3～4分、火が通るまで加熱する。
3. 粗熱がとれたらラップをはずして器に盛り、ベビーリーフ、粒マスタードを添える。

memo

電子レンジで作れる皮なしのソーセージは、鶏ひき肉と豆腐でヘルシーなうえ高たんぱく。ラップで包んだ両端は、破裂防止のために閉じないでレンチンを。

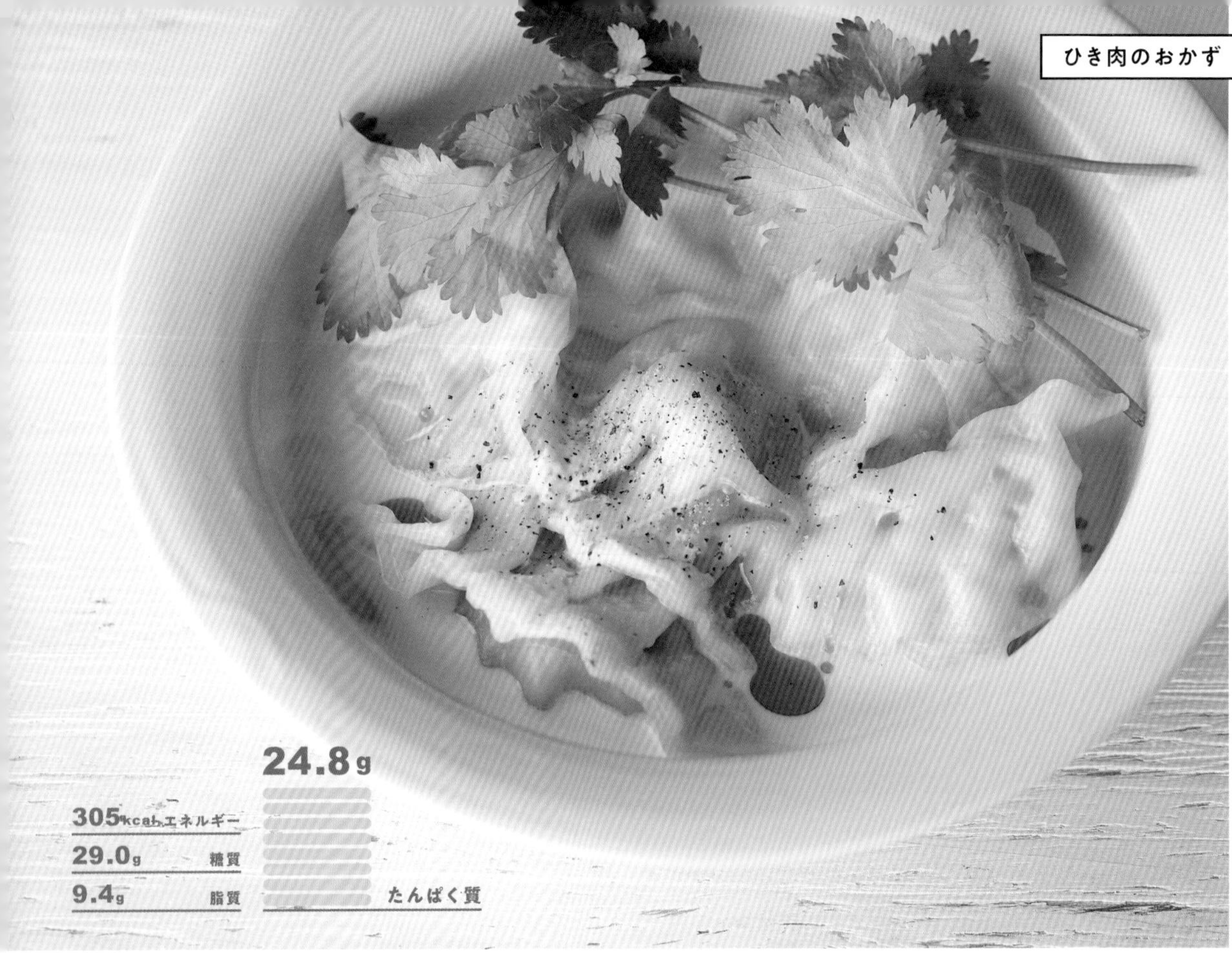
24.8g
305kcal エネルギー
29.0g 糖質
9.4g 脂質
たんぱく質

ミルク餃子

ミルキーなスープにパクチーがアクセント

材料（10～12個分）

鶏ひき肉…160g

A
- にら（細かく刻む）…50g
- スキムミルク…大さじ3
- すりおろしにんにく・すりおろししょうが・しょうゆ・ごま油…各小さじ1
- 塩・こしょう…各少々

餃子の皮…10～12枚

B
- 牛乳…200mℓ
- 鶏がらスープの素（顆粒）…小さじ2

粗びき黒こしょう・ラー油…各適量

パクチー…適量

作り方

1 ボウルにひき肉、**A**を入れて混ぜる。

2 **1**を10～12等分にして餃子の皮にのせ、ふちに水をつけて包んでとじる。

3 鍋に湯を沸かし、**2**を入れて2～3分ゆで、水けをきり、器に盛る。

4 別の鍋に**B**を入れて中火にかけ、ひと煮立ちしたら**3**に注ぎ入れる。粗びき黒こしょうをふり、ラー油をかけ、パクチーを添える。

memo

牛乳やスキムミルクからは、体づくりに欠かせないカルシウムをしっかりと摂取できます。普段あまり飲む機会がない人は、料理の味わいの一つとして楽しんで。

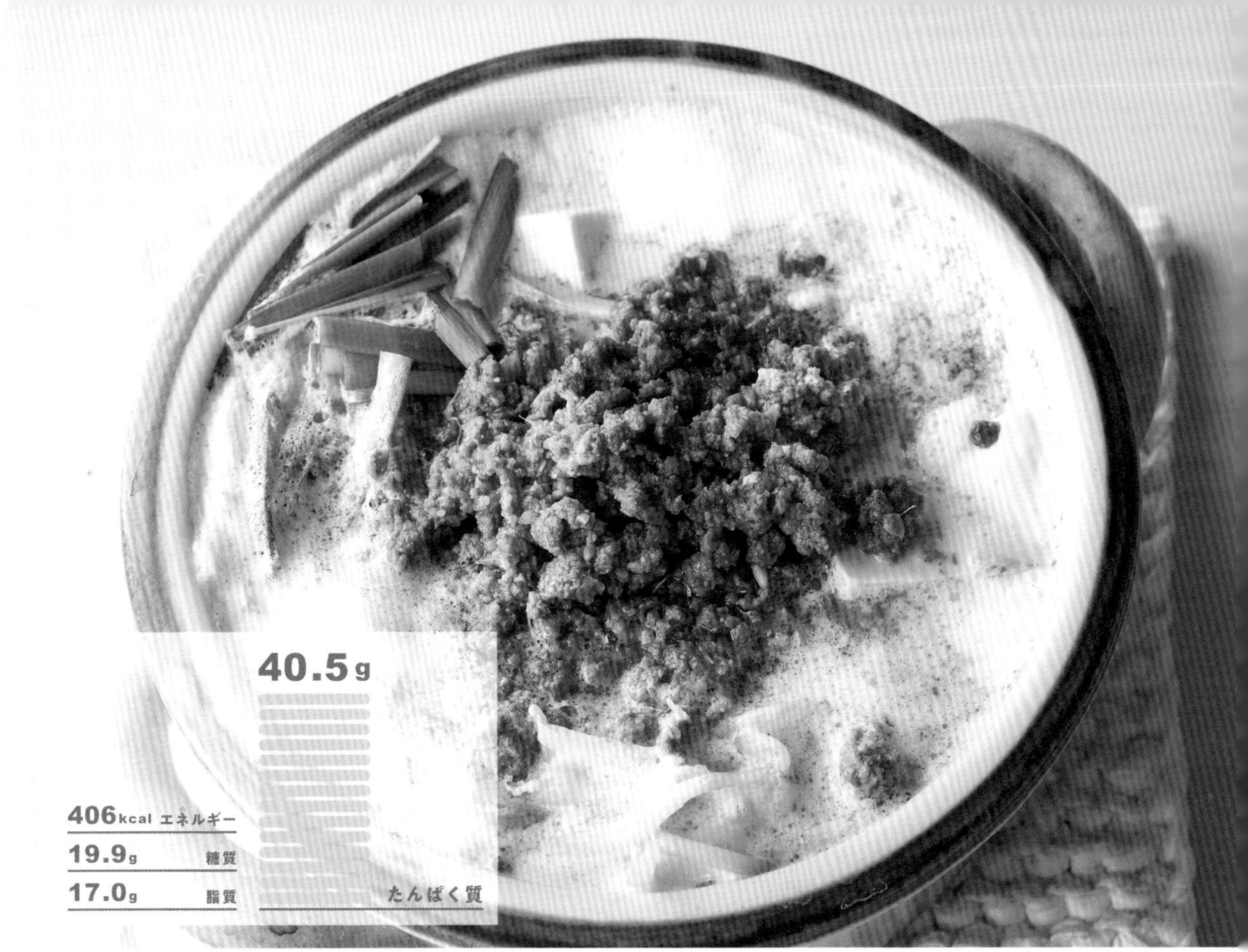

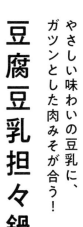

406kcal エネルギー
19.9g 糖質
17.0g 脂質
40.5g たんぱく質

やさしい味わいの豆乳に、ガツンとした肉みそが合う！

豆腐豆乳担々鍋

材料（2人分）

豚赤身ひき肉…200ｇ
木綿豆腐…１丁（350ｇ）
もやし…１袋
にら…50ｇ
A
- すりおろししょうが・すりおろしにんにく…各１かけ分
- 白すりごま・みそ…各大さじ１
- しょうゆ・豆板醤…各小さじ１

水・豆乳…各400mℓ
鶏がらスープの素（顆粒）…大さじ１

作り方

1 耐熱容器にひき肉、Aを入れて混ぜ合わせ、ラップをかけて電子レンジで３分加熱して一度取り出し、かき混ぜたら再度ラップをかけ、30秒～1分加熱して混ぜ、そぼろを作る。
2 豆腐は８等分に切り、にらはざく切りにする。
3 鍋に水、鶏がらスープの素、豆腐、もやしを入れて中火にかける。
4 もやしが煮えたら、豆乳、にらを加え、１をのせてひと煮立ちさせる。

memo

豚ひき肉を買うときは、なるべく赤身の多いものを選んで、ヘルシーに仕上げましょう。クセがないので、調味料とも味がなじんで、しっかり味のそぼろに！

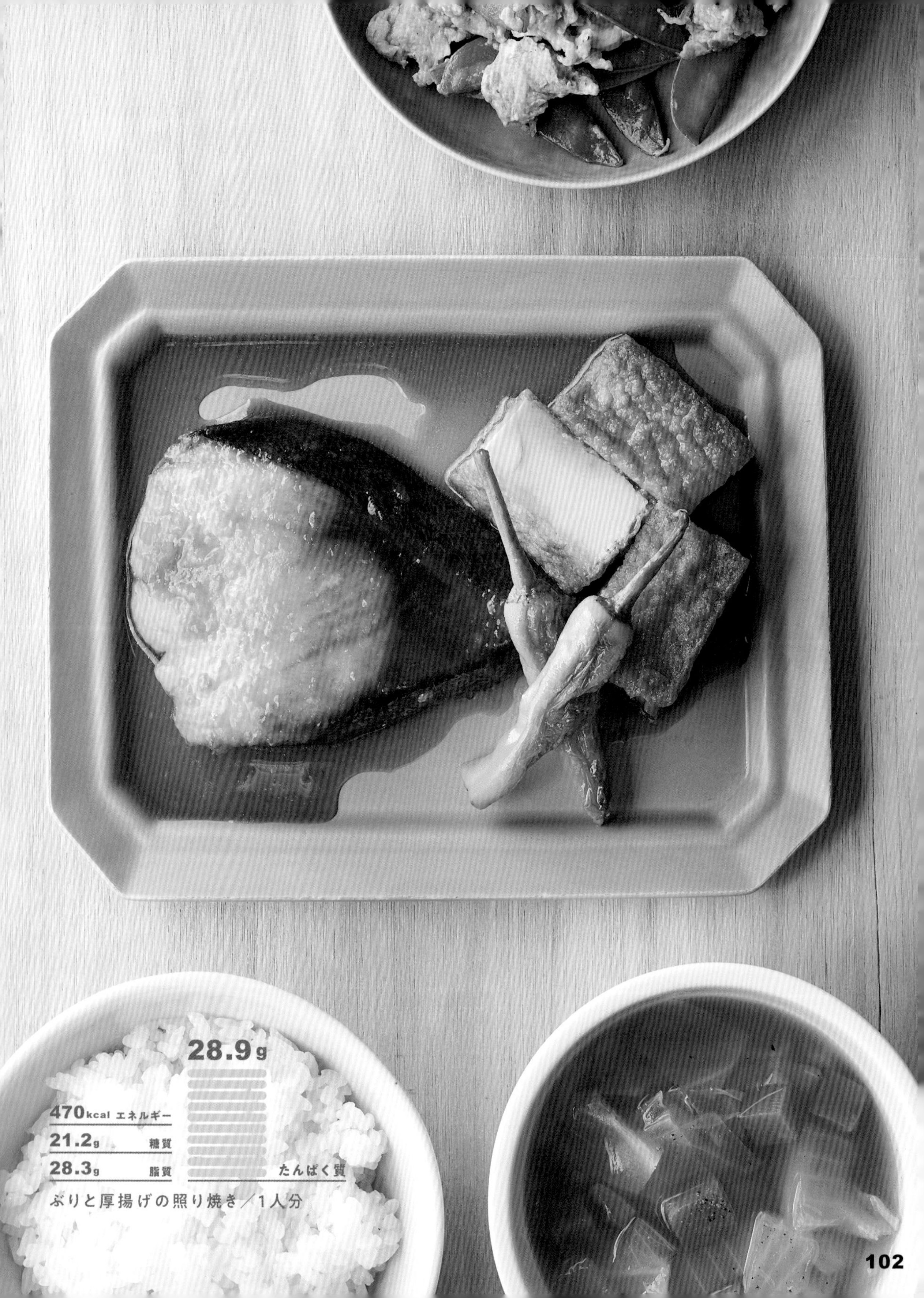

28.9g たんぱく質

470kcal エネルギー

21.2g 糖質

28.3g 脂質

ぶりと厚揚げの照り焼き／1人分

切り身魚のおかず

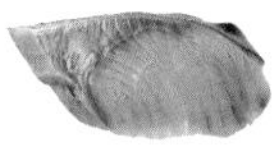

食材栄養memo

ぶりは、カルシウムの吸収を促すビタミンDがとくに豊富で、EPAやDHAなどの良質な脂も含む。

ぶりの脂と甘辛ダレでごはんがすすむおかず

ぶりと厚揚げの照り焼き

献立例

■ 副菜 → P155

絹さやとじゃこの卵炒め

■ 汁物

野菜スープ

材料と作り方（１人分）

鍋に水400mℓ、小さめの角切りにしたにんじん20ｇ、玉ねぎ1/4個分、キャベツ50ｇ、顆粒ブイヨン小さじ２を入れて中火にかける。野菜がやわらかくなったら、塩・こしょう各適量で味をととのえる。

■ 主食

ごはん…160g

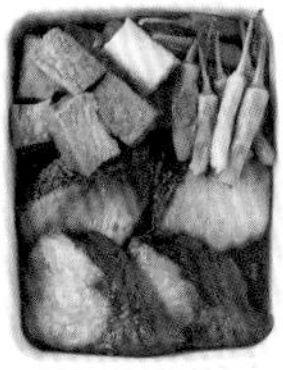

保存期間

冷蔵 **3〜4**日

材料（２人分）

ぶり（切り身）…２切れ
塩…少々
片栗粉…適量
しし唐辛子…６〜８本
厚揚げ…小１枚（150ｇ）
A
水…100mℓ
砂糖…大さじ１
しょうゆ・酒・みりん…各大さじ１
サラダ油…大さじ１

作り方

1 ぶりは塩をふり、５分ほどおいたらペーパータオルで水けを拭き取り、片栗粉をまぶす。

2 厚揚げは2〜3㎝角に切る。

3 フライパンにサラダ油を中火で熱し、**1**を並べ入れて両面焼いたら、しし唐辛子を加えて一緒に焼く。しし唐辛子に軽く焼き色がつき、しんなりしたら、先に取り出す。

4 **3**に**2**、**A**を加えて５分煮たら強火にし、ときどきフライパンをゆすりながら煮からめて照り焼きにする。

5 器に盛り、**3**のしし唐辛子を添える。

病気の予防になる!

memo 良質な脂を切り身魚から

ぶりなどの青魚に多く含まれるEPAやDHAは、コレステロールや中性脂肪を抑える効果があるほか、脳を活性化させる働きがあるので、子どもの脳の発達から、認知症の予防まで、積極的に取り入れたい食材です。ぶりは小骨が少ないので、食べやすさも◎。

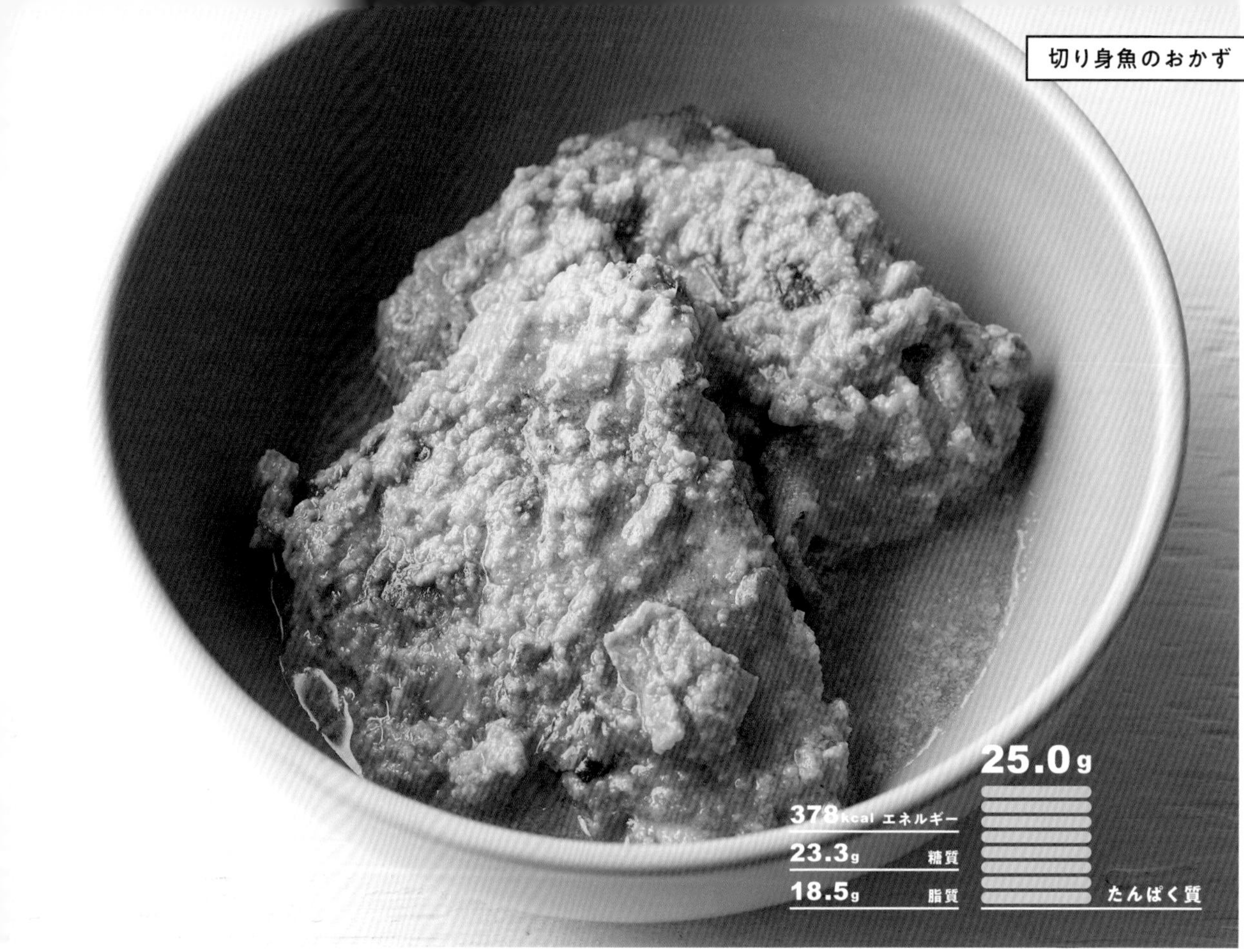
25.0g
たんぱく質
378kcal エネルギー
23.3g 糖質
18.5g 脂質

牛乳とみそのやさしい味わい

さばのミルクみそ煮

材料（6切れ分）

さば（半身）… 2枚
しょうが（薄切り）… 1かけ分

A
- みそ・酒・みりん…各大さじ2
- 砂糖…大さじ1と1/2
- しょうゆ…小さじ1
- 牛乳…200mℓ

作り方

1 さばは骨を取り除いて3等分に切り、ザルにのせて熱湯をかけ、臭みをとる。

2 鍋に**1**、しょうが、**A**を入れて落としぶたをし、弱火にかける。ときどき鍋をゆすり、煮汁が減ってとろっとするまで10分ほど煮る。

memo

さばはカルシウムの吸収を助けるビタミンDが豊富。魚介類には比較的多く含まれており、しなやかな体づくりや、骨粗鬆症の予防に大切な栄養素です。

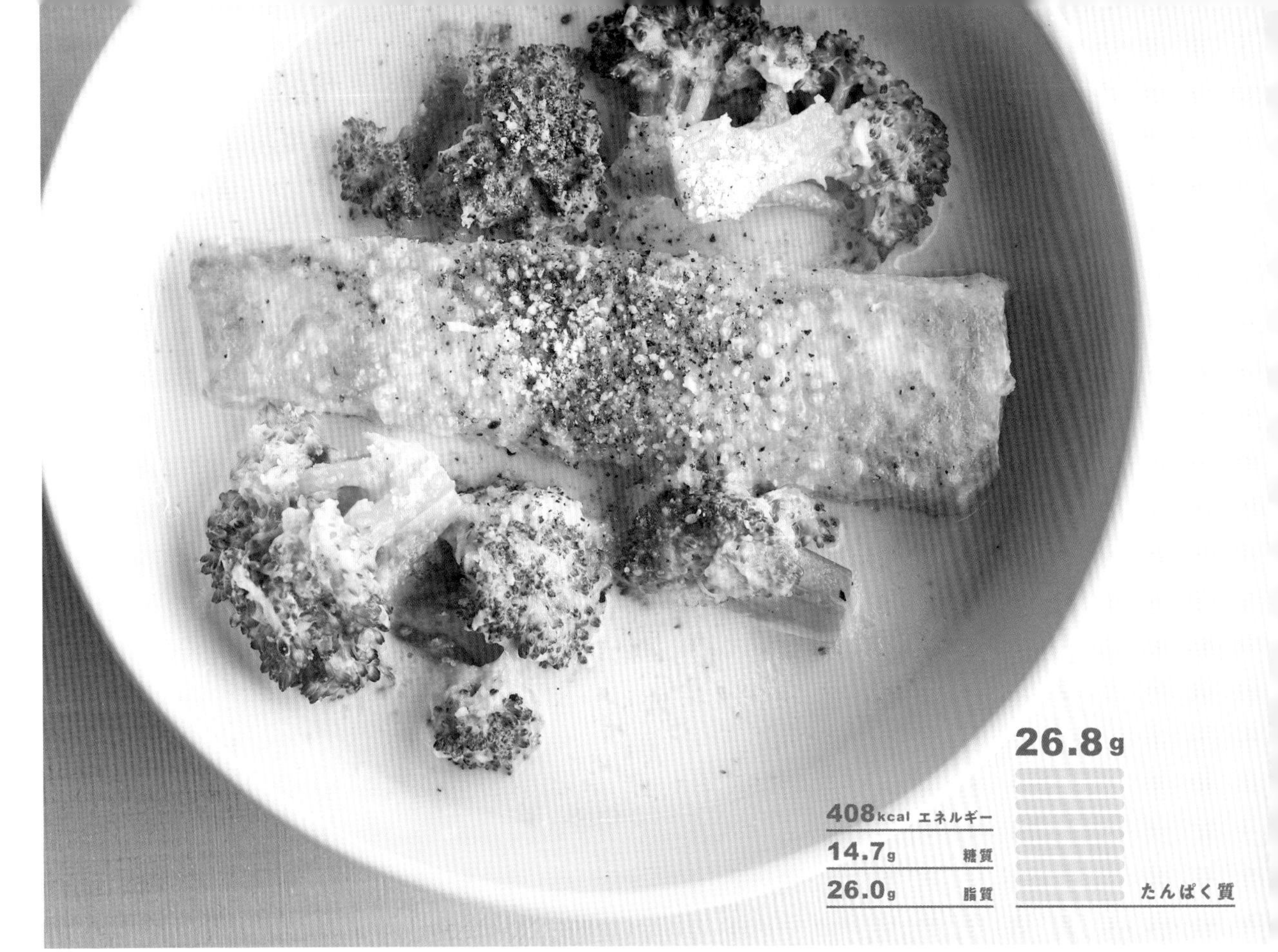

408kcal エネルギー
14.7g 糖質
26.0g 脂質
26.8g たんぱく質

サラッとしたスープで、もたれず完食！

サーモンの豆乳クリーム煮

材料（2人分）

サーモン（刺身用／柵）…200g
塩・こしょう・小麦粉…各適量
ブロッコリー…120g
A
- 顆粒ブイヨン…小さじ1
- すりおろしにんにく…1かけ分
- 豆乳…400mℓ

オリーブ油…大さじ1
粗びき黒こしょう・粉チーズ…各適量

作り方

1 サーモンは縦半分に切って、塩少々をふる。5分ほどおいたらペーパータオルで水けを拭き取り、こしょう少々をふって、小麦粉をまぶす。
2 ブロッコリーは小房に分ける。
3 フライパンにオリーブ油を中火で熱し、**1**を並べ入れて両面を焼き、**2**、**A**を加えて3～4分煮る。塩、こしょうで味をととのえる。
4 器に盛り、粗びき黒こしょう、粉チーズをふる。

memo

サーモンの赤い色素であるアスタキサンチンは、強い抗酸化作用があり、肌のシミやシワを防いだり、血管の酸化を防ぐので、老化防止の効果を期待できます。

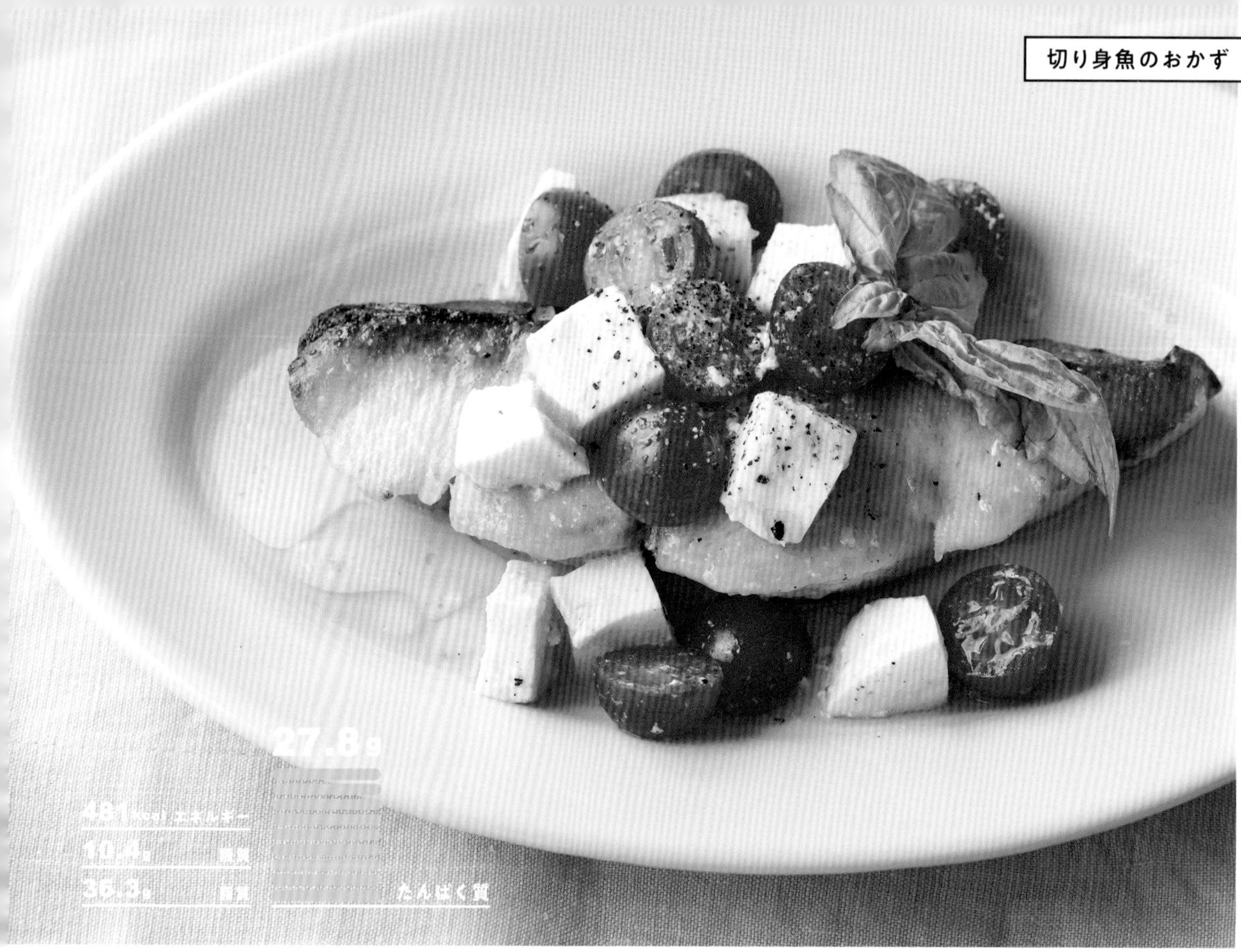

バジルを添えて、イタリアンな一品に

さわらのソテー カプレーゼソースがけ

材料（２人分）

さわら（切り身）…２切れ
塩…少々
小麦粉…適量
オリーブ油…大さじ１
粗びき黒こしょう・バジル…各適量

A
- モッツァレラチーズ…１個（100ｇ）
- ミニトマト…10個
- オリーブ油…大さじ２
- レモン汁…小さじ１
- すりおろしにんにく・塩・こしょう…各少々

作り方

1. さわらは塩をふり、５分ほどおいたらペーパータオルで水けを拭き取り、小麦粉をまぶす。
2. Ａのモッツァレラチーズは大きめの角切りにし、ミニトマトは半分に切る。
3. ボウルにＡを入れて混ぜ合わせる。
4. フライパンにオリーブ油を中火で熱し、１を並べ入れて両面を焼く。
5. 器に盛り、３をかけ、粗びき黒こしょうをふり、バジルを添える。

memo

さわらにはカリウムが多く含まれているので、むくみの解消に◎。水分や、塩分をとりすぎたときには、さっぱりとしたさわらのソテーを召し上がれ。

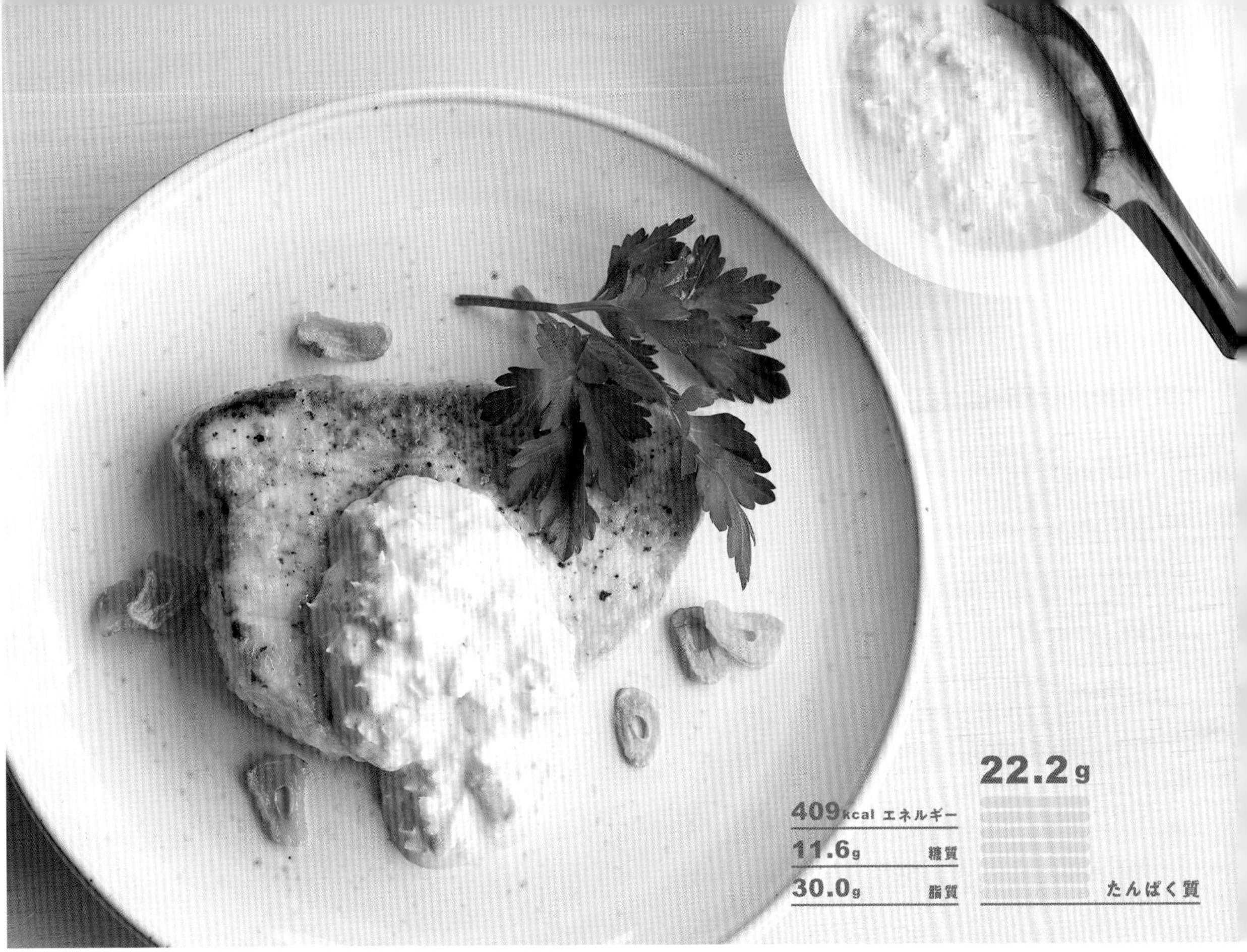

409kcal エネルギー
11.6g 糖質
30.0g 脂質
22.2g たんぱく質

食べやすさ抜群のめかじきに、
旨みたっぷりのタルタルをかけて

めかじきのムニエル タルタルソースがけ

材料（2人分）

めかじき…2切れ
塩・こしょう・小麦粉…各適量
ゆで卵…2個
にんにく（薄切り）…1かけ分
レモン汁…小さじ2
バター…10g
玉ねぎ…1/8個
新しょうがの甘酢漬け（市販）…大さじ2（30g）
A
- 豆乳…大さじ3
- マヨネーズ…大さじ2
- レモン汁…大さじ1
- 塩・こしょう…各少々

オリーブ油…大さじ1
イタリアンパセリ…適量

作り方

1. 玉ねぎはみじん切りにして水にさらし、水けをきる。新しょうがの甘酢漬けはみじん切りにする。
2. ボウルにゆで卵、**1**、**A**を入れ、ゆで卵をつぶしながら混ぜる。
3. めかじきは塩、こしょうをふり、小麦粉をまぶす。
4. フライパンにオリーブ油、にんにくを弱火で熱し、にんにくに色がついたら取り出す。**3**を入れて中火で両面を焼き、レモン汁、バターを加えてからめる。
5. 器にめかじきを盛り、にんにくを散らし、**2**をかけ、イタリアンパセリを添える。

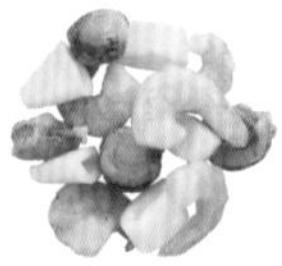

食材栄養memo

シーフードミックスに入っているえびやいかは高たんぱくで、あさりには鉄分が豊富。冷凍で日持ちもする。

たっぷりの白菜で食べ応えばっちり!

シーフードと白菜の豆乳グラタン

材料（2人分）

シーフードミックス（冷凍）…200g
ピザ用チーズ…80g
白菜…300g
にんにく（みじん切り）…1かけ分
小麦粉…大さじ3
豆乳…300㎖
顆粒ブイヨン…小さじ1
塩・こしょう…各適量
オリーブ油…大さじ1

作り方

1 シーフードミックスは解凍し、白菜はざく切りにする。

2 フライパンにオリーブ油を中火で熱し、にんにく、白菜を炒める。しんなりとしてきたら、シーフードミックスを加えて炒め、小麦粉をふって全体にまぶす。

3 **2**に豆乳、顆粒ブイヨンを加え、ヘラで混ぜながらとろみがつくまで4～5分ほど煮る。塩、こしょうで味をととのえる。

4 耐熱の器に**3**を入れ、ピザ用チーズを散らし、オーブントースターで10分ほど焼く。

memo 低カロリーな白菜をたっぷりと使ってボリューミーに!

シーフードミックスだけではボリューム感に乏しいので、たっぷりの白菜を入れて、食べ応え満点に。ホワイトソースではないので、糖質も大幅に抑えられます。チーズがたっぷりかかっているので、イタリアンな組み合わせで、トマト煮との相性は抜群です。

献立例

■ 副菜 → P155

大豆とツナのトマト煮

■ 汁物

昆布茶スープ

材料と作り方（1人分）

器に昆布茶小さじ1、とろろ昆布3g、刻んだ三つ葉2～3本分を入れ、熱湯150㎖を注ぎ入れる。

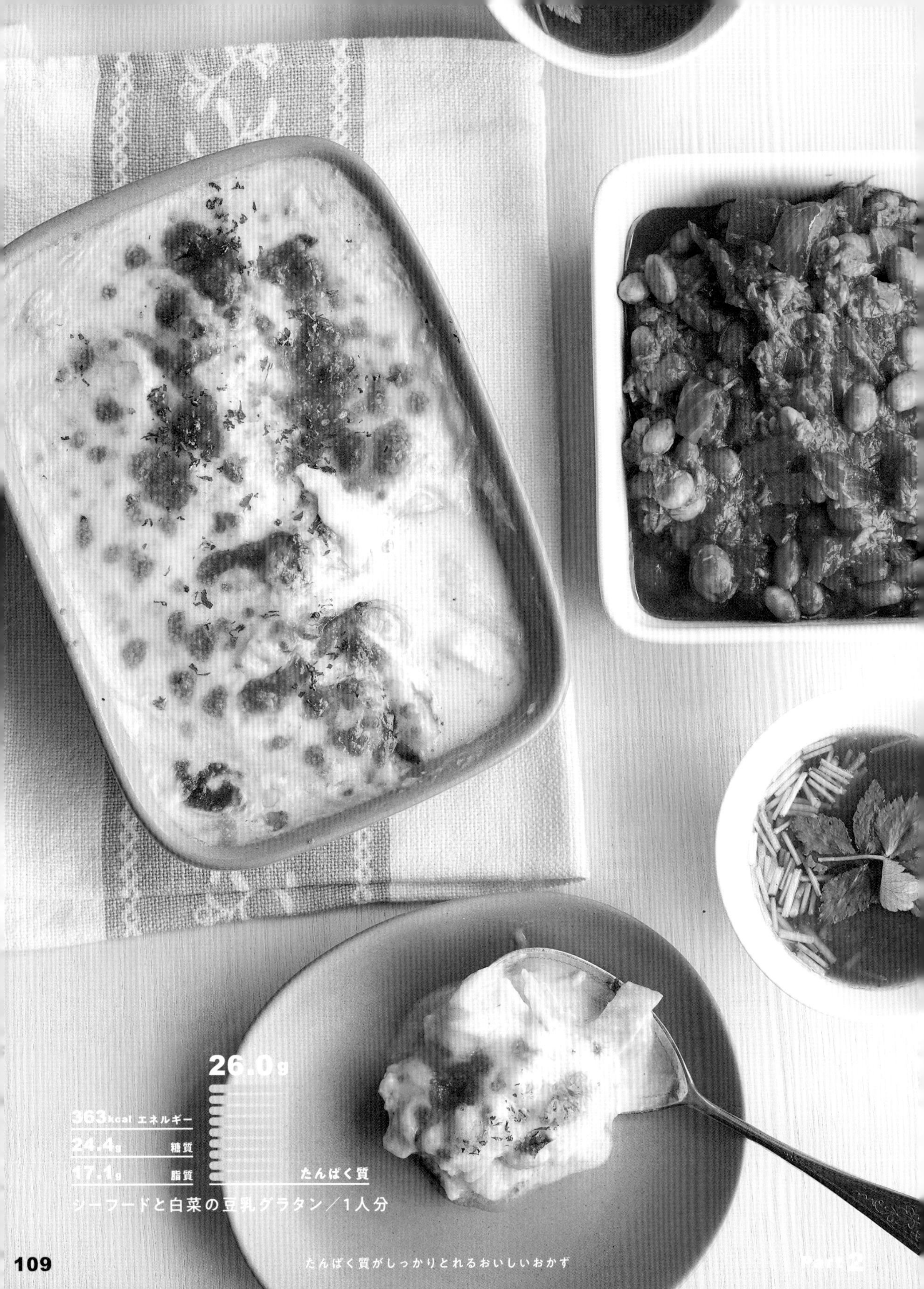

シーフードと白菜の豆乳グラタン／1人分

363kcal エネルギー
24.4g 糖質
17.1g 脂質
26.0g たんぱく質

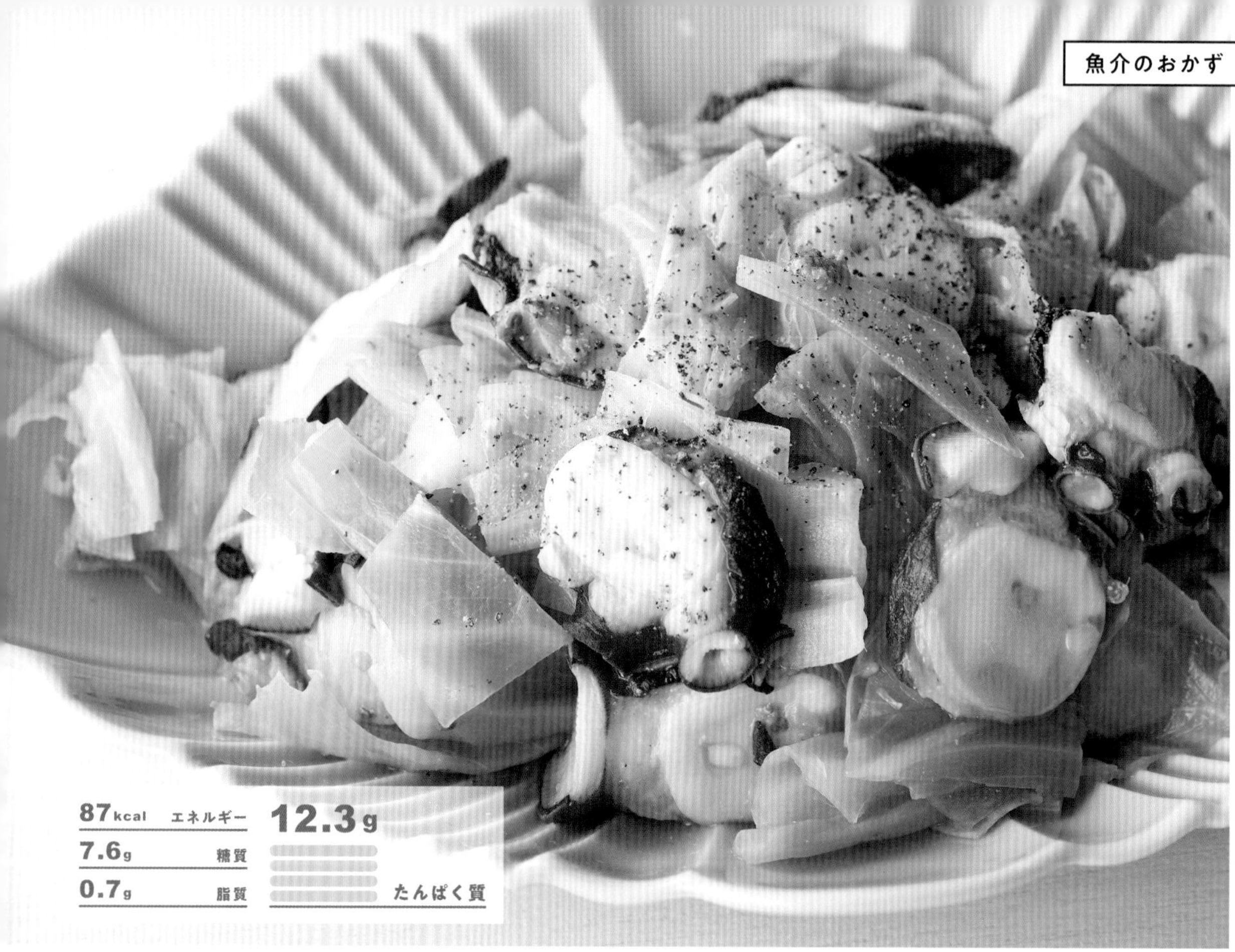
87kcal エネルギー
7.6g 糖質
0.7g 脂質
12.3g たんぱく質

アンチョビの塩けが後を引くおいしさ！

たことキャベツのアンチョビ和え

材料（2人分）

たこ（刺身用）…130 g
キャベツ…150 g
A
- アンチョビ（みじん切り）…15 g
- すりおろしにんにく…少々

塩・こしょう・粗びき黒こしょう…各適量

作り方

1 たこは薄切りにする。
2 キャベツはざく切りにする。耐熱容器に入れてラップをかけ、電子レンジで2～3分加熱し、しんなりしたらAを加えて混ぜる。
3 ボウルに1、2を入れて混ぜ、塩、こしょうで味をととのえる。
4 器に盛り、粗びき黒こしょうをふる。

memo

たこやいか、貝類に豊富に含まれるタウリンは疲労回復効果があります。夜遅く帰った日の夜食としても、高たんぱく・低糖質でおすすめです。

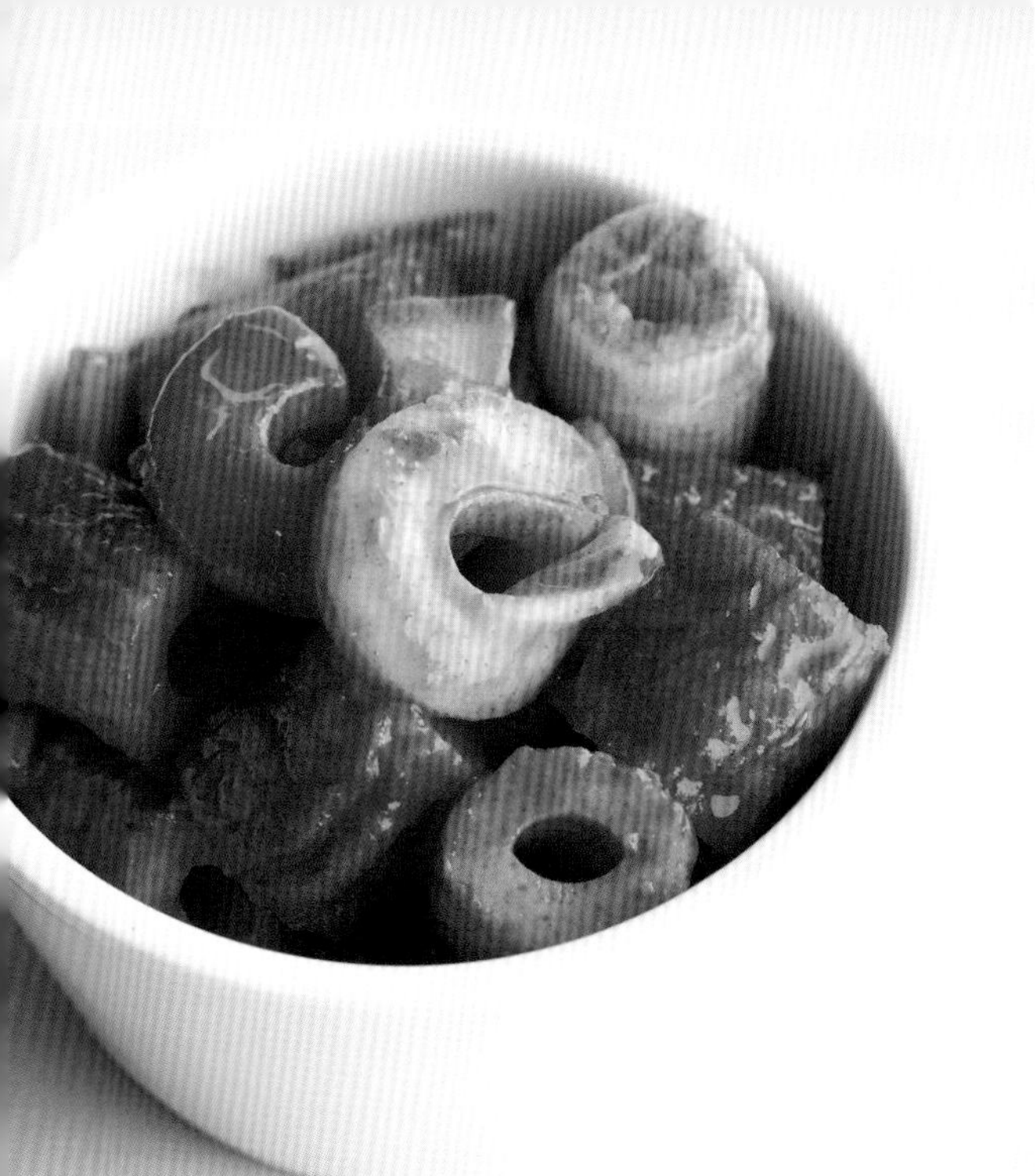

韓国風の甘辛い味つけで!

いかとちくわのヤンニョム和え

材料（２人分）

カットいか（冷凍）…150ｇ
ちくわ…４本
A
コチュジャン…大さじ１と1/2
トマトケチャップ・酒…各大さじ１
はちみつ…小さじ１
しょうゆ…小さじ1/2
すりおろしにんにく…少々

作り方

1. いかは解凍する。
2. 鍋に湯を沸かし、1をさっとゆでて水けをきる。ちくわは2cm幅の輪切りにする。
3. フッ素樹脂加工のフライパンにAを入れて弱火にかけ、ふつふつしたら2を加えてからめる。

190kcal エネルギー
17.0g 糖質
1.1g 脂質
16.3g たんぱく質

定番の組み合わせで、
ごはんにもおつまみにも!

いかキムチ納豆

材料（２人分）

いかそうめん…120ｇ
白菜キムチ…100ｇ
納豆…１パック
白いりごま…適量

作り方

1. ボウルにいかそうめん、キムチ、納豆と添付のタレを入れて混ぜる。
2. 器に盛り、白いりごまをふる。

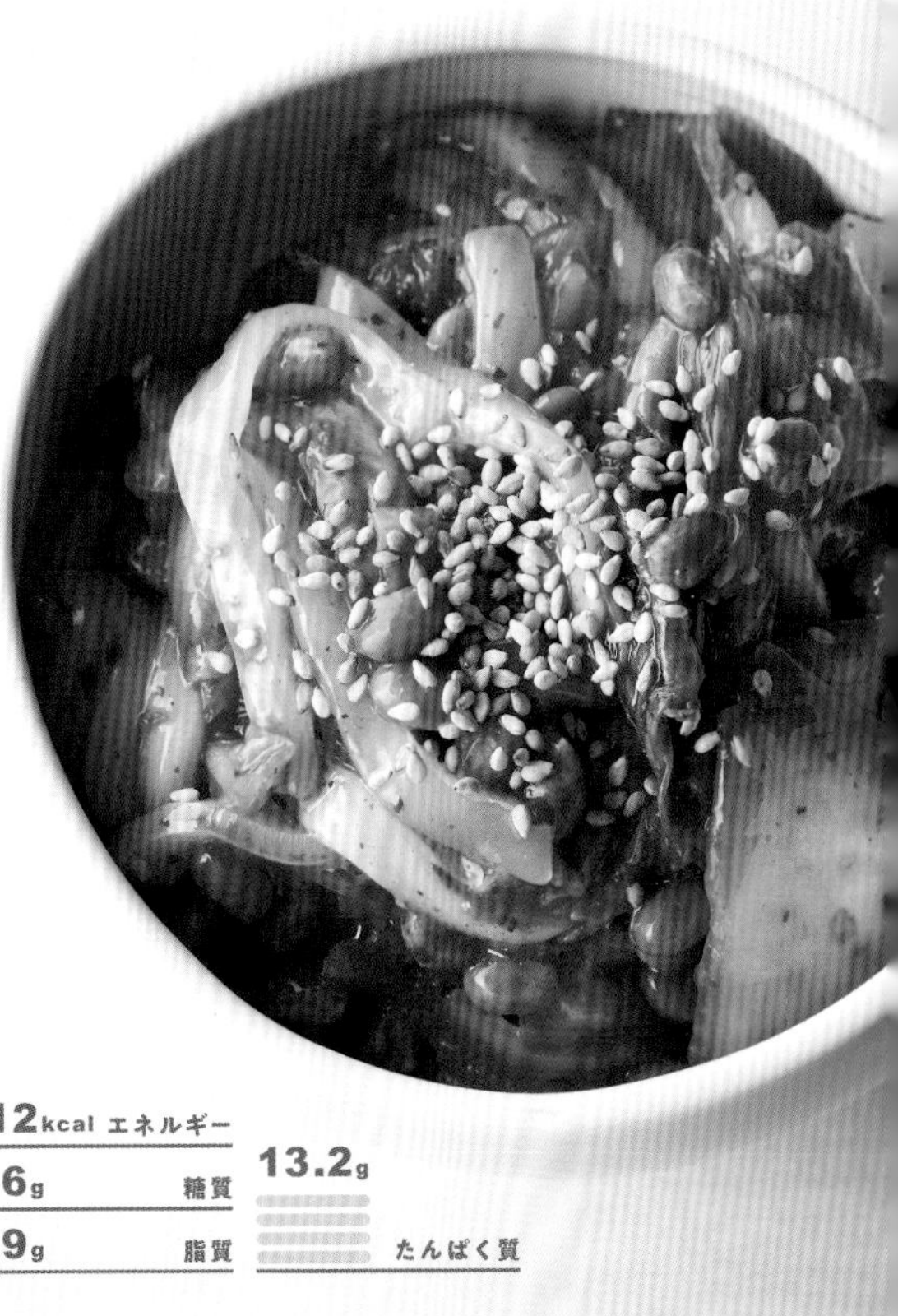

112kcal エネルギー
6.6g 糖質
2.9g 脂質
13.2g たんぱく質

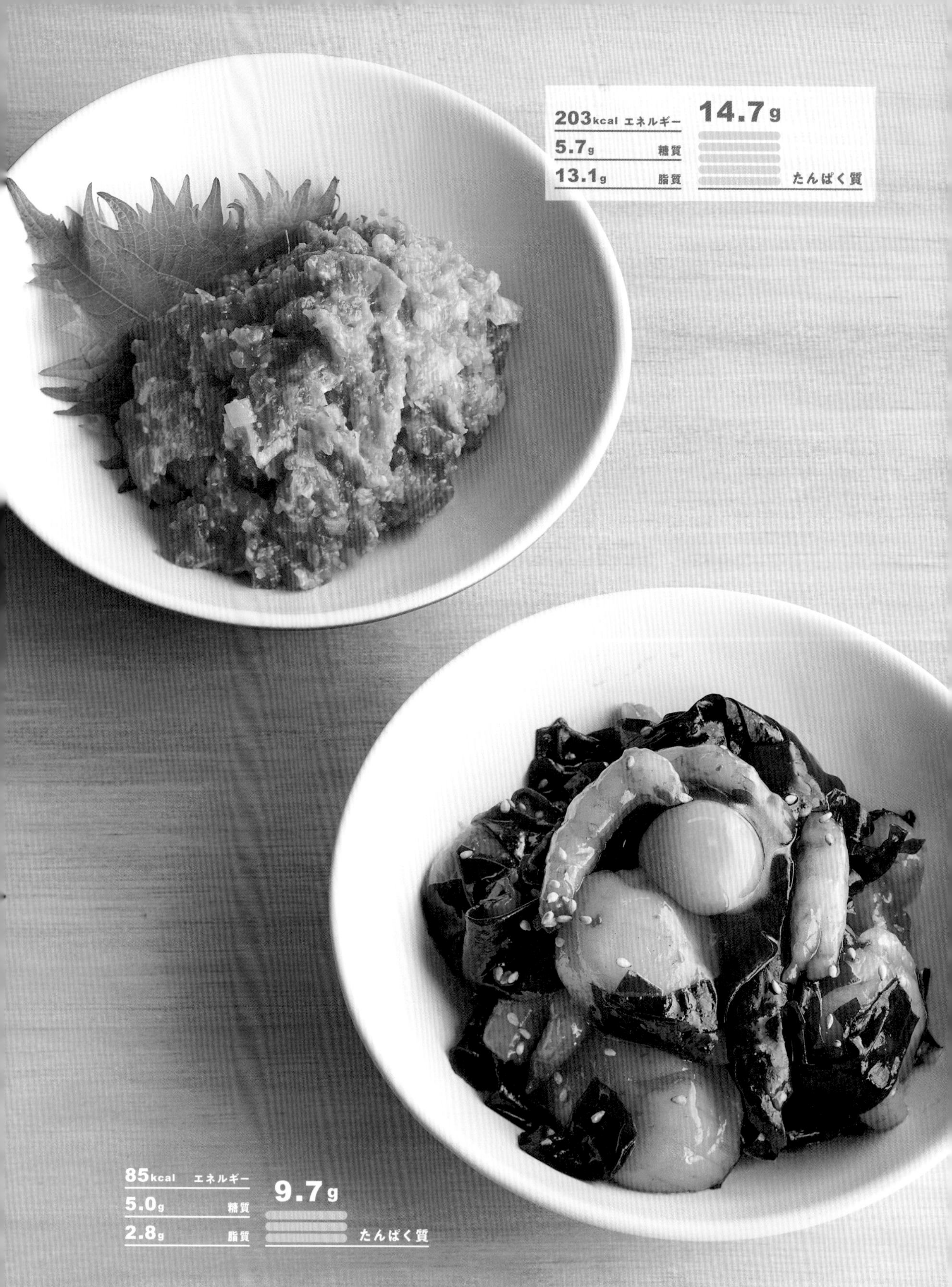

203kcal エネルギー
5.7g 糖質
13.1g 脂質
14.7g たんぱく質

85kcal エネルギー
5.0g 糖質
2.8g 脂質
9.7g たんぱく質

刺身のおかず

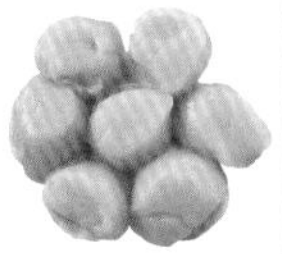

食材栄養 memo
ほたて（貝柱）には、疲労回復によいタウリンや、貧血予防に欠かせないビタミンB_{12}が豊富です。

刺身をパパッとアレンジして、味わいに変化をプラス

サーモンのなめろう／甘えびとほたてのユッケ

サーモンのなめろう

材料（2人分）

サーモン（刺身用）…160 g
長ねぎ…1/4本
A
みそ…大さじ1
すりおろししょうが・しょうゆ…各小さじ1
青じそ…1枚

作り方

1 サーモンは包丁で叩き、細かくする。長ねぎはみじん切りにする。
2 ボウルに1、Aを入れて混ぜる。
3 器に青じそを敷き、2を盛る。

甘えびとほたてのユッケ

材料（2人分）

甘えび（刺身用）…50 g
ほたての貝柱（刺身用）…80 g
わかめ（乾燥）…3 g
A
しょうゆ・ごま油…各小さじ1
豆板醤…小さじ1/4
うずら卵…1個
白いりごま…適量

作り方

1 甘えびは尾を取り除き、わかめは水で戻す。ほたての貝柱は厚みを半分に切る。
2 ボウルに1、Aを入れて混ぜる。
3 器に盛り、中央にくぼみを作ってうずら卵を割り入れ、白いりごまをふる。

memo 加熱不要の刺身は手軽な高たんぱく食材

仕事帰りに寄ったスーパーで、値引シールの貼られた刺身も、帰宅後すぐに食べられるたんぱく質食材としておすすめです。みそや豆板醤を加えると、コクがアップして箸がすすむおかずやおつまみに。マンネリ防止にも、アレンジを楽しんで。

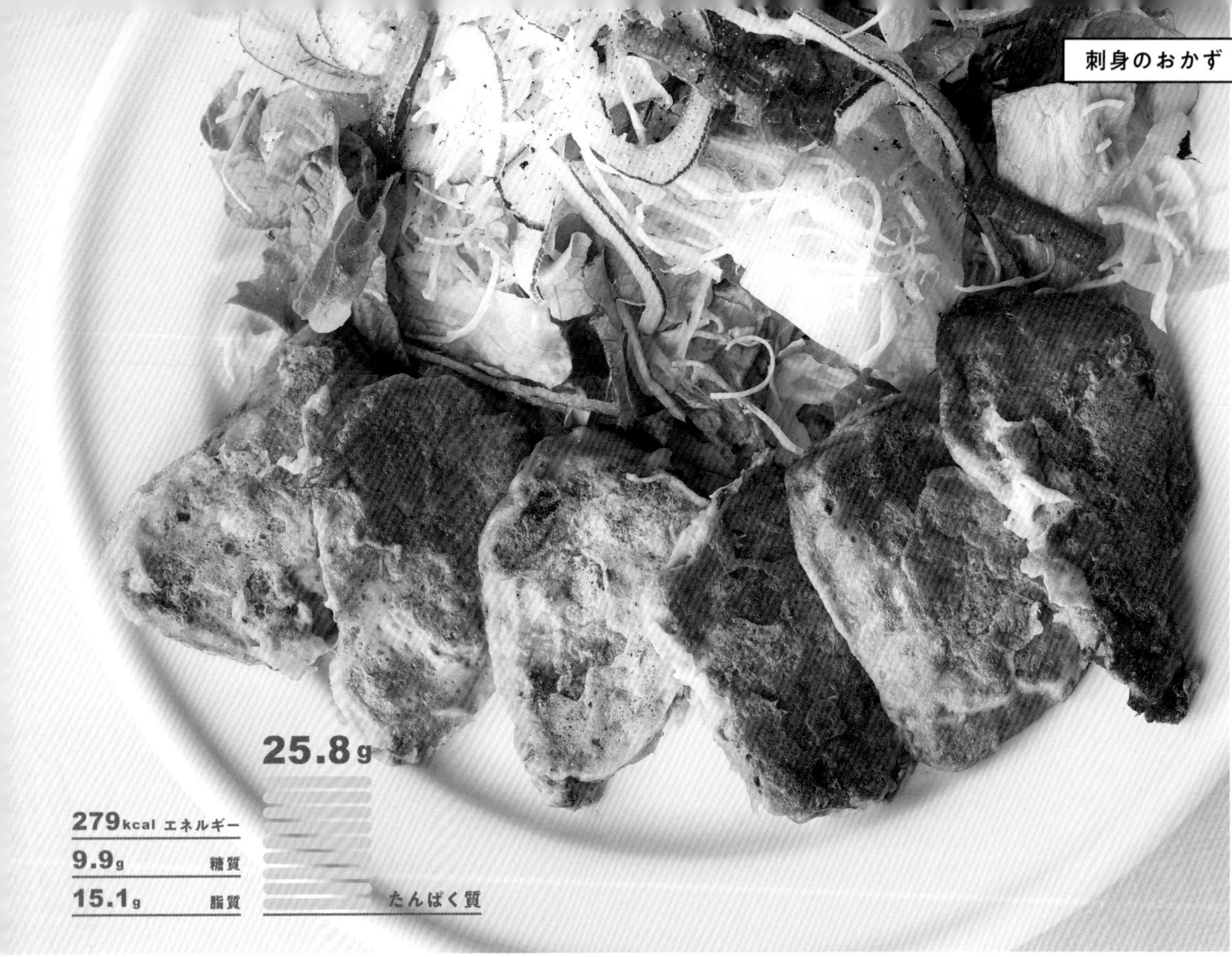

溶き卵に何度かくぐらせて焼くのがポイント

まぐろのカレーピカタ

材料（２人分）

まぐろ（刺身用／柵）…200ｇ
塩…小さじ1/3
こしょう…少々
カレー粉…小さじ１
小麦粉…適量
溶き卵…１～２個分
オリーブ油…大さじ２
ミックスサラダ（市販）…適量

作り方

1 まぐろは1cm厚さに切る。塩、こしょう、カレー粉をふって、小麦粉をまぶす。

2 フライパンにオリーブ油を中火で熱し、**1**を溶き卵にくぐらせて並べ入れ、両面を焼く。溶き卵に再度くぐらせて焼き、繰り返してふっくらと火を通す。

3 器に盛り、ミックスサラダを添える。

memo

まぐろには、筋肉の合成に働くロイシンの含有量が多い。やせホルモンといわれるGLP-1の分泌を促進する効果もあり、ダイエットにもおすすめです。

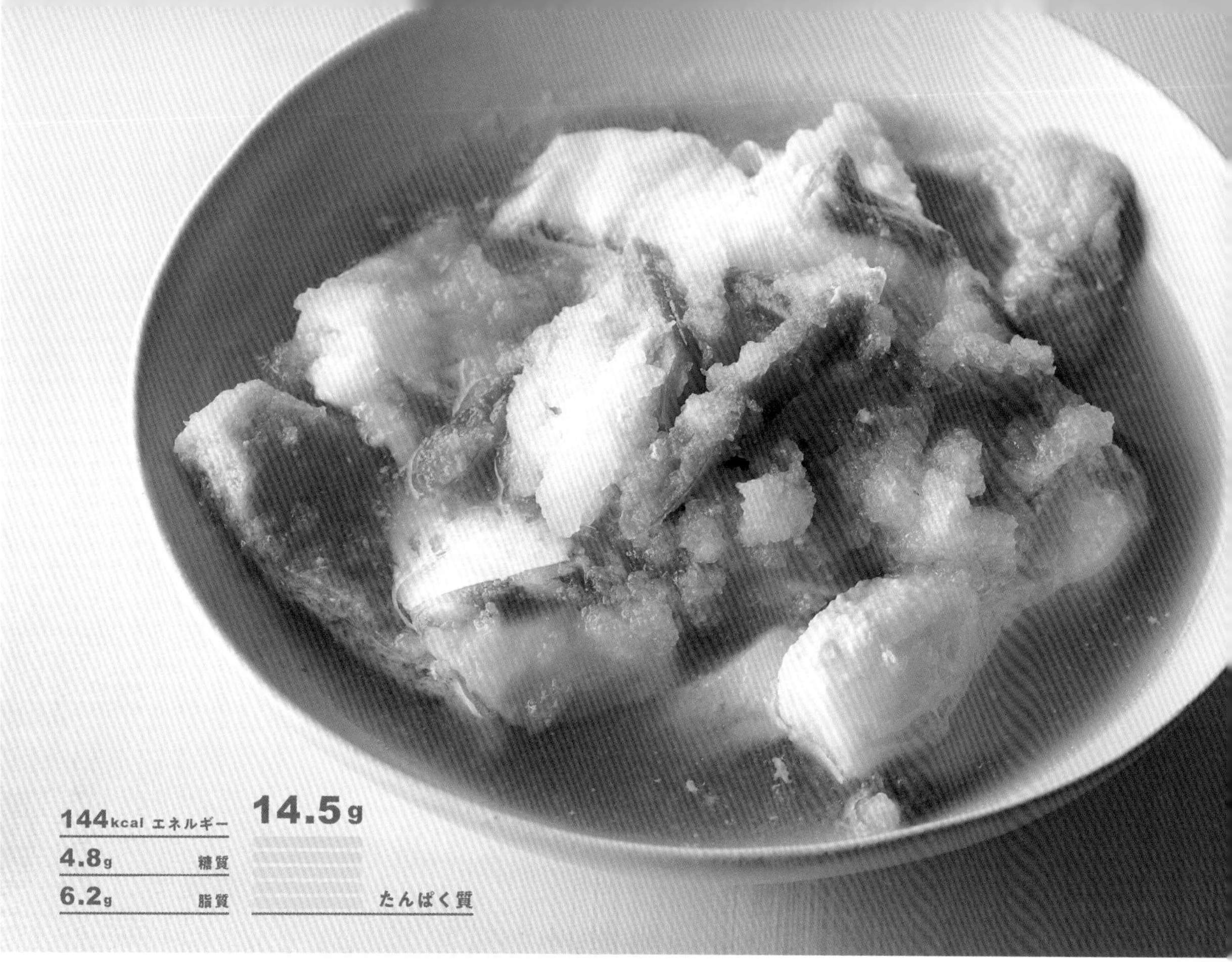

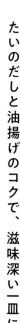

144kcal エネルギー
4.8g 糖質
6.2g 脂質
14.5g たんぱく質

たいのだしと油揚げのコクで、滋味深い一皿に

たいと油揚げのみぞれ煮

材料（2人分）

たい（刺身用）…120～150ｇ
油揚げ…１枚
A
- 白だし…大さじ２
- しょうゆ…小さじ１
- 水…200mℓ

さやいんげん…８～10本
大根おろし（軽く水けをきる）…100ｇ

作り方

1. 油揚げは2cm幅に切り、さやいんげんは筋を取り、3cm長さの斜め切りにする。
2. フライパンに**A**を入れて中火にかけ、煮立ったら、たい、**1**を加えて３～４分煮る。
3. **2**に大根おろしを加え、さらに２～３分煮る。

memo

高たんぱく・低脂質なたいは、消化吸収がよく、ビタミンDやビタミンB_1、タウリンやカリウムなど、栄養バランスにも優れています。和洋中さまざまな料理に◎。

缶詰でお手軽たんぱく質レシピ

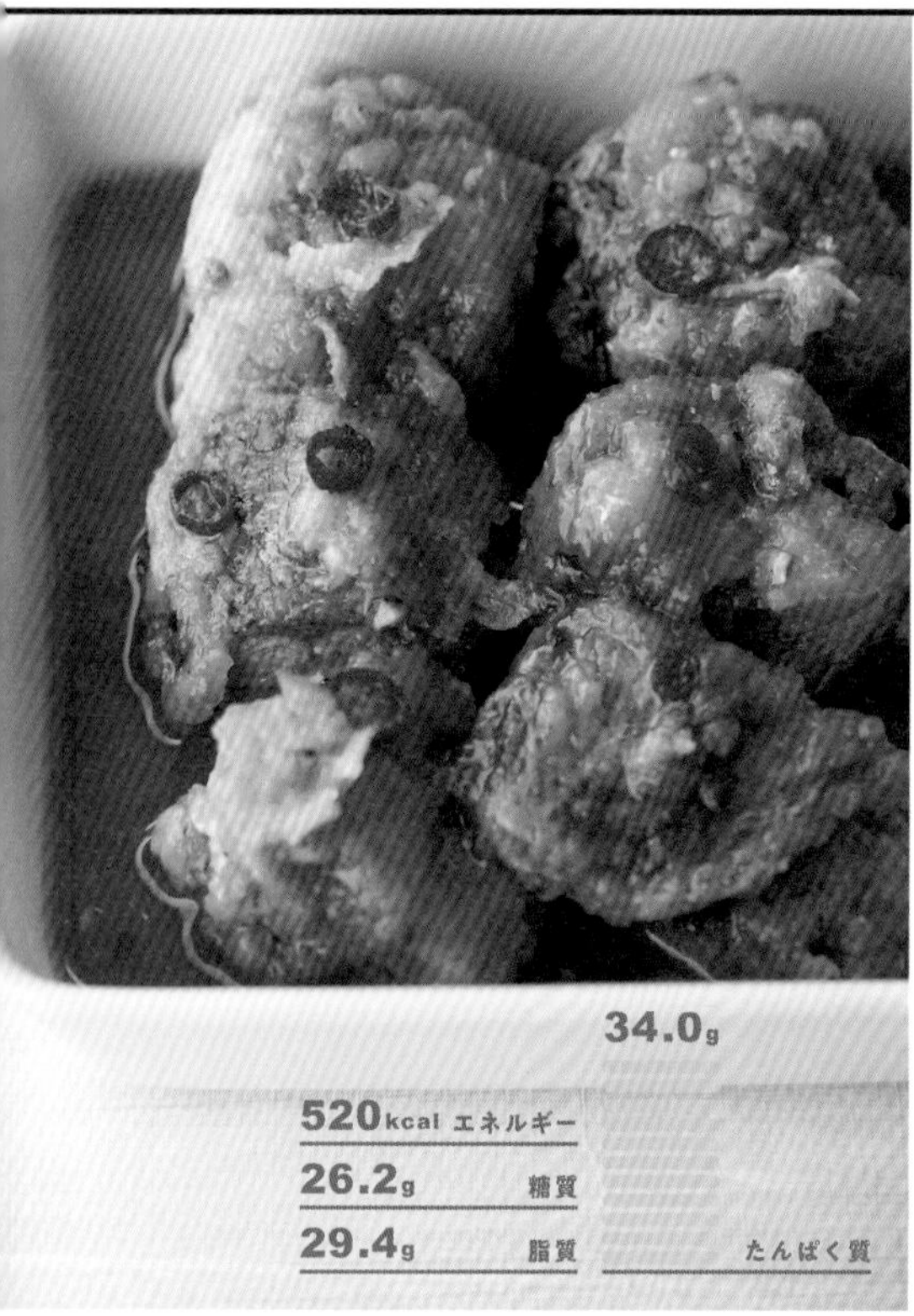

520kcal エネルギー
26.2g 糖質
29.4g 脂質
34.0g たんぱく質

骨まで食べられるからカルシウム補給に◎!

さばの甘酢漬け

材料（2人分）

さば缶（水煮）… 2缶（190 g × 2）
片栗粉…適量
A
- 酢…大さじ3
- 砂糖・しょうゆ・みりん…各大さじ1と1/2
- 赤唐辛子（輪切り）…1本分

サラダ油…大さじ2

作り方

1. さばは汁けをきってひと口大にほぐし、片栗粉をまぶす。
2. フライパンにサラダ油を中火で熱し、1を入れてさっと焼く。
3. 耐熱容器にAを入れてラップをかけ、電子レンジで1～2分加熱する。
4. 3に2を入れ、1時間以上漬ける。

さば缶とマヨネーズの相性抜群!

さば缶とひじきのコールスロー

材料（2人分）

さば缶（水煮）
…1缶（190 g）
芽ひじき（乾燥）…20 g
ホールコーン
…大さじ4
A
- マヨネーズ…大さじ2
- 酢・しょうゆ…各大さじ1/2

塩・こしょう…各適量

作り方

1. ひじきは水で戻し、水けを絞る。
2. ボウルに汁けをきってほぐしたさば、1、コーン、Aを入れて混ぜ合わせ、塩、こしょうで味をととのえる。

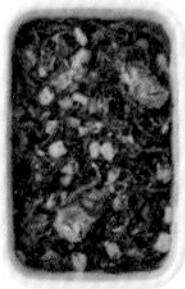

保存期間
冷蔵 3～4日

284kcal エネルギー
9.2g 糖質
17.8g 脂質
18.2g たんぱく質

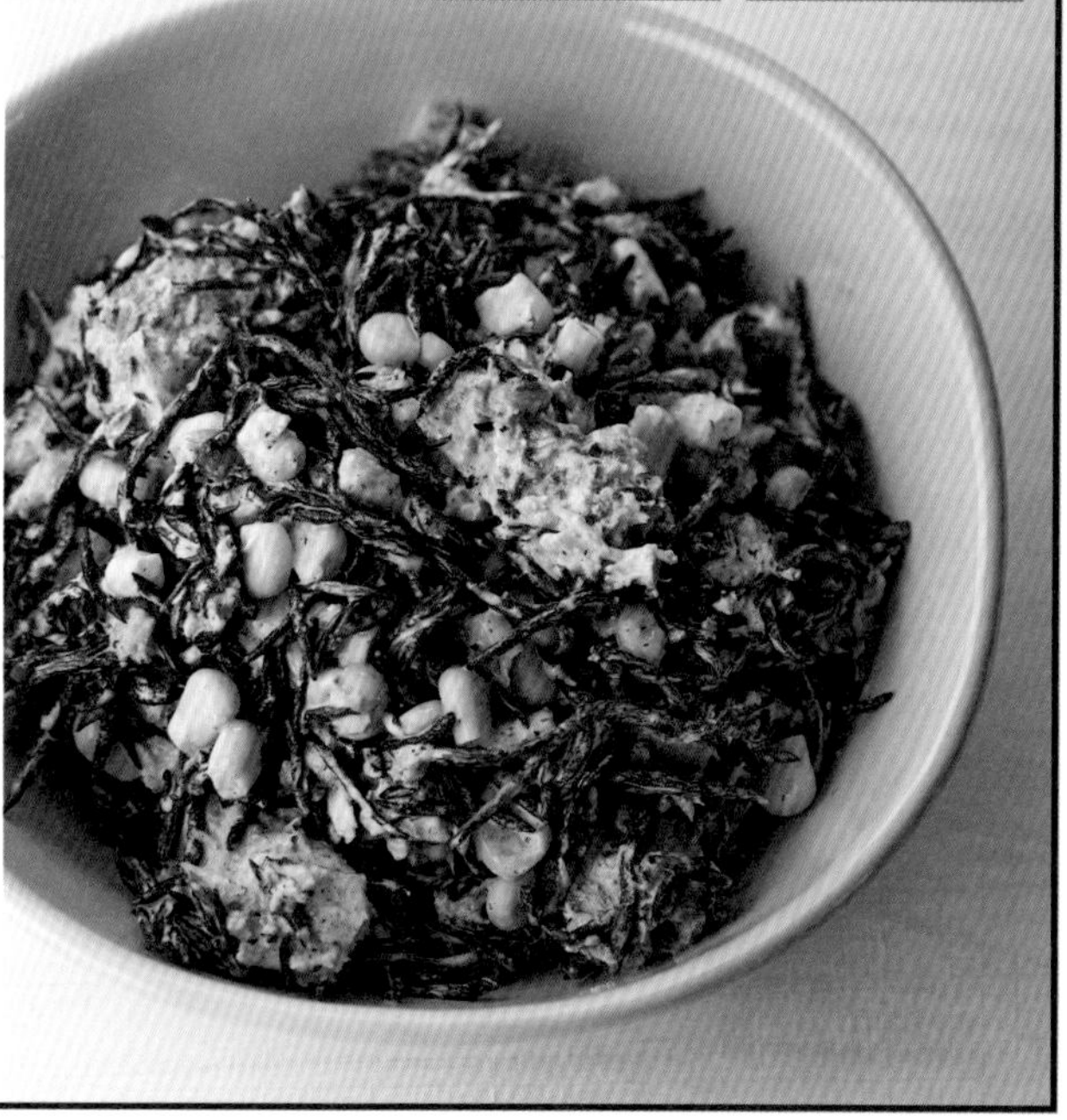

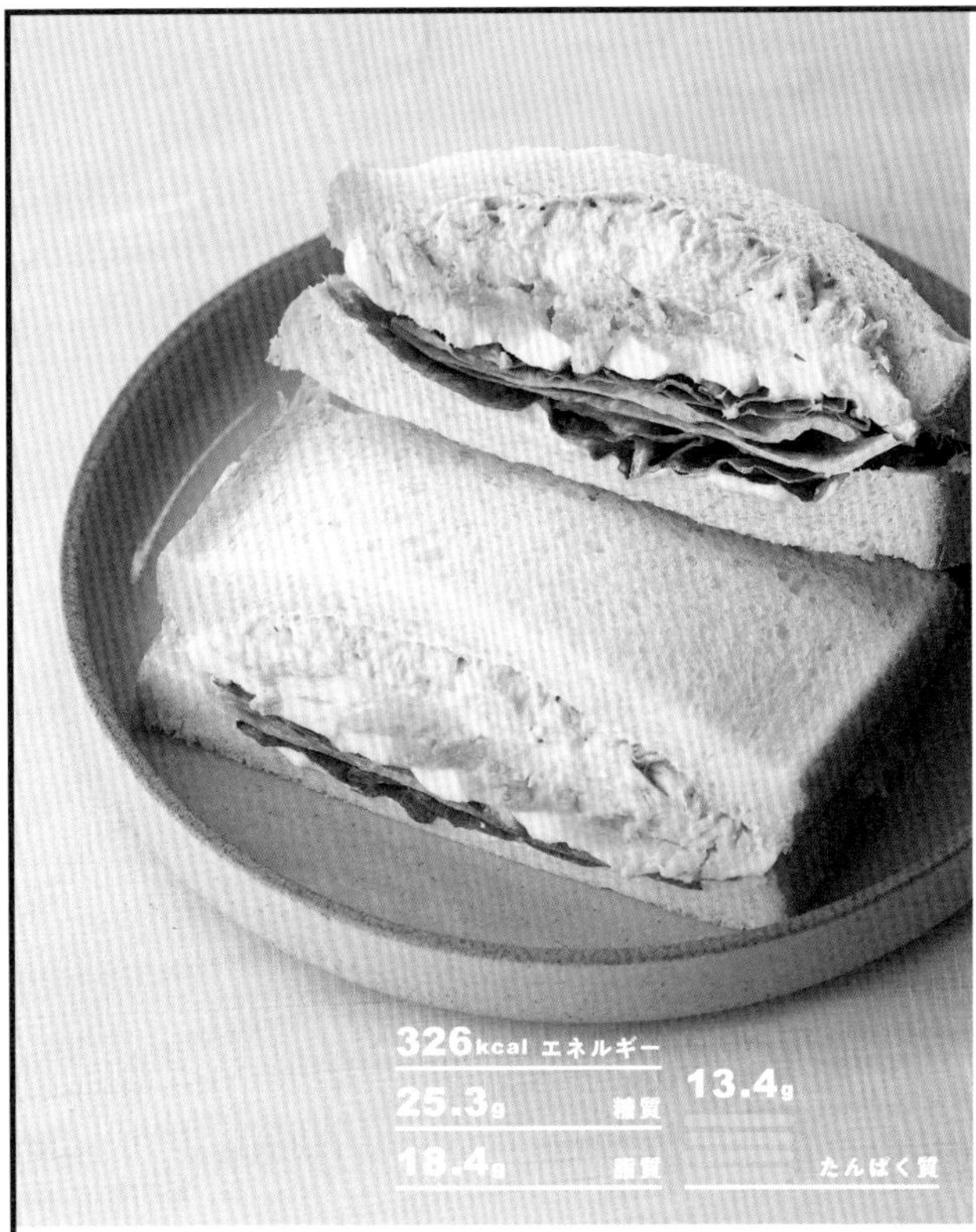
326kcal エネルギー
25.3g 糖質
18.4g 脂質
13.4g たんぱく質

コクのあるツナ缶でボリューミーな
サンドイッチに

ツナたまサンド

材料（1～2人分）

ツナ缶（オイル漬け）… 1缶（70g）
クリームチーズ…大さじ3
ゆで卵… 1個
食パン（8枚切り）… 2枚
レタス… 1～2枚

作り方

1 ツナは汁けをきり、クリームチーズを加えて混ぜる。ゆで卵は輪切りにする。
2 食パン1枚に**1**、レタスをのせてもう1枚の食パンで挟み、ラップできっちり包む。落ち着いたら食べやすい大きさに切る。

※具だくさんなサンドイッチなので、**1**にゆで卵を1個を足して半分に分け、食パン4枚で2つ分作ってもOKです。

178kcal エネルギー
5.6g 糖質
11.7g 脂質
12.7g たんぱく質

栄養が溶け込んだかば焼きのタレで味つけ!

さんま缶の
レンジスクランブルエッグ

材料（2人分）

さんま缶（かば焼き）… 1缶（80g）
溶き卵… 2個分
牛乳…小さじ2
塩・こしょう・粗びき黒こしょう…各適量

作り方

1 耐熱容器に溶き卵、牛乳を入れて混ぜ、さんまをほぐして汁ごと加える。
2 **1**にラップをかけ、電子レンジで1分30秒加熱し、一度取り出して混ぜ合わせる。再度ラップをかけ、30～40秒加熱し、塩、こしょうで味をととのえる。
3 器に盛り、粗びき黒こしょうをふる。

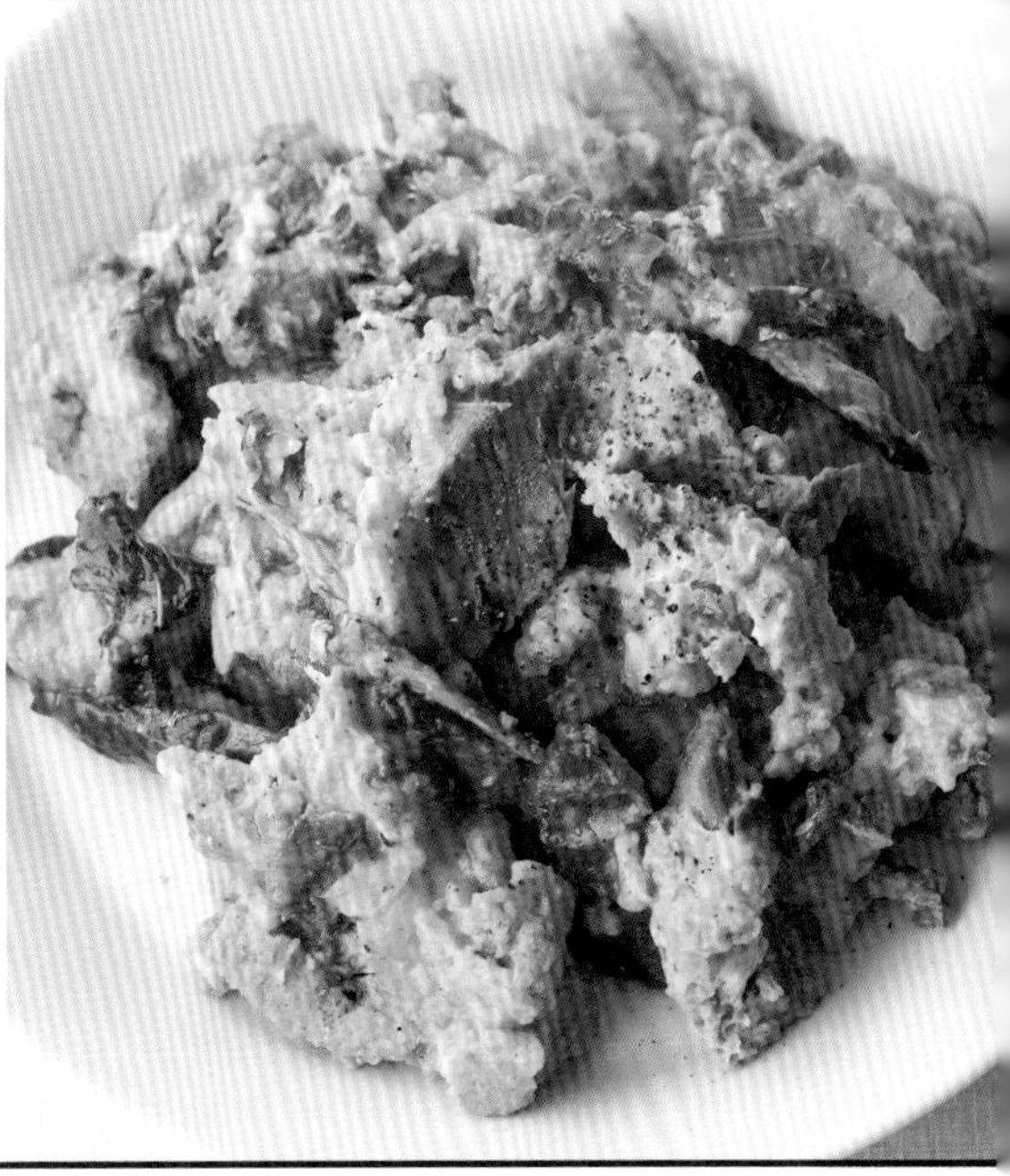

おつまみにたまらない!

焼き鳥のチーズ焼き

材料（1人分）

焼き鳥缶… 1缶（75 g）
ピザ用チーズ…12 g
小ねぎ（小口切り）…適量

作り方

1 焼き鳥缶のふたを開け、ピザ用チーズをのせ、オーブントースターで5分ほど焼く。
2 小ねぎを散らす。

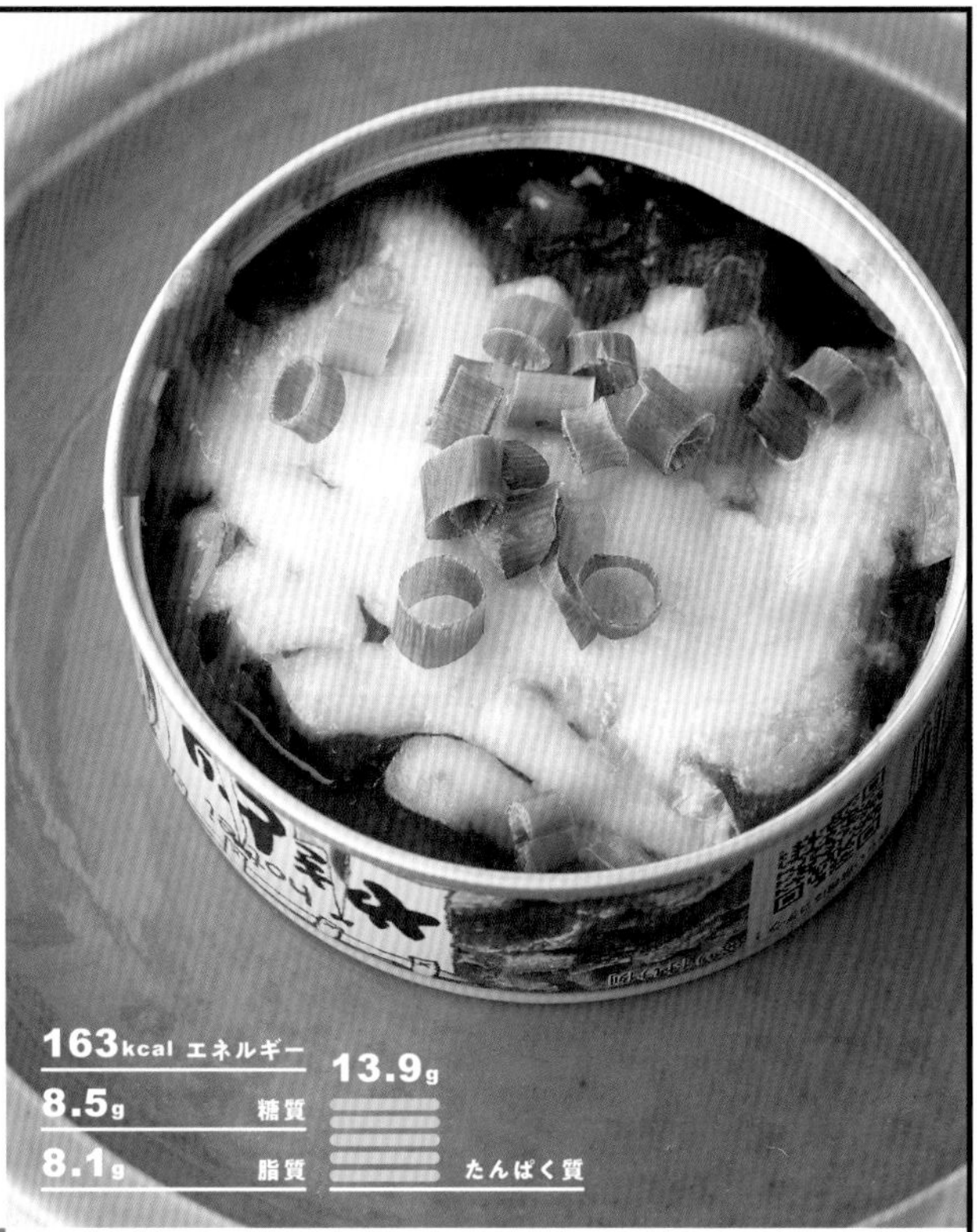
163kcal エネルギー
8.5g 糖質
8.1g 脂質
13.9g たんぱく質

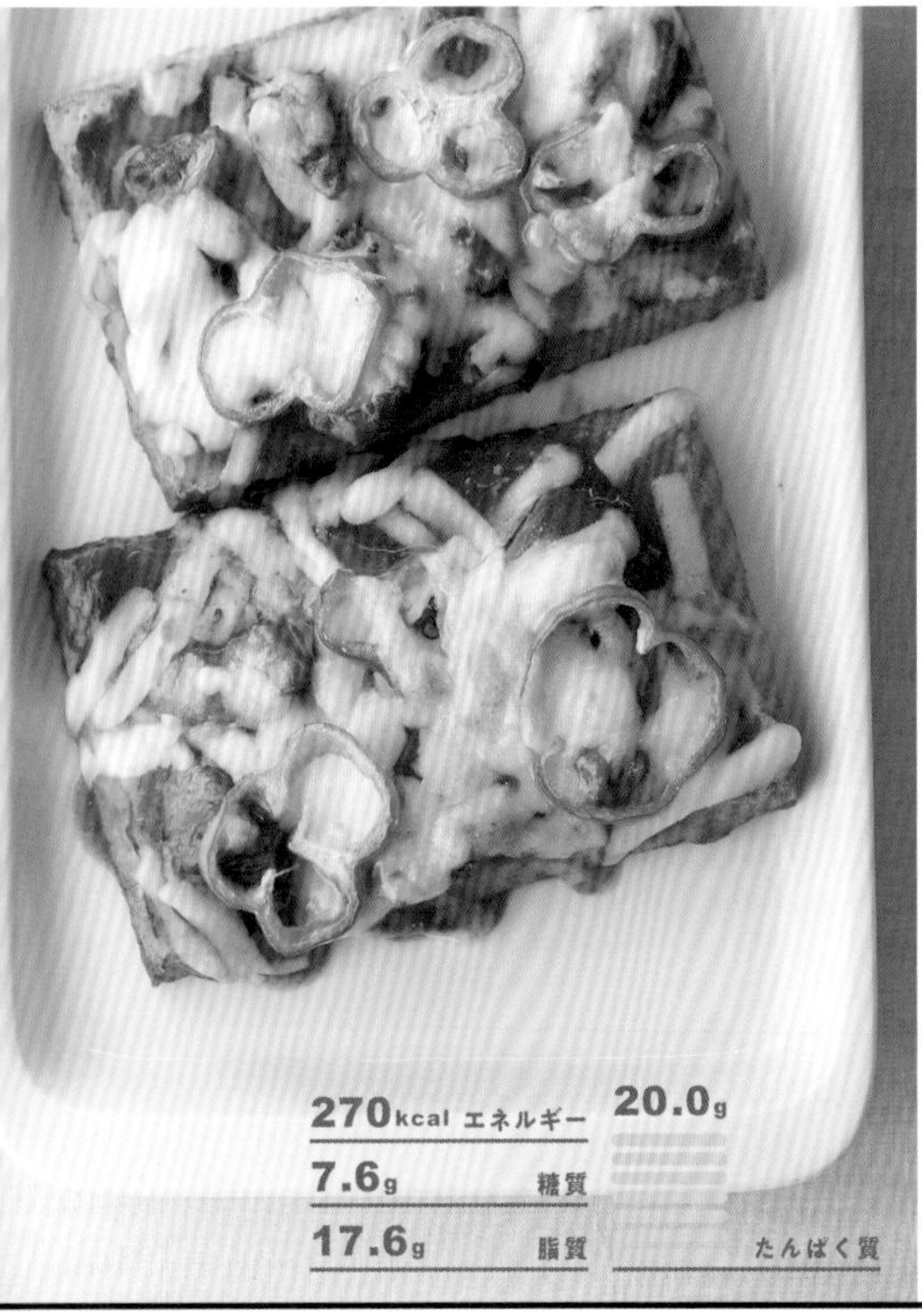
270kcal エネルギー
7.6g 糖質
17.6g 脂質
20.0g たんぱく質

厚揚げと焼き鳥缶でダブルたんぱく質!

チキンピザ風厚揚げトースト

材料（2枚分）

焼き鳥缶… 1缶（75 g）
厚揚げ… 1枚
トマトケチャップ…小さじ2
豆板醤…小さじ1/2
ピーマン…1/2個
ピザ用チーズ…40 g

作り方

1 厚揚げは厚みを半分に切る。
2 ピーマンは輪切りにする。
3 **1** にトマトケチャップ、豆板醤を薄くぬり、焼き鳥、**2**、ピザ用チーズをのせ、オーブントースターで6～7分ほど焼く。

豆腐の水きりをしっかりして、
調味料は少なめに!

大豆缶とほうれん草の白和え

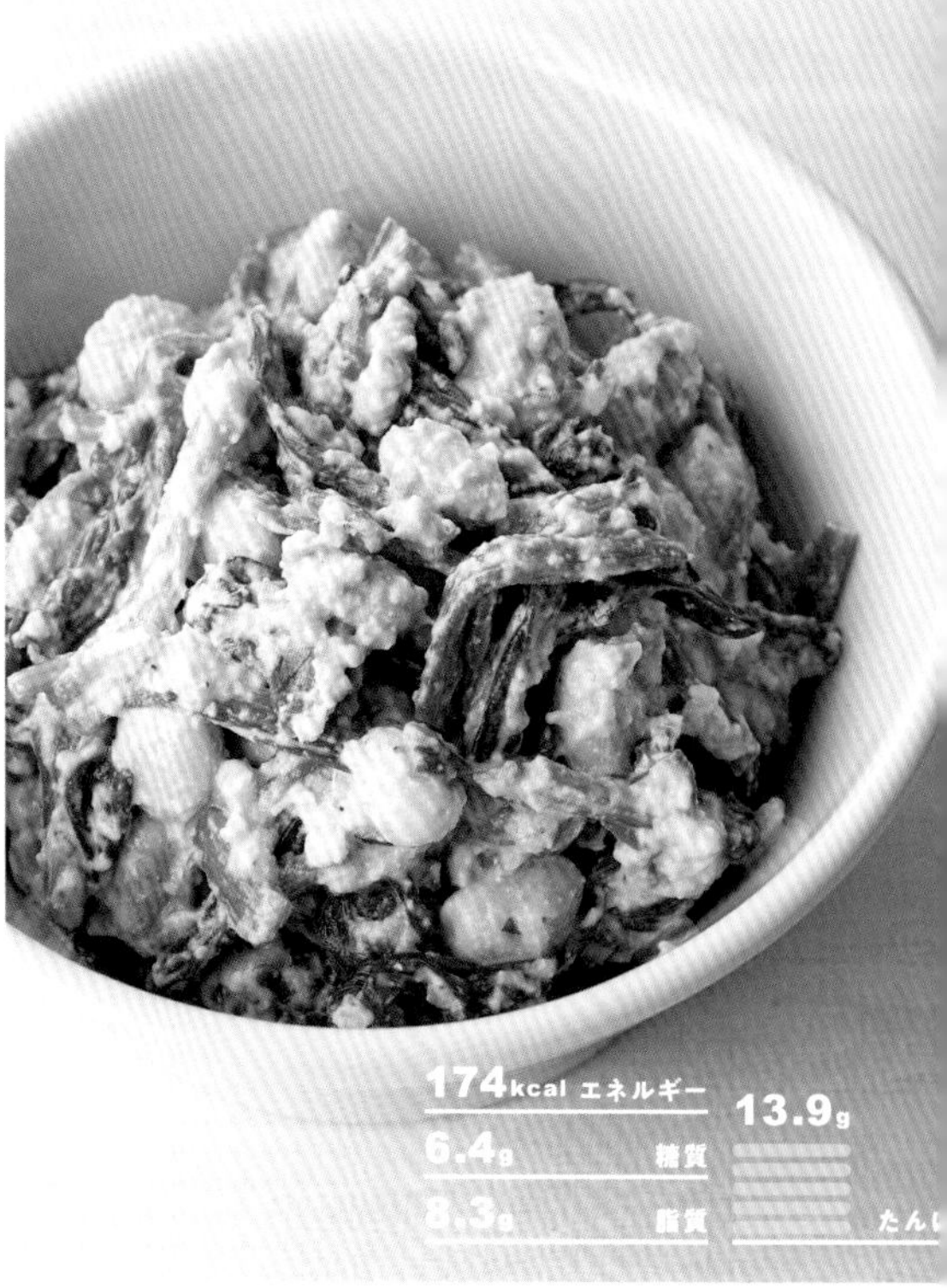

174kcal エネルギー
6.4g 糖質
8.3g 脂質
13.9g たん

材料(1～2人分)

大豆缶(水煮)…100g
木綿豆腐…150g
(しっかりと水きりをして90g前後にする)
ほうれん草…1束(200g)
A
砂糖・白すりごま…各大さじ1
薄口しょうゆ…小さじ2
塩…少々

作り方

1 ボウルに水きりした豆腐を入れて泡立て器などですりつぶし、Aを加えて混ぜる。
2 鍋に湯を沸かし、ほうれん草を1分ほどゆで、水けを絞り、3～4cm長さに切る。
3 1に2、大豆を加えて和える。

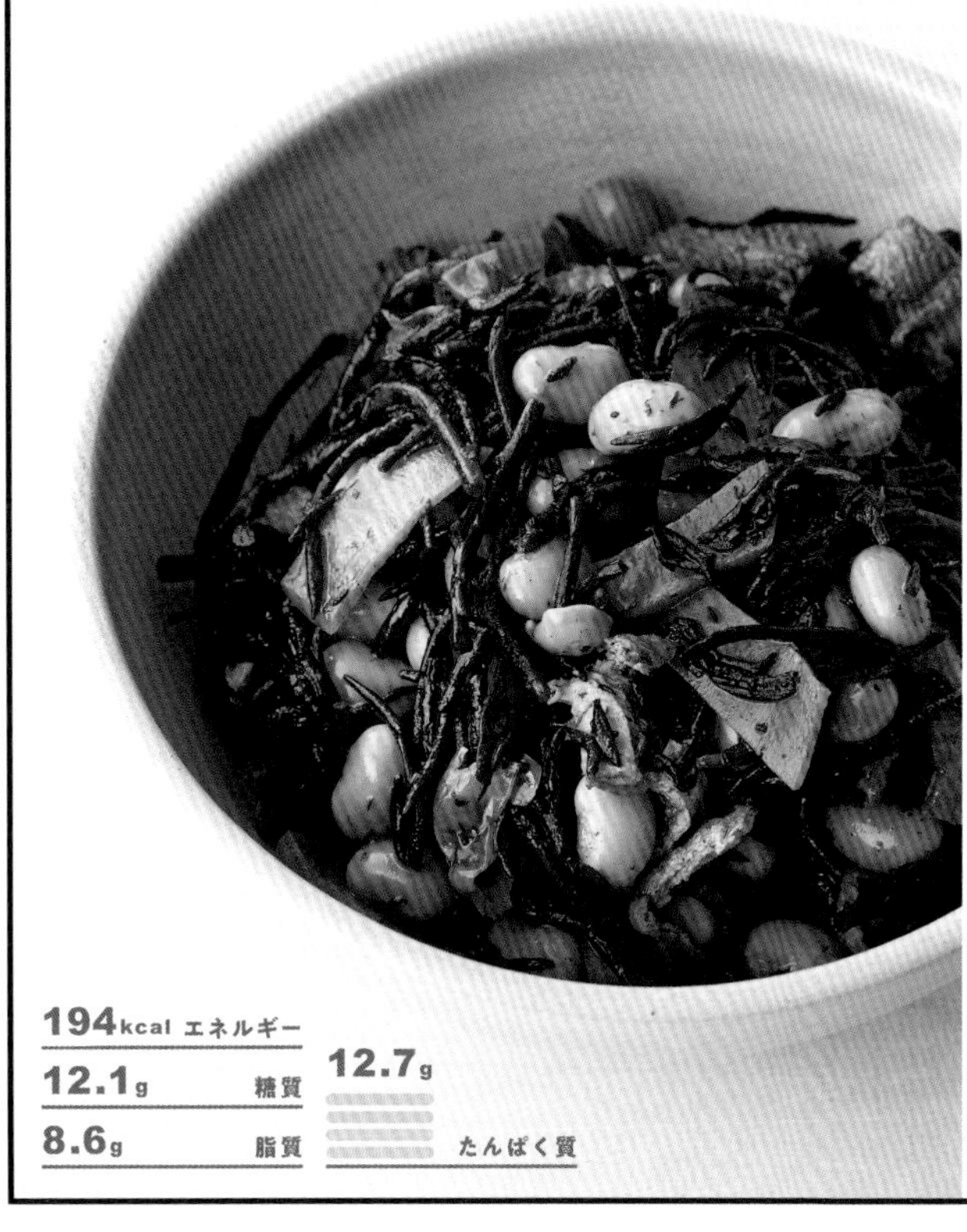

194kcal エネルギー
12.1g 糖質
8.6g 脂質
12.7g たんぱく質

お弁当のおかずにもおすすめ!

大豆缶とひじきのレンジ煮

材料(2人分)

大豆缶(水煮)…1缶(120g)
油揚げ…1枚(30g)
芽ひじき(乾燥)…15g
にんじん…1/4本
A
めんつゆ(3倍濃縮)…大さじ3
砂糖…大さじ1
水…大さじ6

作り方

1 ひじきは水で戻し、水けを絞る。油揚げとにんじんは短冊切りにする。
2 耐熱容器に1、大豆、Aを入れてラップをかけ、電子レンジで5～6分加熱する。混ぜ合わせたら冷まし、味をなじませる。

究極の卵かけごはんバリエ

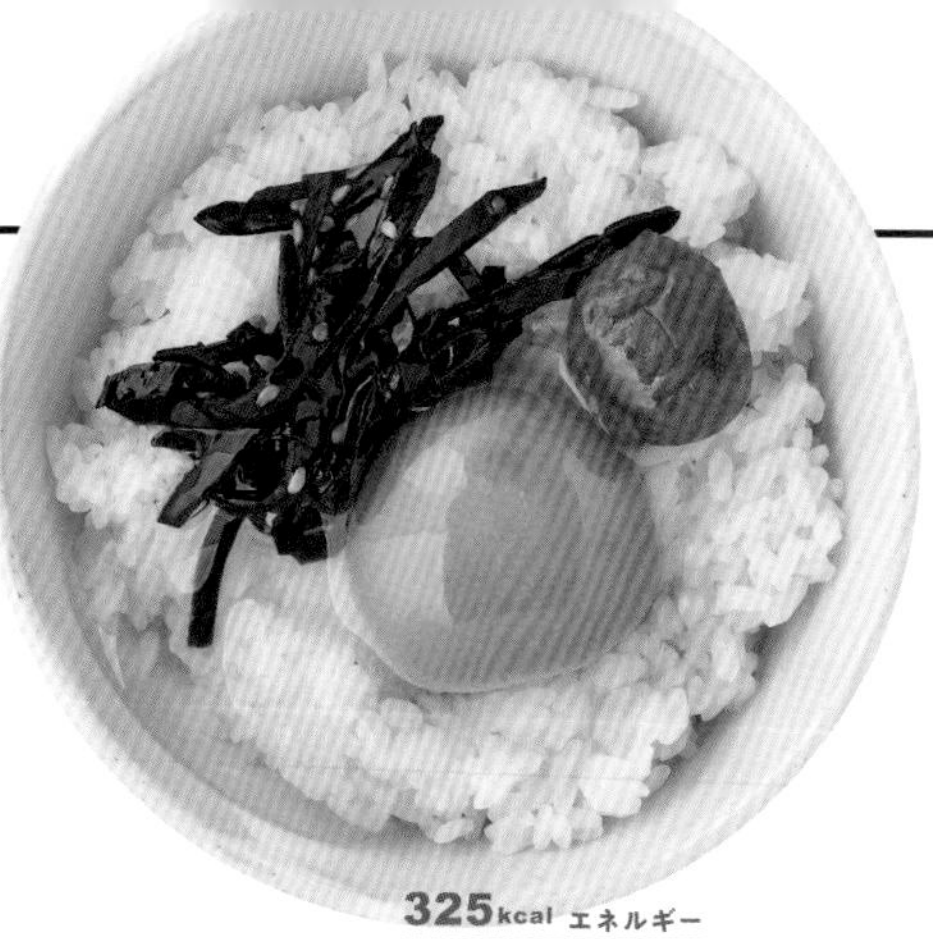

昆布の佃煮+梅干し

材料と作り方（１人分）

茶碗にごはん適量を盛り、くぼみを作り卵１個を割り入れる。昆布の佃煮適量と梅干し１個をのせる。

325kcal エネルギー
55.5g 糖質
5.1g 脂質
9.1g たんぱく質

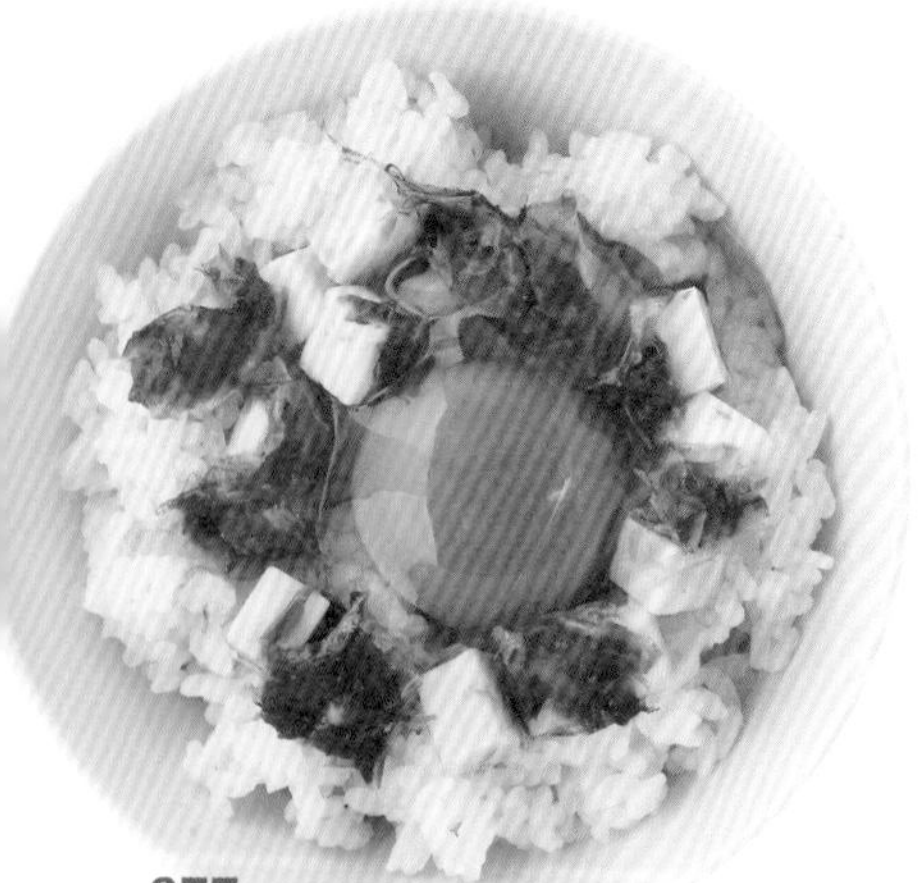

かつお節+チーズ

材料と作り方（１人分）

茶碗にごはん適量を盛り、くぼみを作り卵1個を割り入れる。角切りにしたプロセスチーズ20～30ｇとかつお節2ｇをのせ、しょうゆ適量を回しかける。

377kcal エネルギー
54.1g 糖質
9.9g 脂質
14.4g たんぱく質

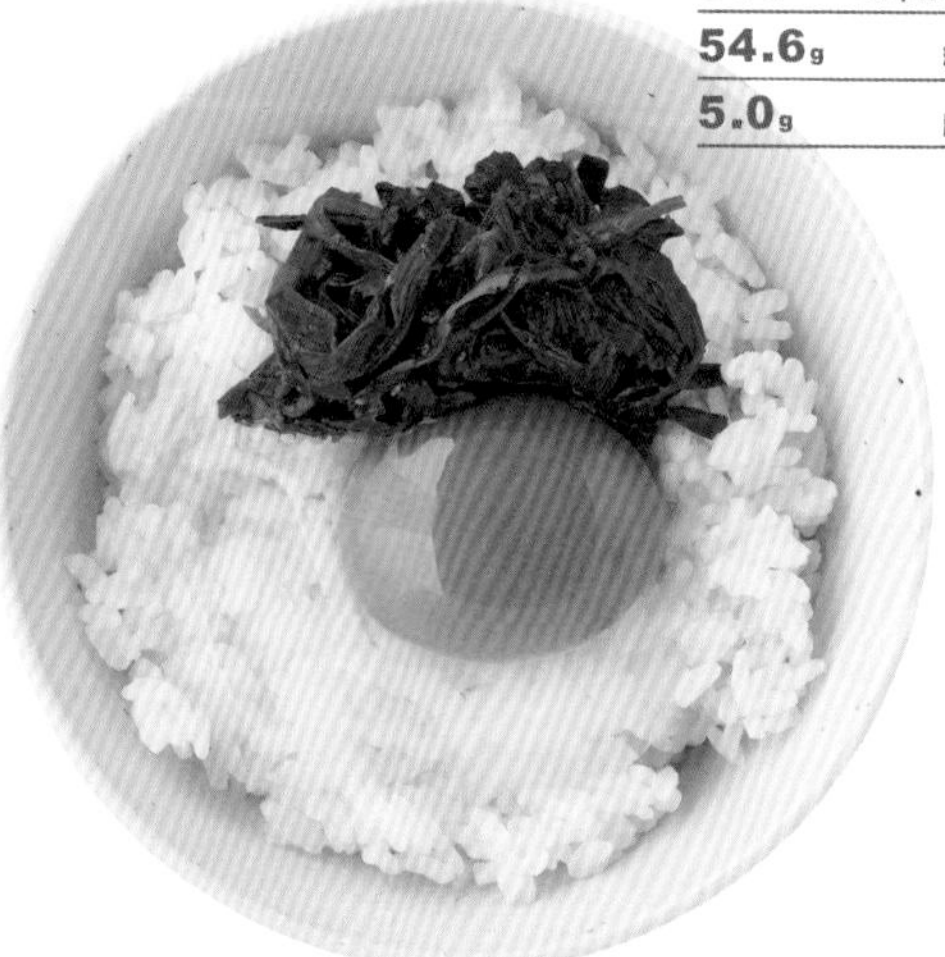

にらのピリ辛ナムル

材料と作り方（１人分）

1 耐熱容器に3～4cm長さに切ったにら30ｇを入れてラップをかけ、電子レンジで１分～１分30秒加熱し、豆板醤小さじ1/2を加えて混ぜる。
2 茶碗にごはん適量を盛り、くぼみを作り卵１個を割り入れ、**1**をのせ、しょうゆ適量を回しかける。

9.4g たんぱく質
315kcal エネルギー
54.6g 糖質
5.0g 脂質

桜えび+小ねぎ+白だし

材料と作り方（１人分）

茶碗にごはん適量を盛り、くぼみを作り卵1個を割り入れる。桜えび大さじ１と小口切りにした小ねぎ適量を散らし、白だし適量をかける。

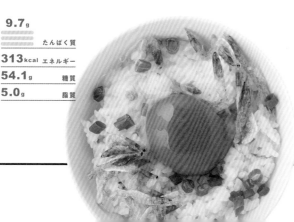

9.7g たんぱく質
313kcal エネルギー
54.1g 糖質
5.0g 脂質

ツナ＋コーン

材料と作り方（1人分）

茶碗にごはん適量を盛り、くぼみを作り卵1個を割り入れる。汁けをきったツナ（水煮）大さじ2をのせ、ホールコーン大さじ1を散らし、しょうゆ適量を回しかける。

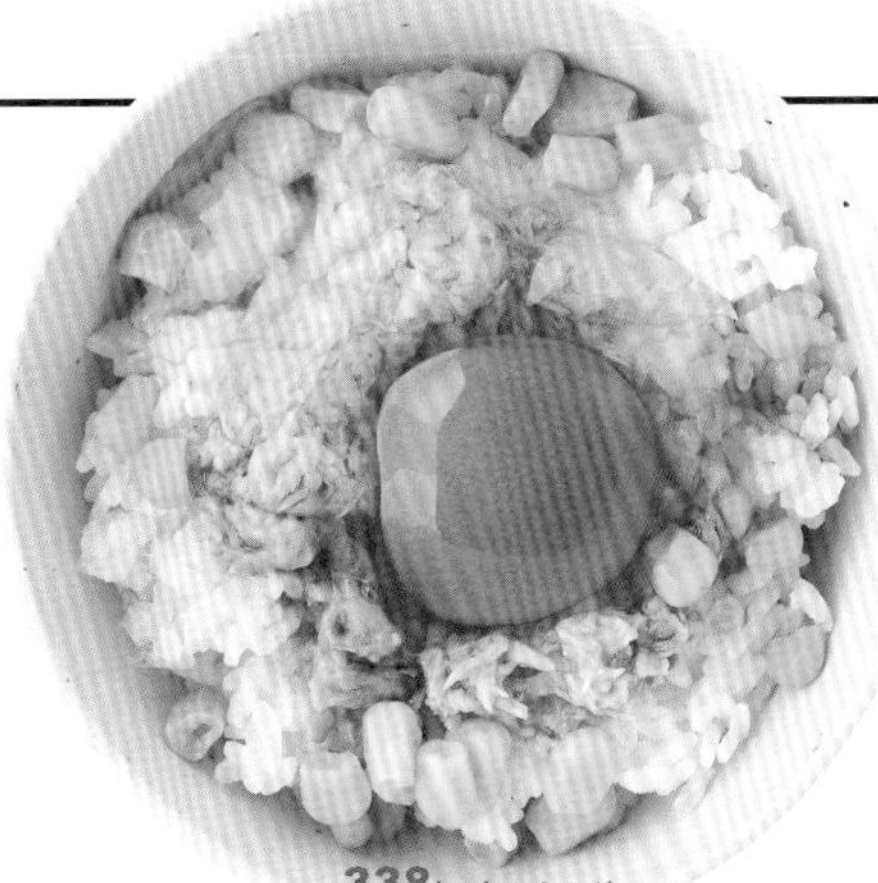

410kcal エネルギー
58.8g 糖質
10.2g 脂質
16.1g たんぱく質

338kcal エネルギー
56.6g 糖質
5.2g 脂質
13.1g たんぱく質

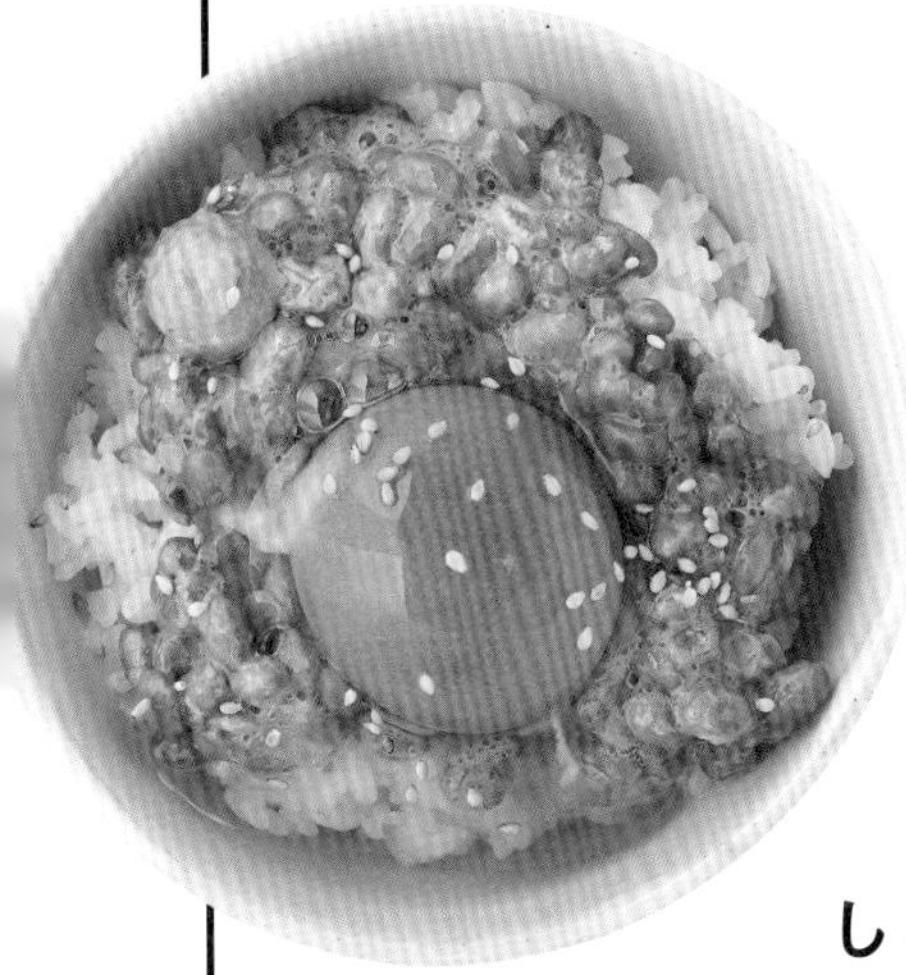

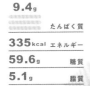

納豆＋わさび＋白いりごま

材料と作り方（1人分）

茶碗にごはん適量を盛り、添付のタレを混ぜた納豆をかけ、くぼみを作り卵1個を割り入れる。ねりわさび小さじ1/2を添え、白いりごま適量をふる。

314kcal エネルギー
54.2g 糖質
5.0g 脂質
10.0g たんぱく質

しらす干し＋小ねぎ

材料と作り方（1人分）

茶碗にごはん適量を盛り、くぼみを作り卵1個を割り入れる。しらす干し大さじ1をかけ、小口切りにした小ねぎ適量を散らし、しょうゆ適量を回しかける。

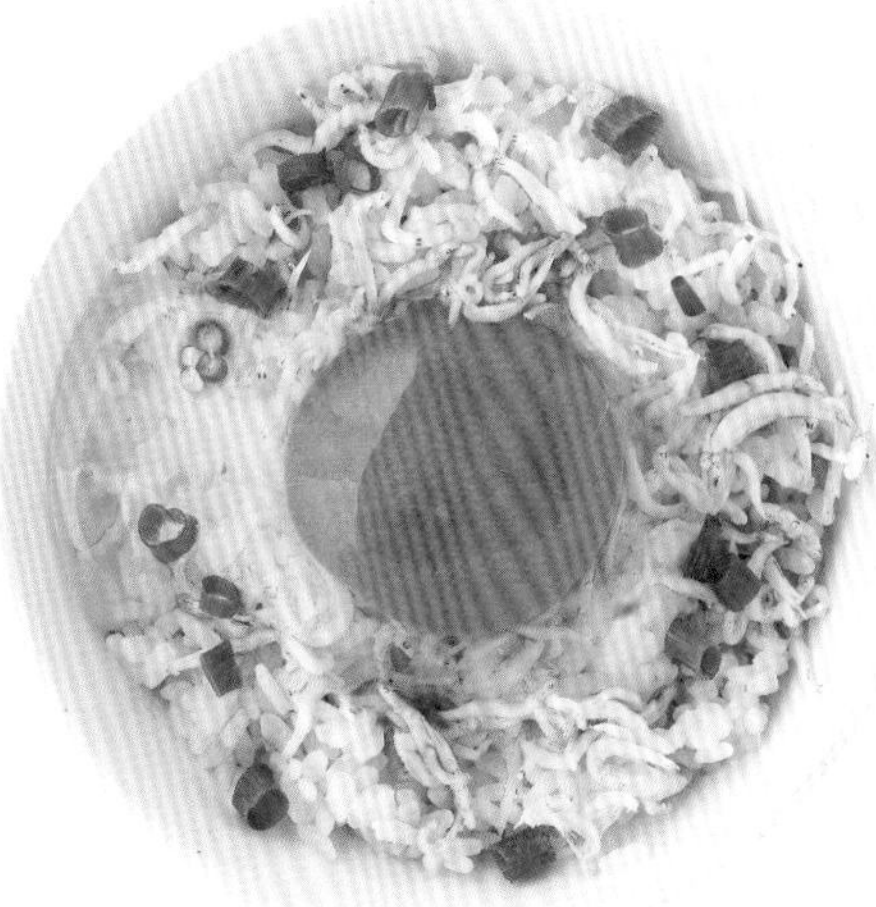

9.4g たんぱく質
335kcal エネルギー
59.6g 糖質
5.1g 脂質

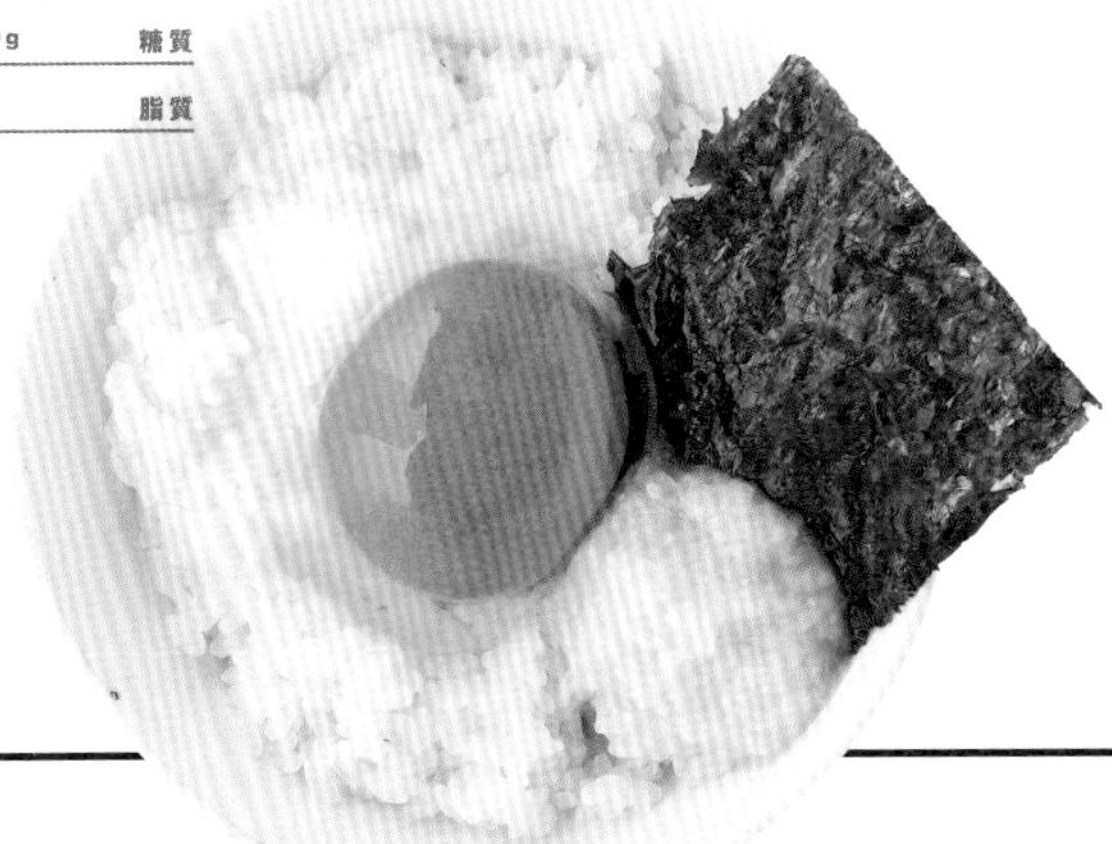

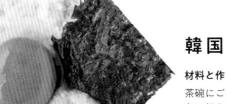

韓国のり＋塩麹

材料と作り方（1人分）

茶碗にごはん適量を盛り、くぼみを作り卵1個を割り入れる。韓国のり1～2枚を添え、塩麹小さじ2をのせ、しょうゆ適量を回しかける。

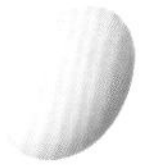

食材栄養memo

ビタミンCと食物繊維以外の栄養素をすべて含み、完全栄養食品とも呼ばれる。調理のバリエーションも豊富。

具だくさんなオムレツを、メインのおかずに！

スパニッシュ風オムレツ

献立例

■副菜 → P140

おからクスクス風サラダ

■汁物

もずくスープ

材料と作り方（１人分）

器にもずく酢（市販）１パック、鶏がらスープの素(顆粒)小さじ1/2、白いりごま適量を入れ、水100mℓを注ぎ入れてラップをかけ、電子レンジで２分加熱する。ラー油適量をかける。

材料（２人分）

溶き卵…４個分
ベーコン…２枚
ピザ用チーズ…30ｇ
かぼちゃ…200ｇ
玉ねぎ…1/4個
牛乳…大さじ１
顆粒ブイヨン…小さじ１
塩・こしょう…各適量
サラダ油…大さじ１
トマトケチャップ…適宜

作り方

1 かぼちゃと玉ねぎは1㎝角に切り、耐熱容器に入れてラップをかけ、電子レンジで３～４分加熱する。一度取り出して混ぜ合わせ、細切りにしたベーコンを加えてラップをかけ、電子レンジでさらに１分加熱する。

2 **1**に溶き卵、牛乳、顆粒ブイヨン、塩、こしょう、ピザ用チーズを加えて混ぜる。

3 小さめのフライパン（直径20㎝）にサラダ油を中火で熱し、**2**を流し入れる。菜箸などで大きくかき混ぜ、半熟状になったらふたをして、弱火で焼く。８割くらい火が通ったら上下を返し、中まで火を通す。

4 粗熱がとれたら食べやすい大きさに切って器に盛り、お好みでトマトケチャップをかける。

memo 完全栄養食品の卵を日々の食事に少しずつ取り入れて

卵はアミノ酸スコア100の、栄養バランスのよい良質なたんぱく質食品。メイン料理としてはもちろん、スープに回しかけてかきたまにしたり、卵かけごはん（P120）などで、こまめに取り入れましょう。植物性たんぱく質のおかずと合わせて腹持ちアップ！

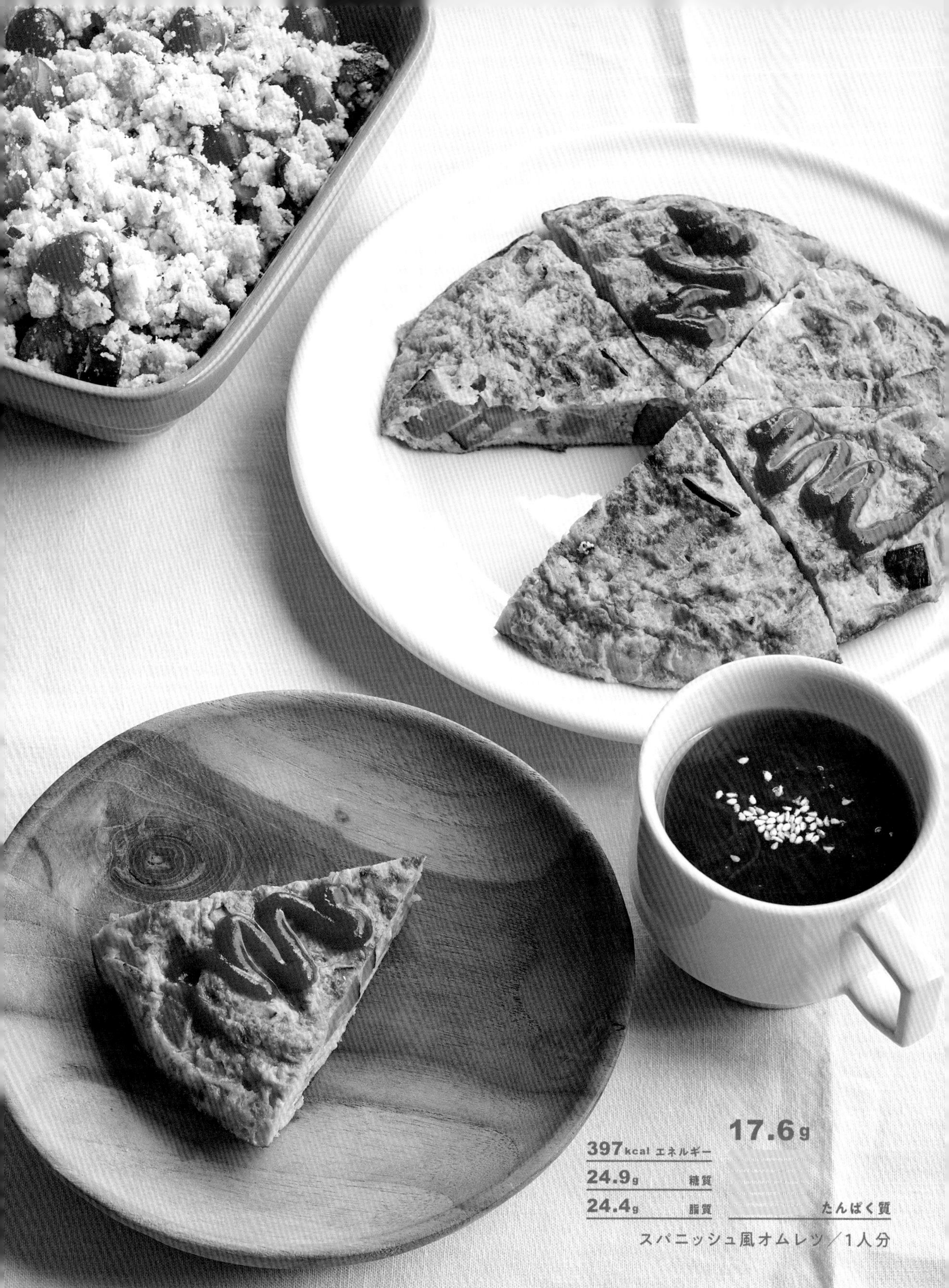

スパニッシュ風オムレツ／1人分

17.6g たんぱく質

397kcal エネルギー

24.9g 糖質

24.4g 脂質

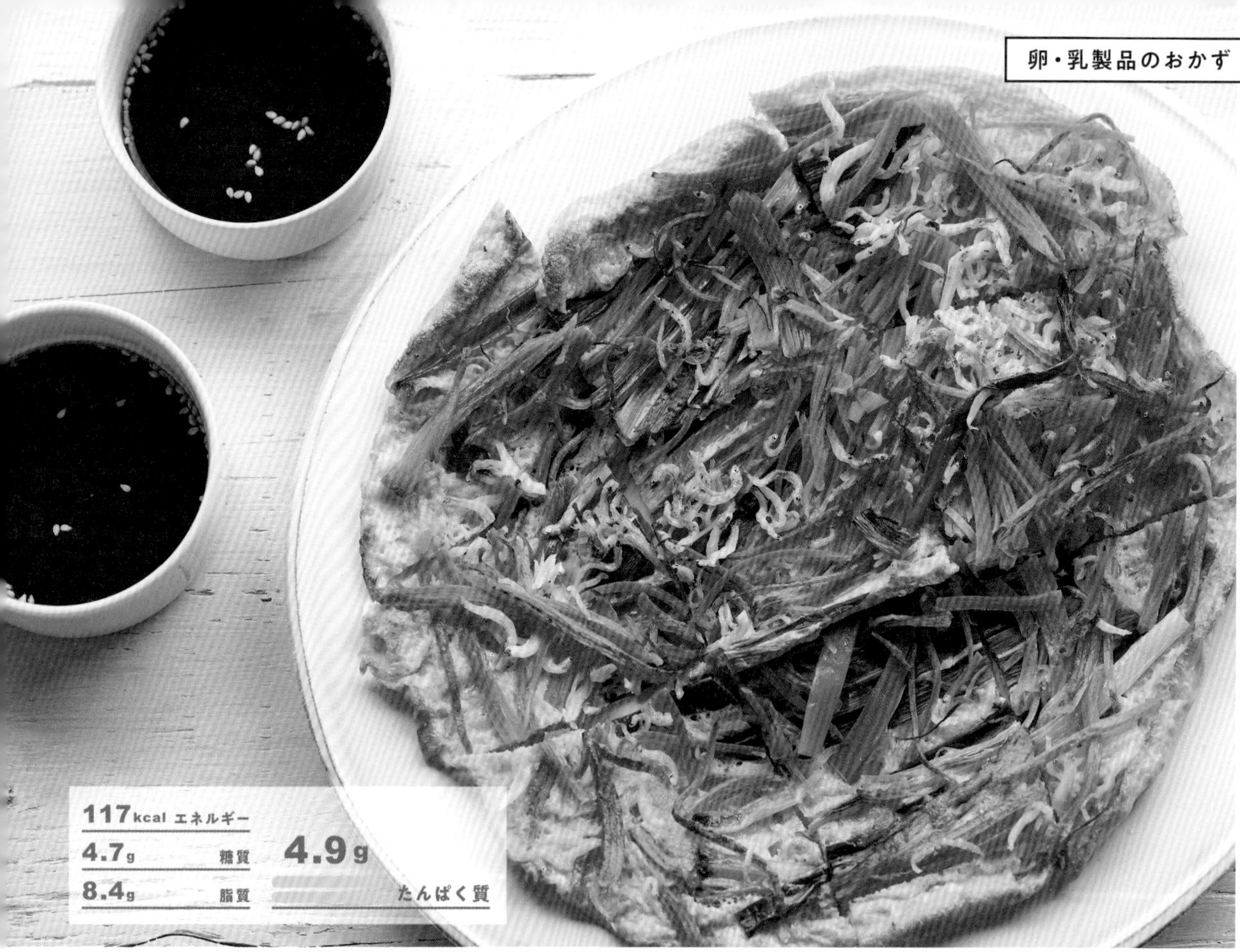

117kcal エネルギー
4.7g 糖質
8.4g 脂質
4.9g たんぱく質

ごま油の香りが食欲そそる！

チヂミ風卵焼き

材料（2人分）

A 溶き卵…2個分
A 塩…ひとつまみ

小ねぎ…1/4束（25g）
にんじん…1/3本
しらす干し…大さじ2
ごま油…大さじ1
B ポン酢しょうゆ・豆板醤・白いりごま…各適量

作り方

1 小ねぎは10cm長さに切り、にんじんはスライサーでせん切りにする。

2 フライパンにごま油を中火で熱し、混ぜ合わせた**A**を流し入れ、**1**、しらすをのせる。卵に火が通ったらひっくり返し、1分ほど焼く。

3 **2**を食べやすい大きさに切って器に盛り、**B**を混ぜ合わせて添える。

memo

ひっくり返すときは、オーブンシートをかけて器をのせて返し、オーブンシートをスライドしてフライパンに戻すと、きれいに返せます。

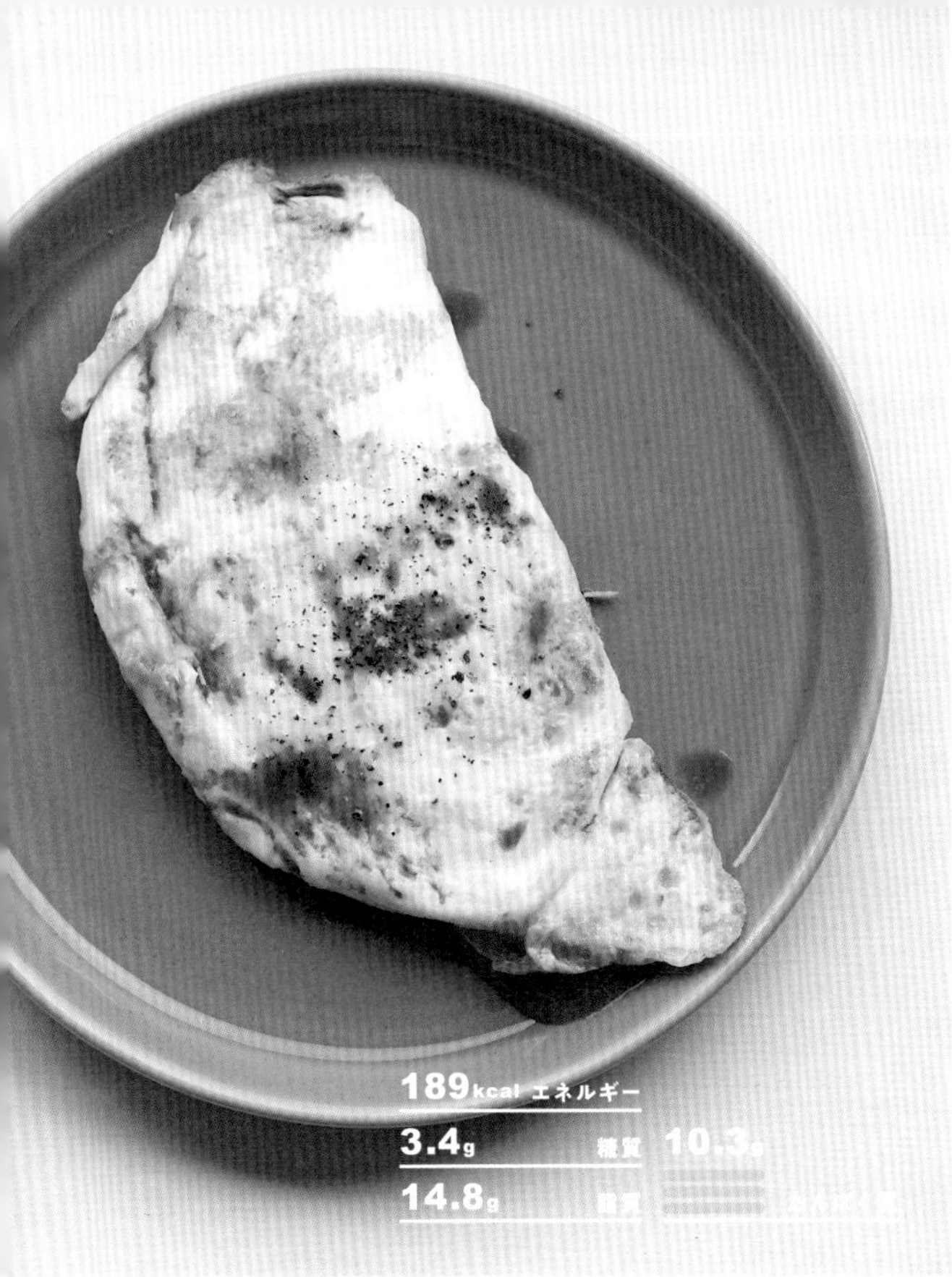
189kcal エネルギー
3.4g 糖質
10.3g
14.8g 脂質

チーズの旨みをシンプルに味わって

ぱったん卵

材料（1人分）

卵…１個
ハム…１枚
ピザ用チーズ…大さじ１
サラダ油・しょうゆ・粗びき黒こしょう…各適量

作り方

1 ハムは細かく刻む。
2 フライパンにサラダ油を中火で熱し、卵を割り落とす。白身に火が通ったらヘラで黄身を割り、**1**、ピザ用チーズをのせて半分にたたみ、両面を焼く。
3 器に盛り、しょうゆをかけ、粗びき黒こしょうをふる。

枝豆のプチプチ食感がアクセント

枝豆入り炒り卵

材料（2人分）

溶き卵…２個分
枝豆（冷凍／解凍してさやから取り出す）…30ｇ
A 塩・こしょう…各適量
A マヨネーズ…小さじ１
サラダ油…適量

作り方

1 ボウルに溶き卵、枝豆、**A**を入れて混ぜ合わせる。
2 フライパンにサラダ油を中火で熱し、**1**を流し入れ、ふわっと炒めて全体に火を通す。

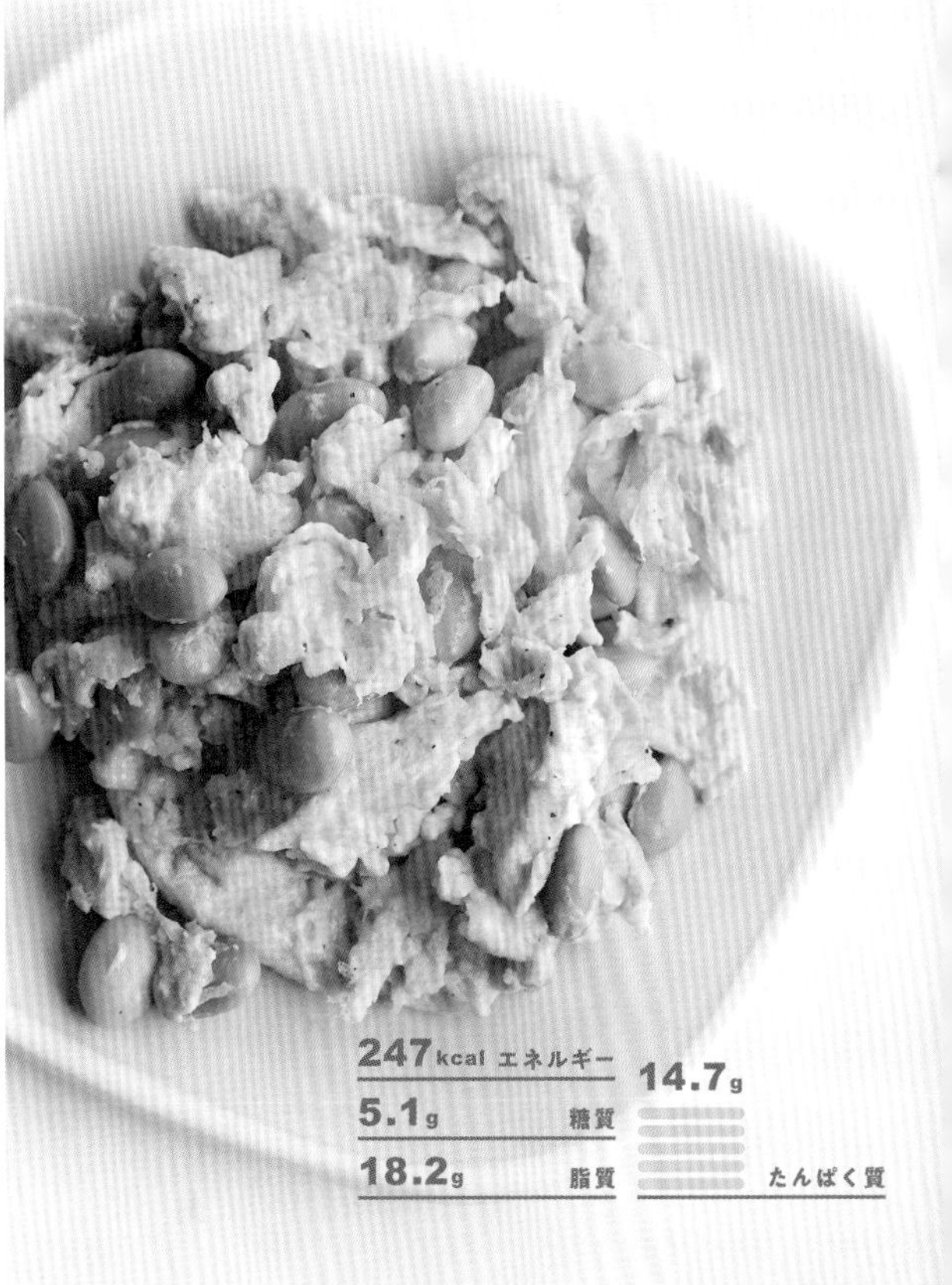
247kcal エネルギー
5.1g 糖質
18.2g 脂質
14.7g たんぱく質

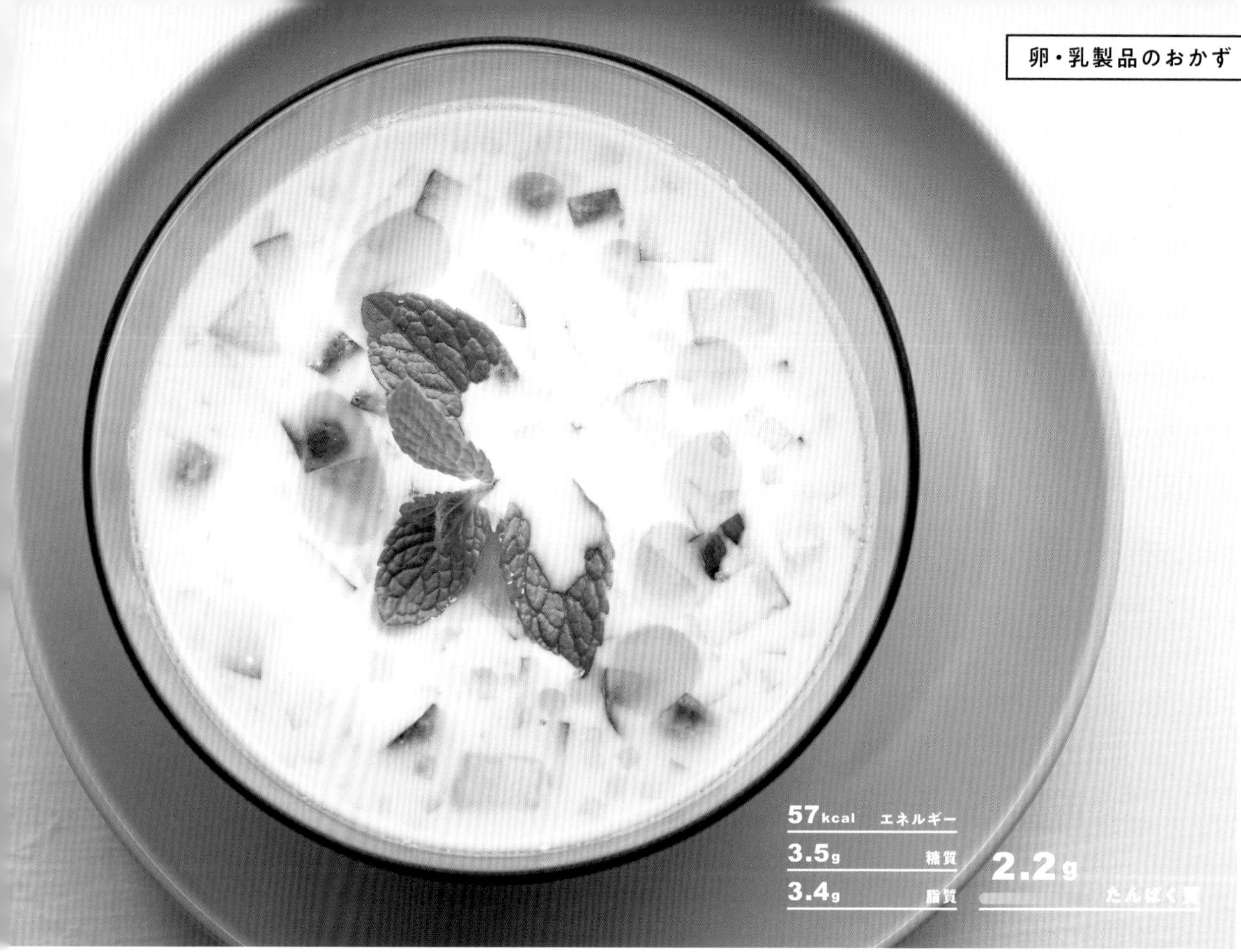

57kcal エネルギー
3.5g 糖質
3.4g 脂質
2.2g たんぱく質

セロリの風味でさっぱりとした味わい

トルコ風きゅうりのヨーグルトスープ

材料（2人分）

プレーンヨーグルト（無糖）・水…各100mℓ
きゅうり…1本
セロリ…50g
塩…小さじ1/2
すりおろしにんにく…1/2かけ分
こしょう・オリーブ油・ミント（あれば）…各適量

作り方

1 きゅうりは小さめの角切りにして塩ひとつまみ（分量外）をふり、水分が出たら水けを絞る。セロリは粗みじん切りにする。
2 ボウルにヨーグルト、水、すりおろしにんにく、塩を入れて混ぜ、こしょうをふる。
3 器に盛り、オリーブ油をかけ、ミントを添える。

memo

ヨーグルトに含まれるたんぱく質はそれほど多くはないですが、消化吸収されやすいといわれているので、効率のよい摂取が期待できます。カルシウムの補給にも◎。

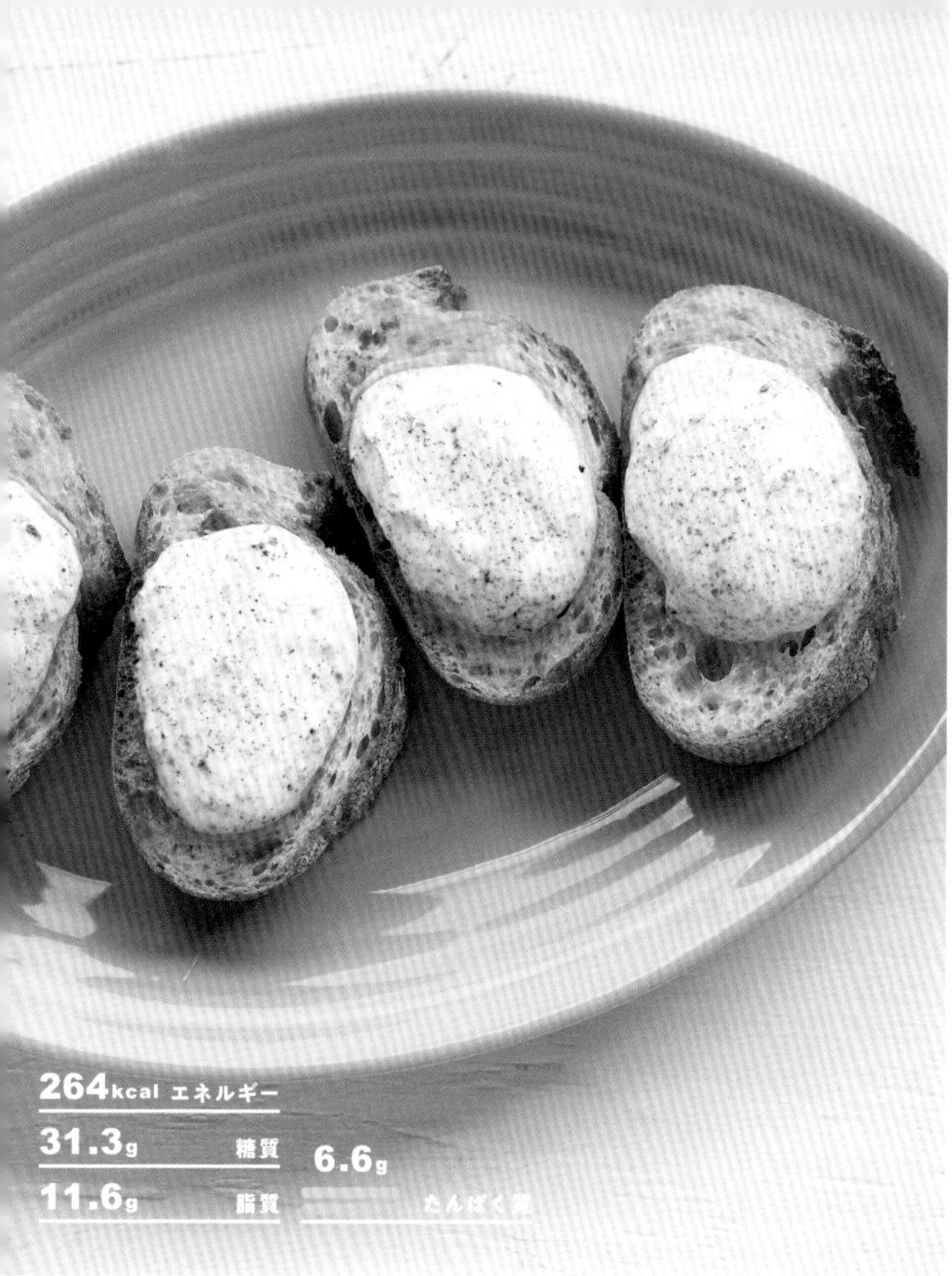
264kcal エネルギー
31.3g 糖質
11.6g 脂質
6.6g たんぱく質

黒すりごまの風味がしっかりときいて美味!

ヨーグルトごまトースト

材料(4切れ分)

プレーンヨーグルト(無糖)
(水きりする/またはギリシャヨーグルト)…80g
黒すりごま…大さじ1
バゲット(または食パン)…8cm分
バター・はちみつ…各適量

作り方

1 ボウルにヨーグルト、黒すりごまを入れて混ぜ合わせる。
2 バゲットは2cm厚さの斜め切りにする。バターをぬり、1をのせ、オーブントースターで3~4分ほど焼く。
3 2にはちみつをかける。

お好みの野菜でOK!
野菜の歯応えを楽しんで

みそヨーグルトディップ

材料(2人分)

A
プレーンヨーグルト(無糖)…大さじ6
みそ…大さじ3
はちみつ…大さじ1

赤パプリカ…1個
きゅうり…1本

作り方

1 ボウルにAを入れて混ぜ合わせる。
2 パプリカは種とワタを取り除き、スティック状に切る。きゅうりもスティック状に切ってそれぞれを器に盛り、1を添える。

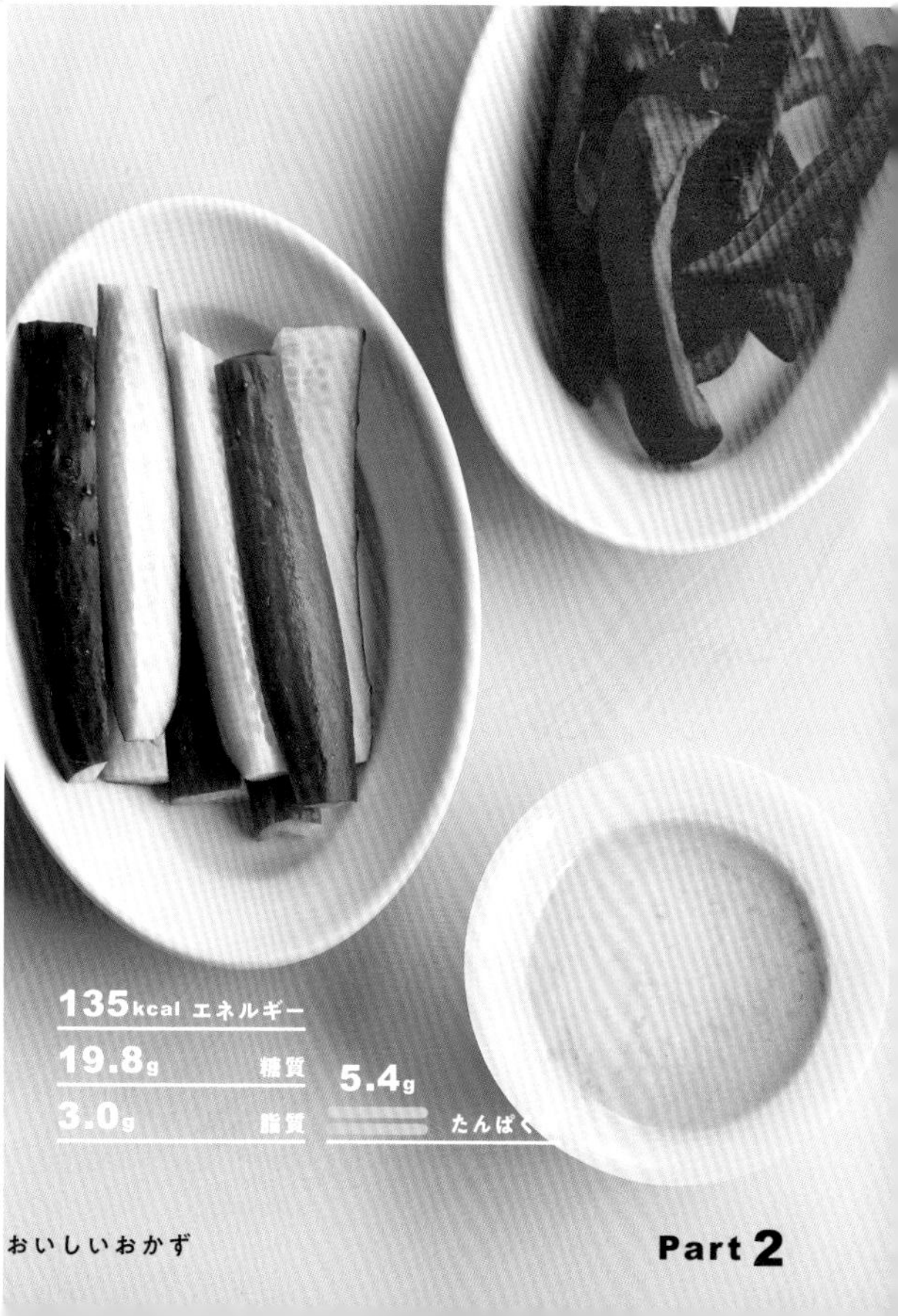
135kcal エネルギー
19.8g 糖質
3.0g 脂質
5.4g たんぱく

冷や奴バリエ

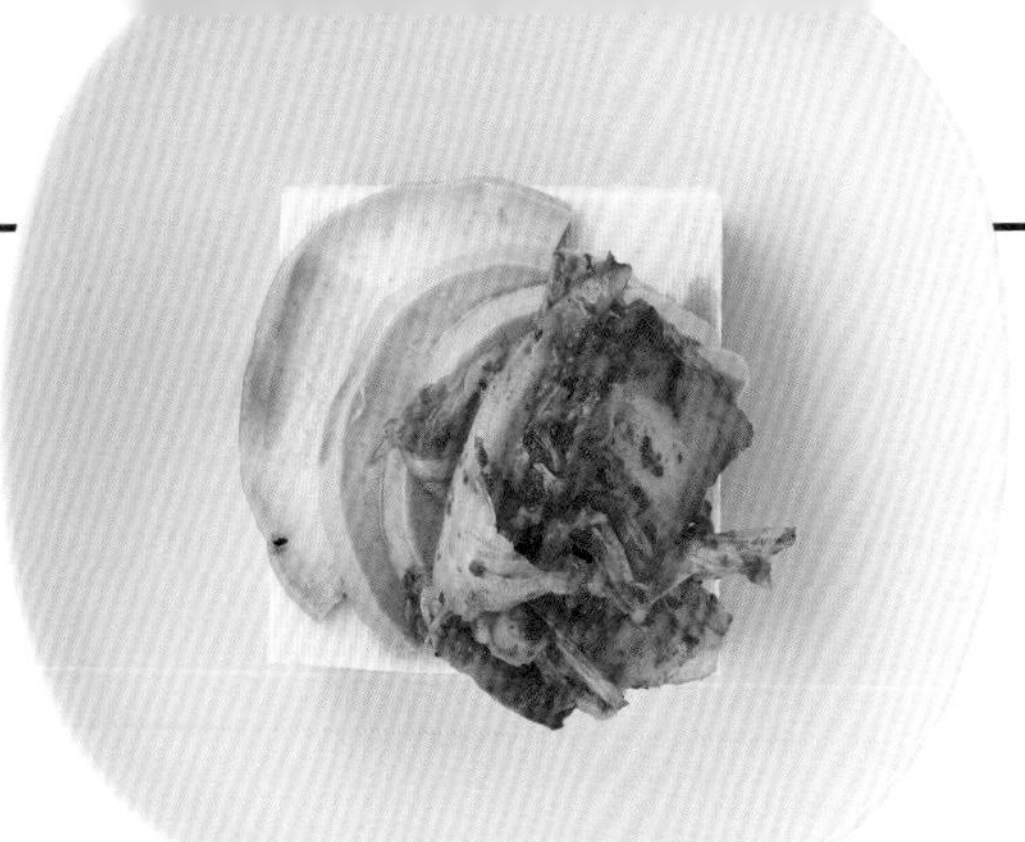

アボカド+キムチ

材料と作り方（1人分）

器に水きりした木綿豆腐150 gを盛り、薄切りにしたアボカド1/4個分、白菜キムチ30 gをのせ、しょうゆ適量を回しかける。

181kcal エネルギー
3.9g 糖質
12.2g 脂質
11.5g たんぱく質

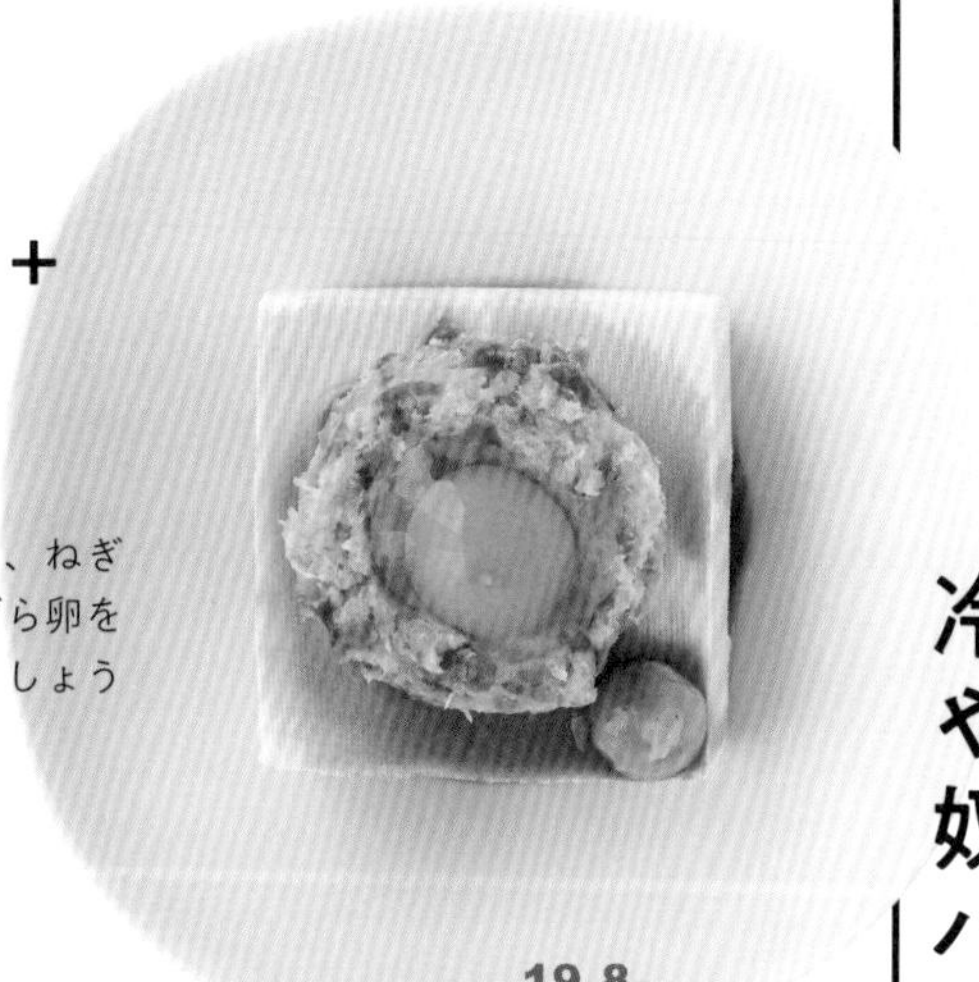

ねぎとろ+うずら卵+わさび

材料と作り方（1人分）

器に水きりした木綿豆腐150 gを盛り、ねぎとろ50 gをのせ、くぼみを作ってうずら卵を割り入れる。ねりわさび適量を添え、しょうゆ適量を回しかける。

172kcal エネルギー
4.9g 糖質
7.7g 脂質
19.8g たんぱく質

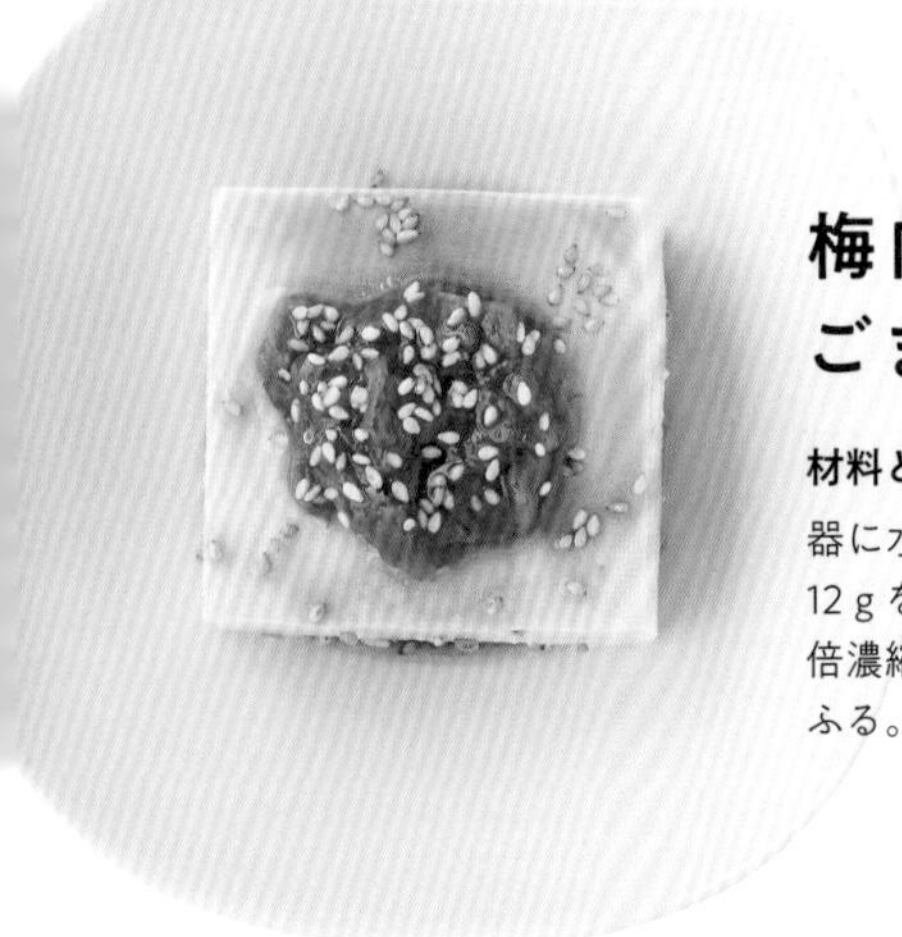

梅肉+白いりごま+ごま油+めんつゆ

材料と作り方（1人分）

器に水きりした木綿豆腐150 gを盛り、梅肉12 gをのせ、ごま油小さじ1、めんつゆ（3倍濃縮）適量を回しかけ、白いりごま適量をふる。

156kcal エネルギー
3.0g 糖質
10.8g 脂質
10.4g たんぱく質

ザーサイ+小ねぎ+ラー油

材料と作り方（1人分）

器に水きりした木綿豆腐150 gを盛り、ザーサイ20 gをのせ、ラー油・しょうゆ各適量を回しかけ、小口切りにした小ねぎ適量を散らす。

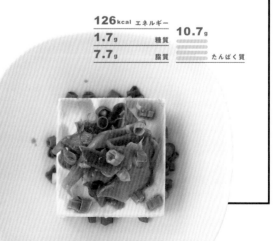

126kcal エネルギー
1.7g 糖質
7.7g 脂質
10.7g たんぱく質

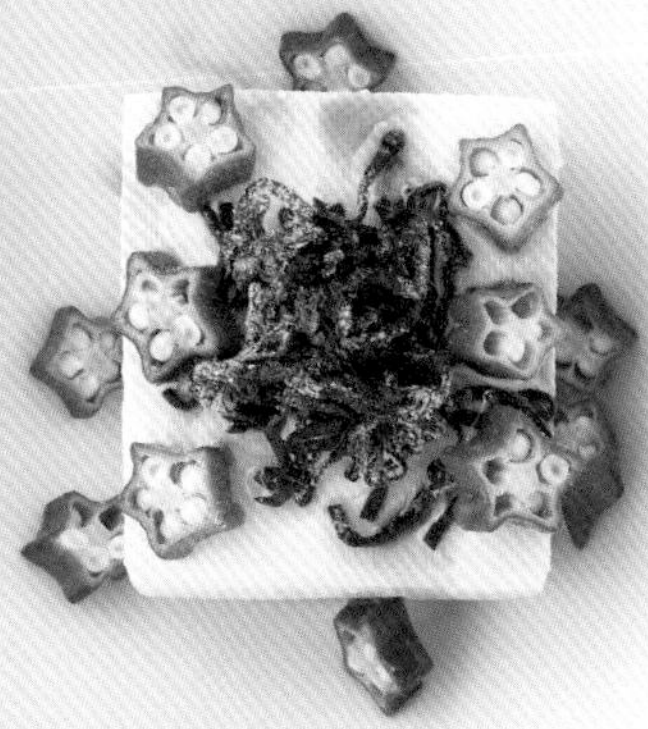

オクラ＋塩昆布

材料と作り方（１人分）

器に水きりした木綿豆腐150 g を盛り、板ずりをして水洗いし、輪切りにしたオクラ１～２本分、塩昆布3～4 g をのせ、しょうゆ適量を回しかける。

125kcal エネルギー
3.5g 糖質
6.8g 脂質
10.4g たんぱく質

もずく酢＋とろろ昆布

121kcal エネルギー
2.5g 糖質
6.8g 脂質
11.0g たんぱく質

材料と作り方（１人分）

器に水きりした木綿豆腐150 g を盛り、もずく酢（市販）１パック(74 g)を汁ごとかけ、とろろ昆布２ g をのせる。

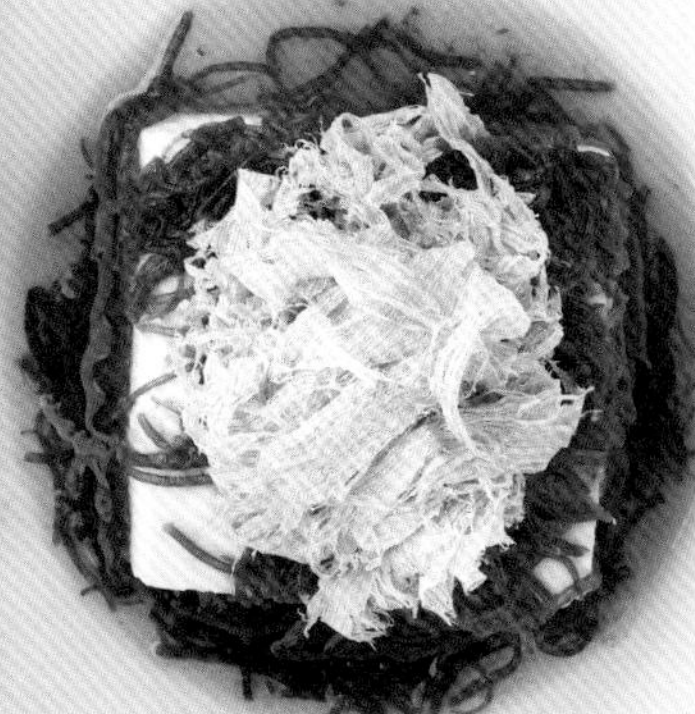

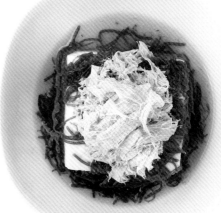

120kcal エネルギー
2.0g 糖質
7.0g 脂質
10.5g たんぱく質

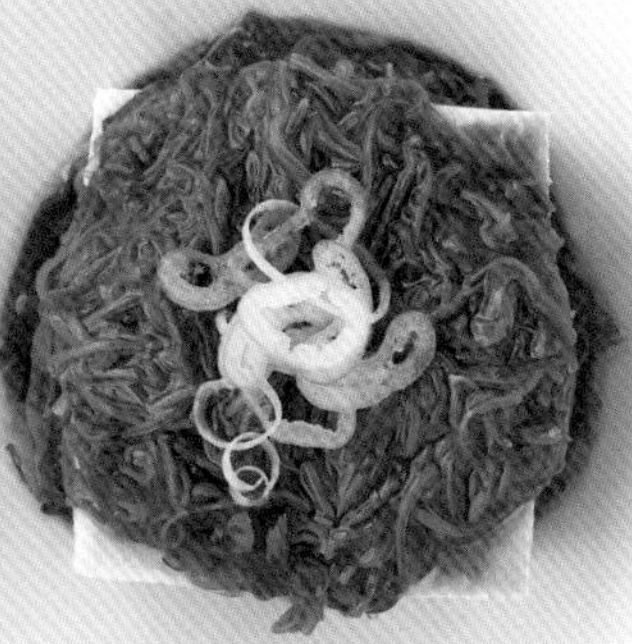

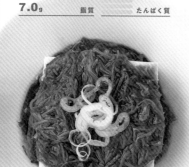

めかぶ＋長ねぎ＋ポン酢しょうゆ

材料と作り方（１人分）

器に水きりした木綿豆腐150 g を入れ、味つきめかぶ(市販)40 g 、小口切りにした長ねぎ(青い部分)適量をのせ、ポン酢しょうゆ適量を回しかける。

119kcal エネルギー
2.7g 糖質
6.8g 脂質
10.4g たんぱく質

トマト＋青じそ＋ポン酢しょうゆ

材料と作り方（１人分）

器に水きりした木綿豆腐150 g を盛り、小さめの角切りにしたトマト小1/4個分、せん切りにした青じそ1枚分をのせ、ポン酢しょうゆ適量を回しかける。

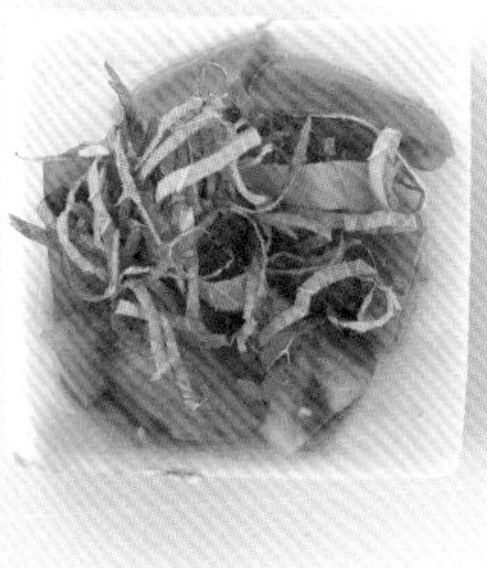

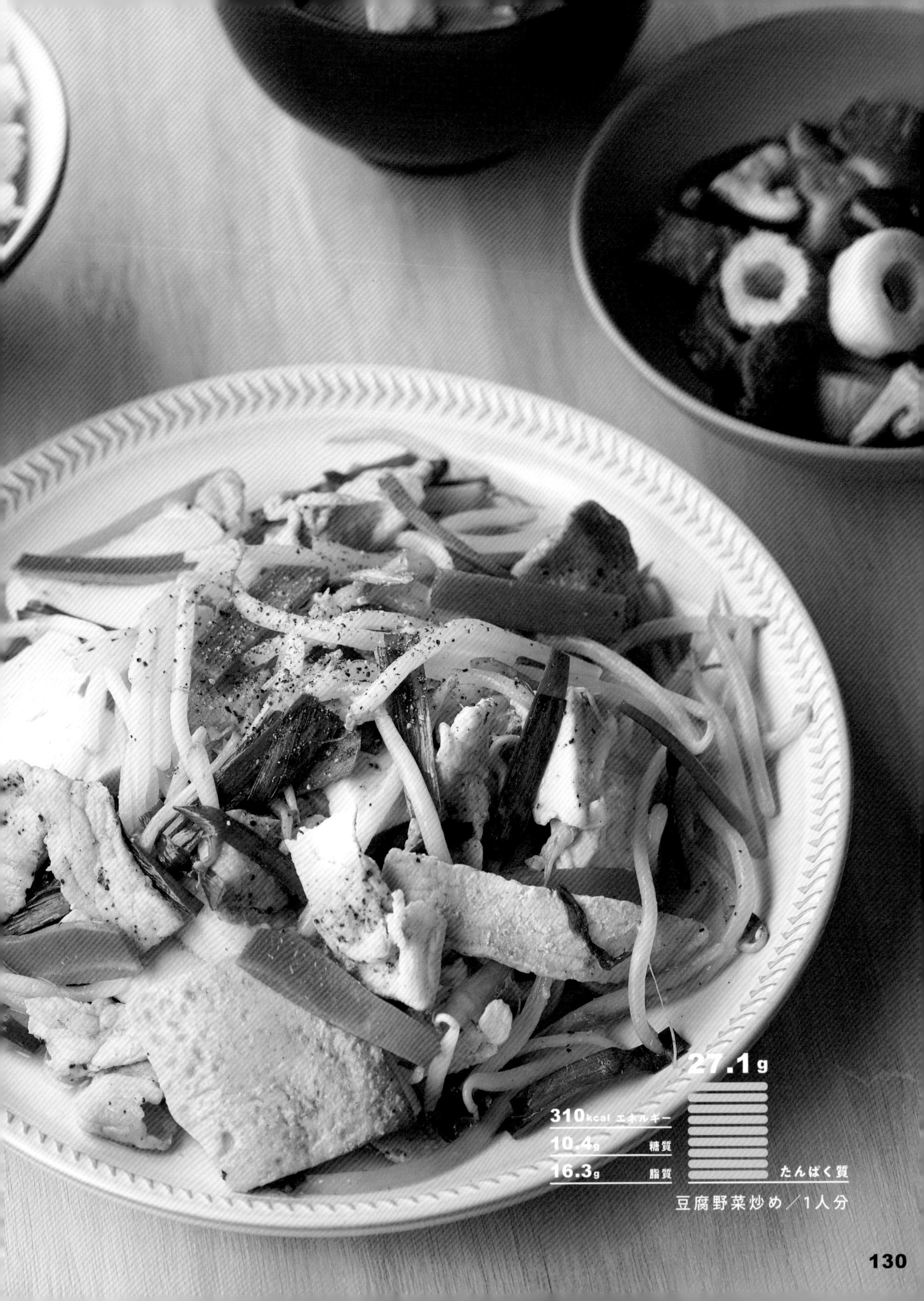

27.1g たんぱく質

310kcal エネルギー

10.4g 糖質

16.3g 脂質

豆腐野菜炒め／1人分

食材栄養memo

大豆製品に含まれる植物性たんぱく質は、動物性たんぱく質と組み合わせるとアミノ酸バランスが整う。

中華風の野菜炒めで、ごはんともよく合う

豆腐野菜炒め

材料（２人分）

木綿豆腐… １丁（350ｇ）
豚もも薄切り肉…150ｇ
にんじん…1/4本
にら…30ｇ
もやし… １袋
鶏がらスープの素（顆粒）・酒…各大さじ１
塩・こしょう…各適量
サラダ油…大さじ１
粗びき黒こしょう…適量

作り方

1 豆腐は1cm厚さ、3～4cm四方に切り、ペーパータオルにのせて10分ほど水きりをする。にんじんは短冊切り、にらはざく切りにする。
2 豚肉は3cm幅に切り、塩、こしょうをふる。
3 フライパンにサラダ油を中火で熱し、**2**を入れて炒める。肉の色が変わったら、にんじん、もやしを加えて炒める。
4 **3**に豆腐とにらを加えてさっと炒め、鶏がらスープの素、酒を加えて炒め合わせ、塩、こしょうで味をととのえる。
5 器に盛り、粗びき黒こしょうをふる。

memo **木綿豆腐は植物性たんぱく質がしっかりとれる！**

肉や魚などからとれる動物性たんぱく質だけでなく、豆腐などから植物性たんぱく質を取り入れ、食事のバランスをととのえることが、健康的な食事には欠かせません。また、植物性たんぱく質は消化吸収がいいので、効率よくとることができます。

献立例

■副菜 → P151
ちくわとしいたけのレンジ煮

■汁物
ごぼうと小松菜のみそ汁
材料と作り方（２人分）
鍋にだし汁400mℓ、ささがきにしたごぼう10cm分、3～4cm長さに切った小松菜50ｇを入れて中火にかける。野菜がやわらかくなったら、みそ大さじ１と1/2を溶き入れる。

■主食
ごはん…160g

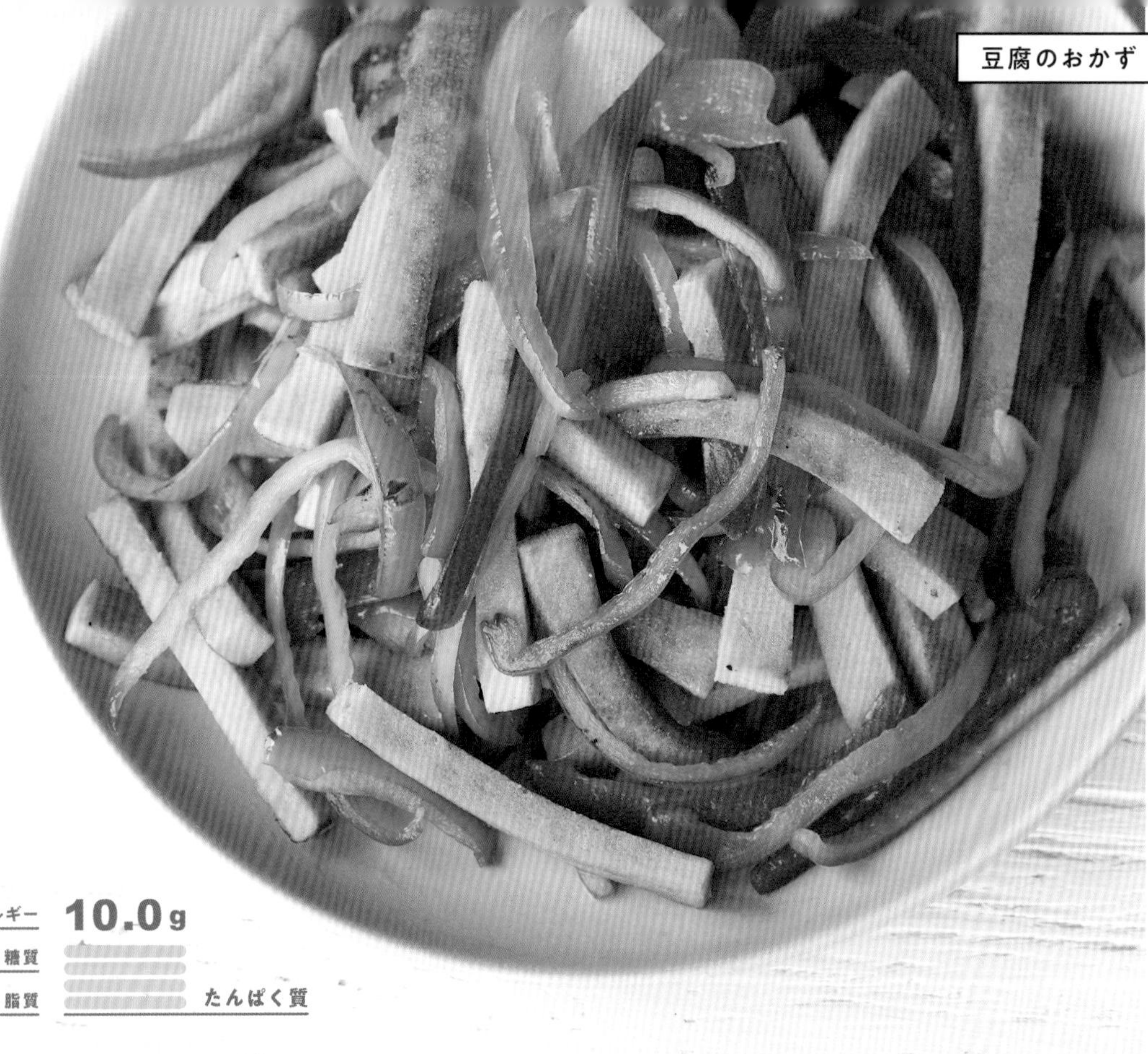

208kcal エネルギー
12.1g 糖質
11.6g 脂質
10.0g たんぱく質

栄養素の相乗効果がばっちりの組み合わせ

高野豆腐のチンジャオロースー

材料（２人分）

高野豆腐…２個
Aしょうゆ・酒…小さじ１
片栗粉…小さじ２
ピーマン…４個
赤パプリカ…１個
B オイスターソース・みりん・酒…各小さじ２
　しょうゆ…小さじ１
ごま油…大さじ１

作り方

1 高野豆腐は水に浸して戻し、水けをよく絞る。7～8㎜角の棒状に切り、Aで下味をつけ、片栗粉をまぶす。ピーマンとパプリカは種とワタを取り除いて細切りにする。

2 フライパンにごま油を中火で熱し、1を入れて１～２分炒めたら、Bを加えて炒め合わせる。

memo

高野豆腐に多く含まれるカルシウム。カルシウムの吸収率を上げる栄養素のひとつである、ビタミンCの含有量が多いピーマンやパプリカを合わせて、栄養バランスアップ！

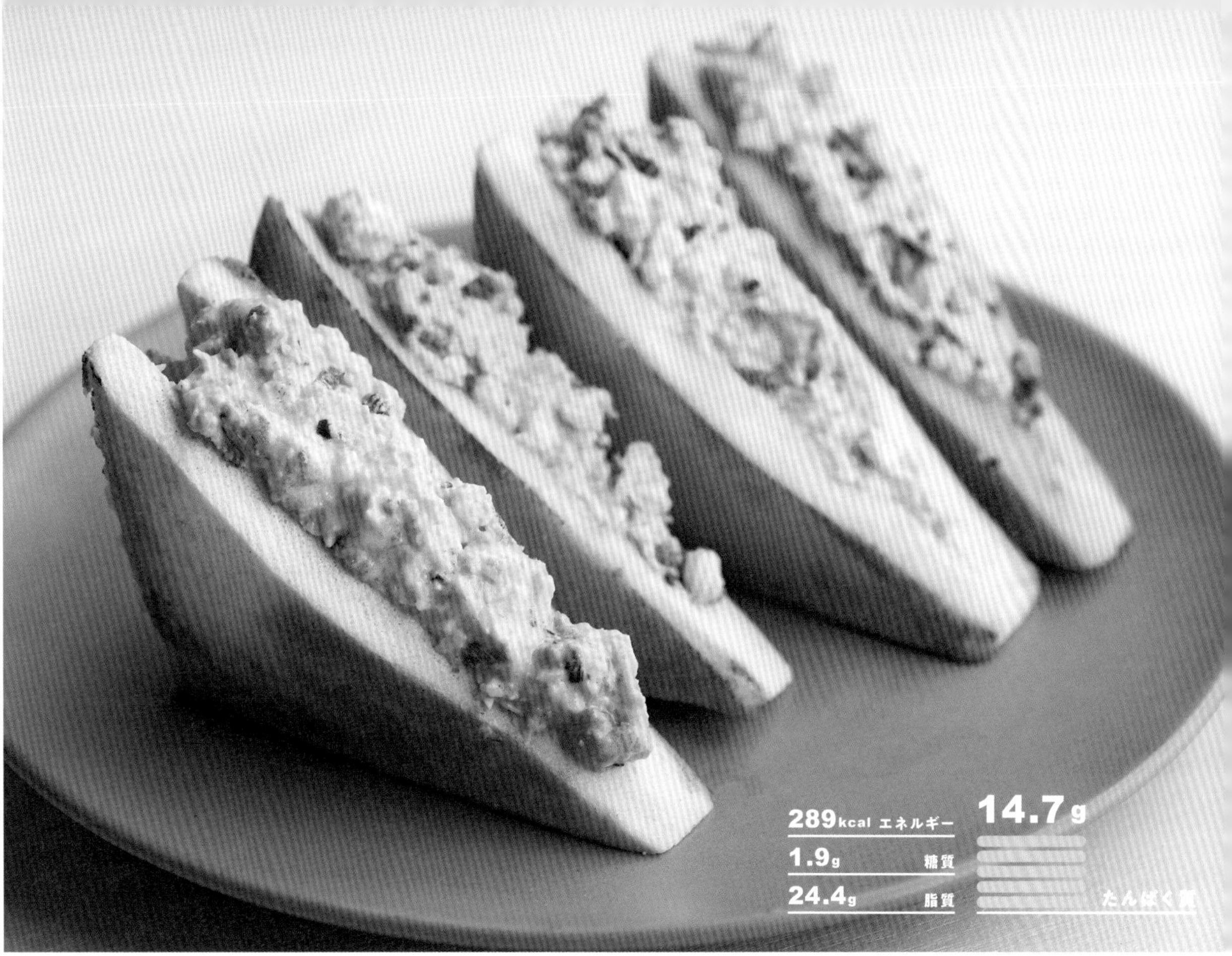
289kcal エネルギー
1.9g 糖質
24.4g 脂質
14.7g たんぱく質

食パンの代わりを高野豆腐で栄養価アップ!

高野豆腐の卵サンド

材料(4切れ分)

高野豆腐… 2個
ゆで卵… 2個
ほうれん草…50 g
マヨネーズ…大さじ2
バター…15 g

作り方

1 高野豆腐は水に浸して戻し、水けをよく絞る。斜め半分に切り、切り口の中央に切り込みを入れる。
2 ゆで卵は細かく刻み、ほうれん草はゆでて細かく刻む。
3 ボウルに**2**、マヨネーズを入れて混ぜる。
4 フライパンにバターを中火で熱し、**1**を並べ入れて両面をこんがりと焼き、切り込みに**3**を挟む。

memo

高たんぱくの食事でやせたいなら、糖質を控えめにするのがベスト。食パンは糖質も多いので、高野豆腐に置き換えるのもおすすめ。バターが染み込んだ高野豆腐が美味。

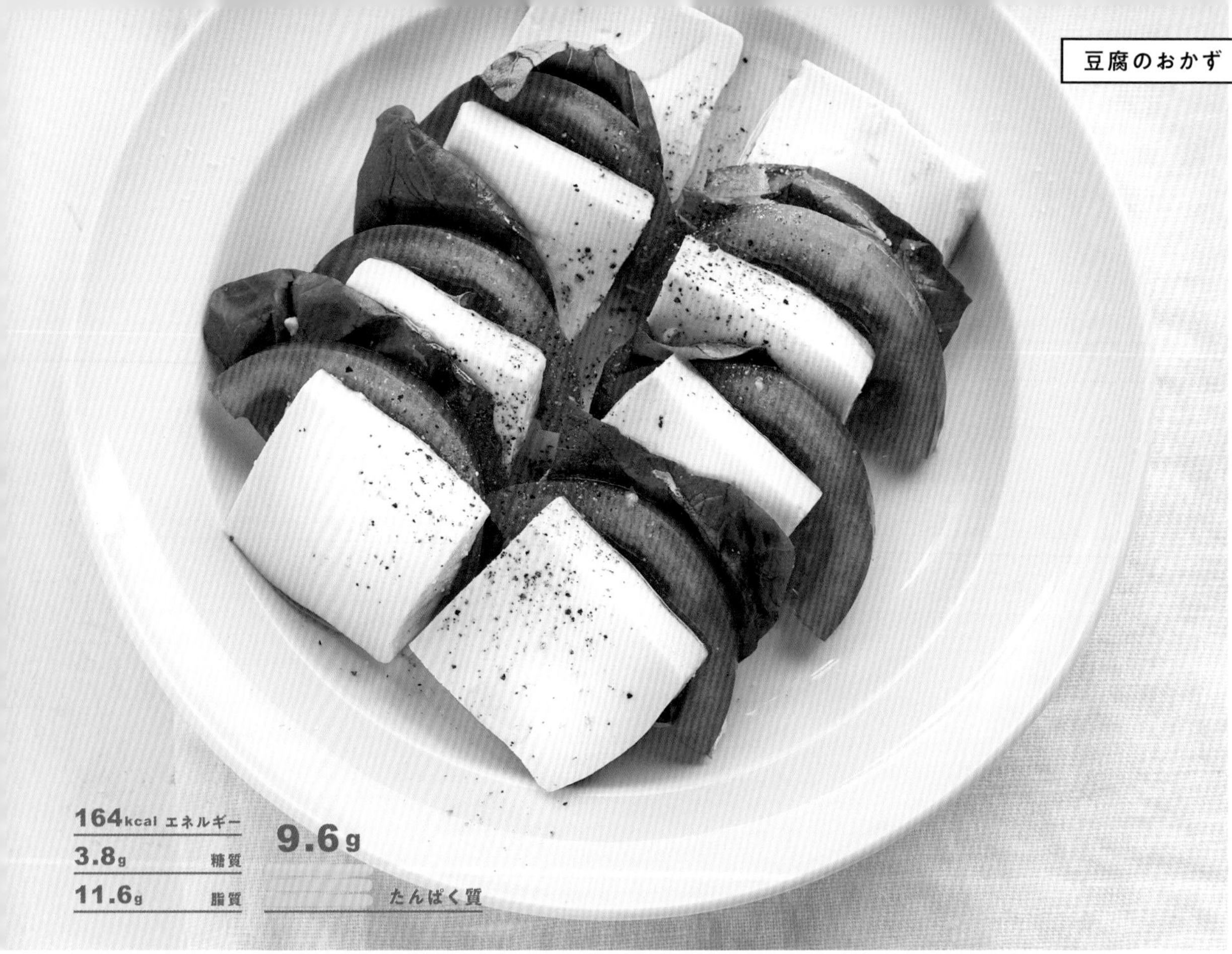

164kcal エネルギー
3.8g 糖質
11.6g 脂質
9.6g たんぱく質

しっかり水きりした豆腐がチーズのような濃厚さ

塩豆腐カプレーゼ

材料（2人分）

絹ごし豆腐…1丁（350g）
塩…小さじ1弱
トマト…1個
バジル…適量
A オリーブ油…大さじ1
A 塩・すりおろしにんにく…各少々
粗びき黒こしょう…適量

作り方

1 豆腐は全体に塩をふって、ペーパータオルで包み、冷蔵庫にひと晩おいて、水きりをする。
2 トマトは半月切りにし、水きりした豆腐はトマトの大きさに合わせて切る。
3 豆腐、トマト、バジルの順に重ねて器に盛り、**A**を混ぜ合わせてかけ、粗びき黒こしょうをふる。

memo

モッツァレラチーズの代わりに水きりした豆腐を使ってカプレーゼに。チーズは高たんぱく・低糖質ですが、動物性たんぱく質になるので、バランスが大切です。

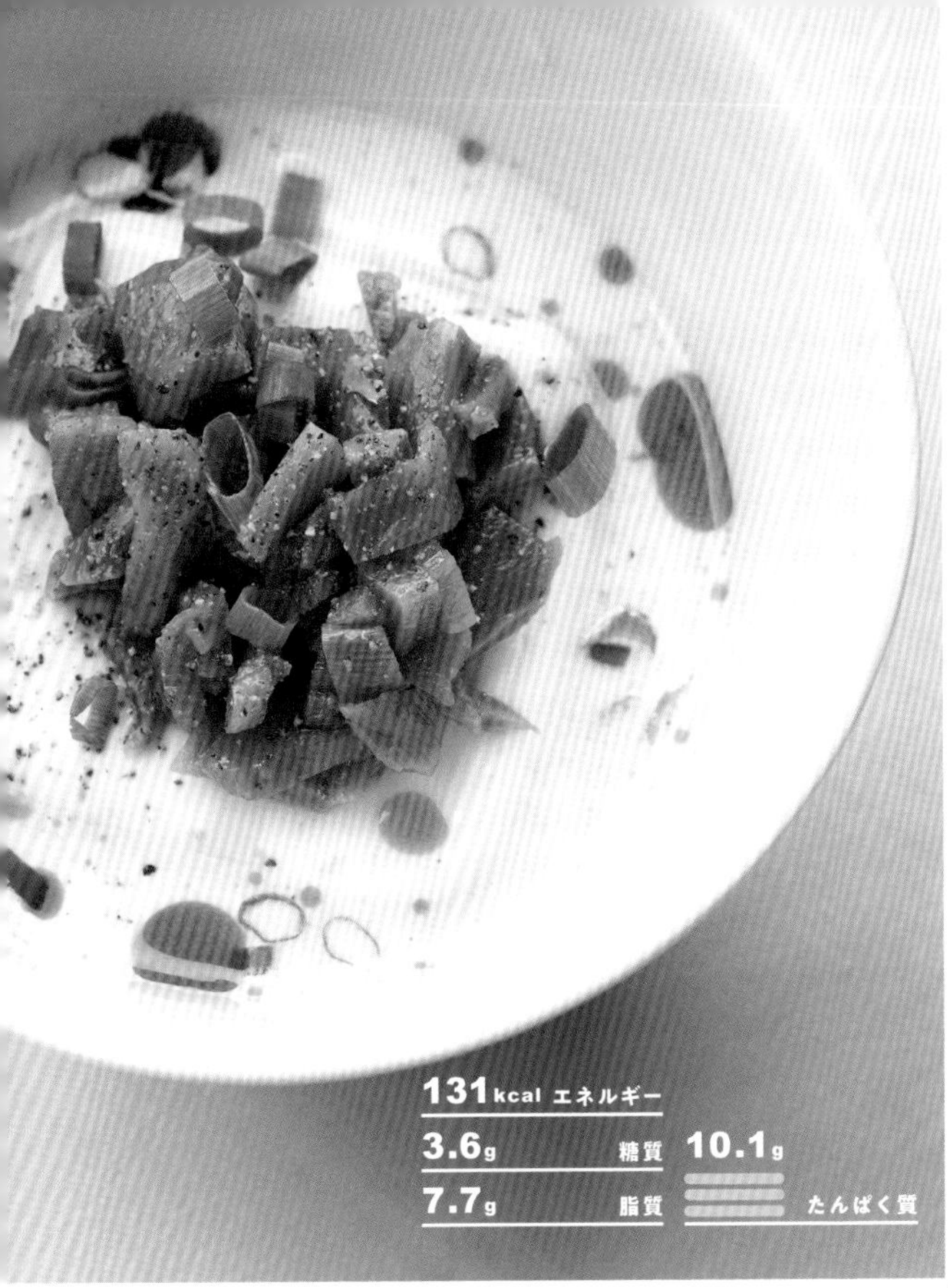
131kcal エネルギー
3.6g 糖質
7.7g 脂質
10.1g たんぱく質

メンマの塩けと食感が後を引く!

豆乳メンマ豆腐

材料（1人分）

絹ごし豆腐…150 g
豆乳…50mℓ
メンマ（粗く刻む）…20 g
しょうゆ・ラー油・小ねぎ（小口切り）・
粗びき黒こしょう…各適量

作り方

1 耐熱の器に豆腐を入れ、竹串で数カ所穴をあけ、豆乳を注ぎ入れる。ラップをかけ、電子レンジで１～２分加熱する。
2 1にメンマをのせ、しょうゆ、ラー油をかけ、小ねぎを散らし、粗びき黒こしょうをふる。

アボカドの濃厚さが豆腐とマッチ!

豆腐とアボカドの ガーリック和え

材料（2人分）

木綿豆腐…150 g
アボカド…１個
A しょうゆ・ごま油…各小さじ１
A すりおろしにんにく…少々
塩…適量

作り方

1 豆腐は水きりをして崩し、アボカドは1.5cm角に切る。
2 ボウルに1、Aを入れて混ぜ合わせ、塩で味をととのえる。

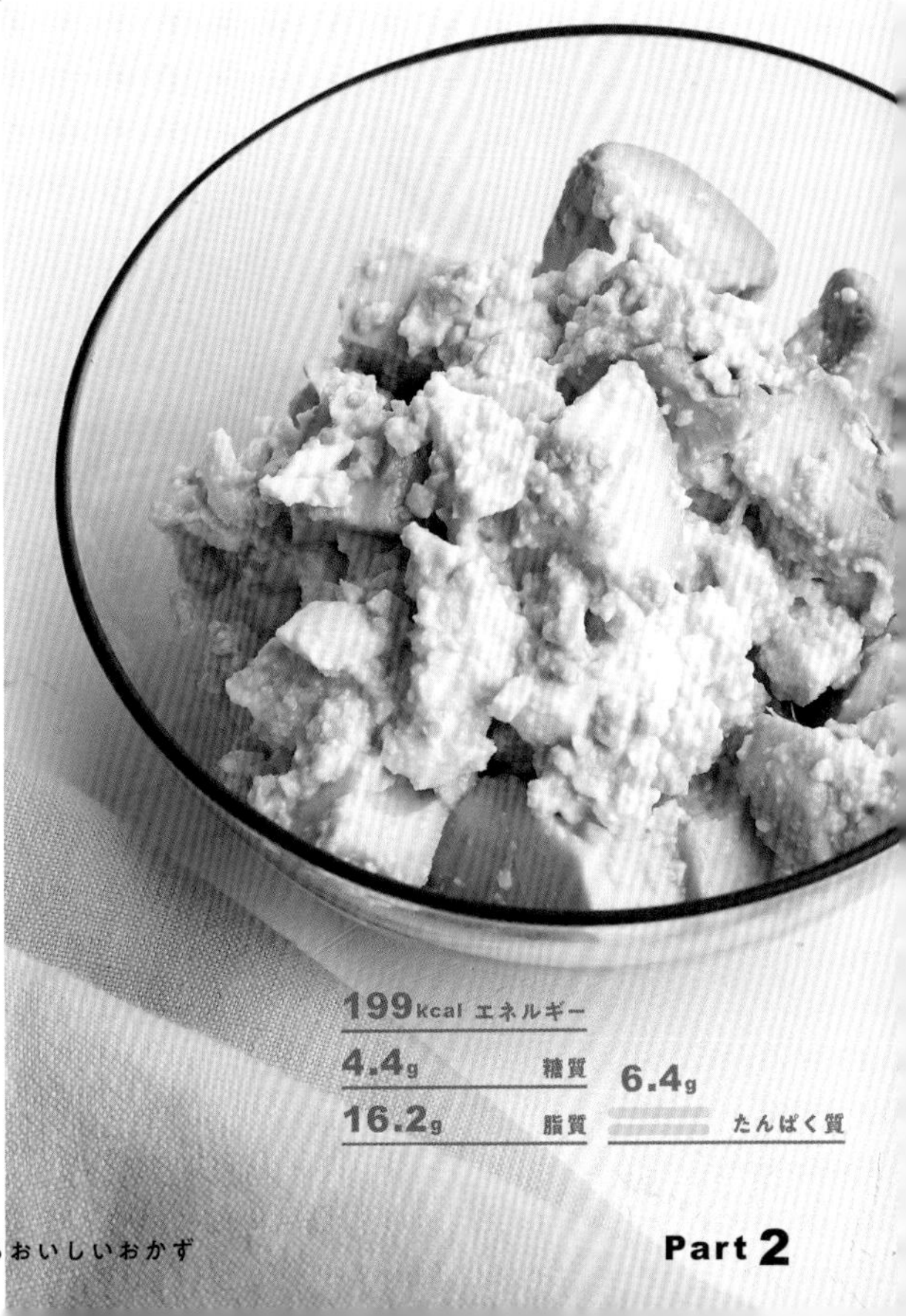
199kcal エネルギー
4.4g 糖質
16.2g 脂質
6.4g たんぱく質

納豆バリエ

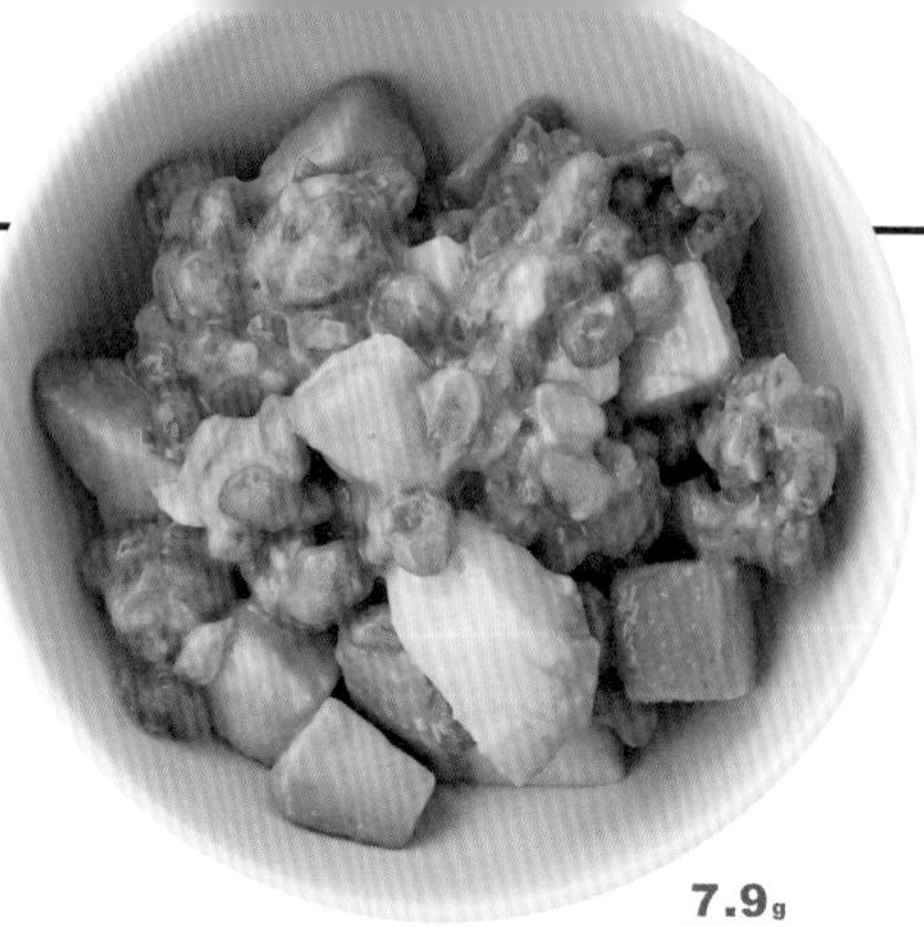

アボカド納豆

材料と作り方（1人分）

器に納豆1パック、添付のタレ、わさび適量を入れて混ぜ、1.5cm角に切ったアボカド1/4個分を加えて混ぜ合わせる。

7.9g たんぱく質
161kcal エネルギー
6.2g 糖質
10.4g 脂質

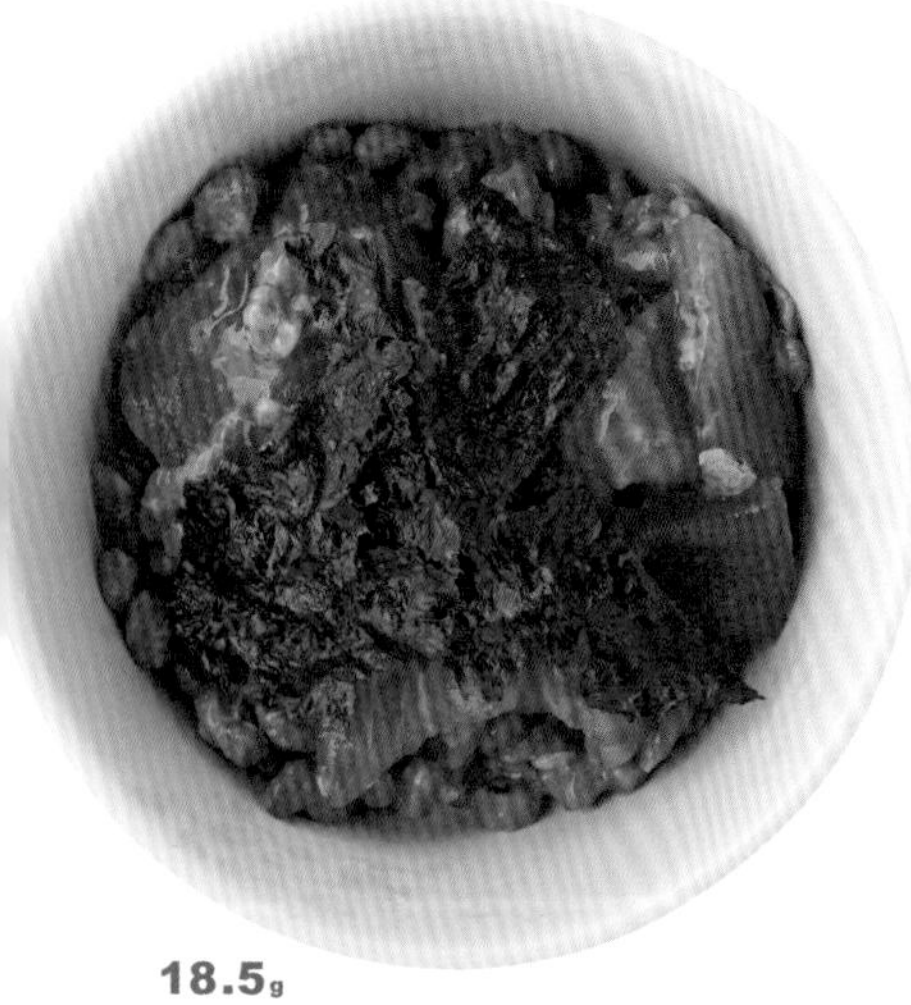

まぐろ納豆

材料と作り方（1人分）

器に納豆1パック、添付のタレを入れて混ぜ、食べやすい大きさに切った刺身用まぐろ50gを加えて混ぜ、ちぎった韓国のり適量を散らす。

18.5g たんぱく質
154kcal エネルギー
6.6g 糖質
5.3g 脂質

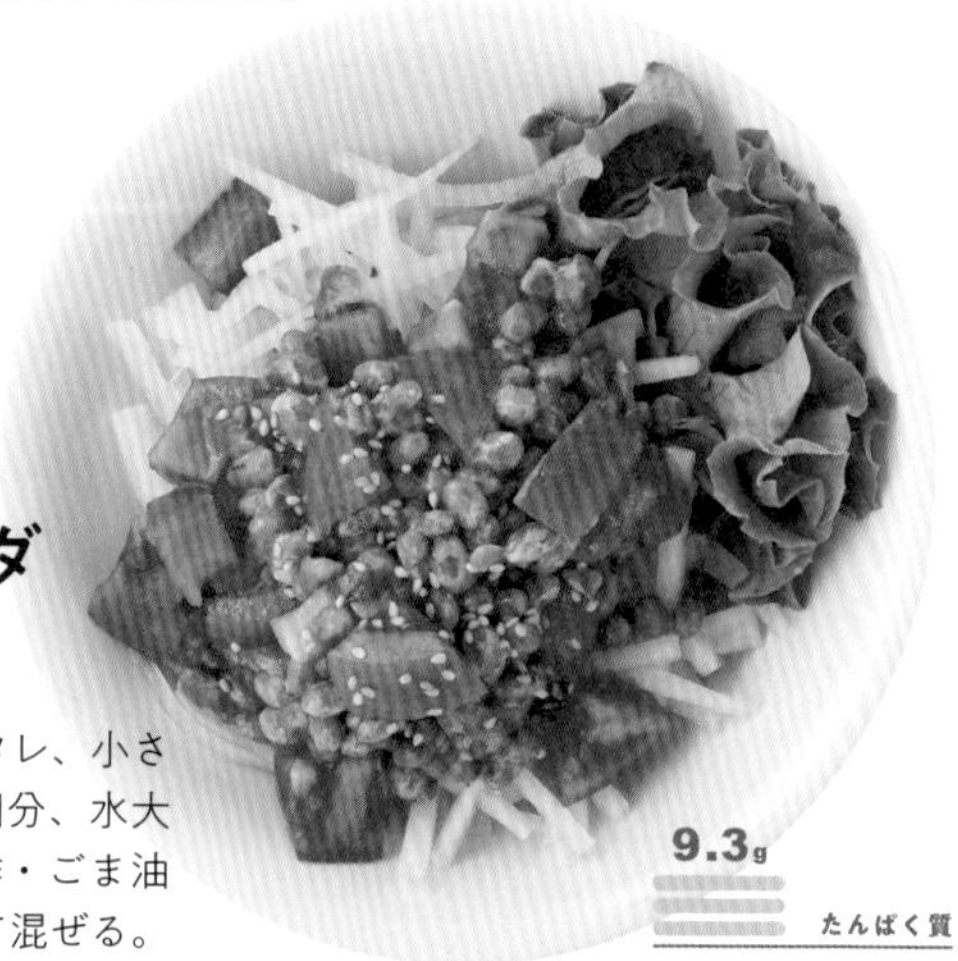

納豆とトマトのドレッシングサラダ

材料と作り方（1人分）

1 ボウルに納豆1パック、添付のタレ、小さめの角切りにしたトマト小1/2個分、水大さじ1、しょうゆ大さじ1/2、酢・ごま油・白いりごま各小さじ1を入れて混ぜる。
2 器にちぎったグリーンリーフ2枚分、細切りにした大根100gを盛り、**1**をかける。

9.3g たんぱく質
184kcal エネルギー
10.3g 糖質
9.9g 脂質

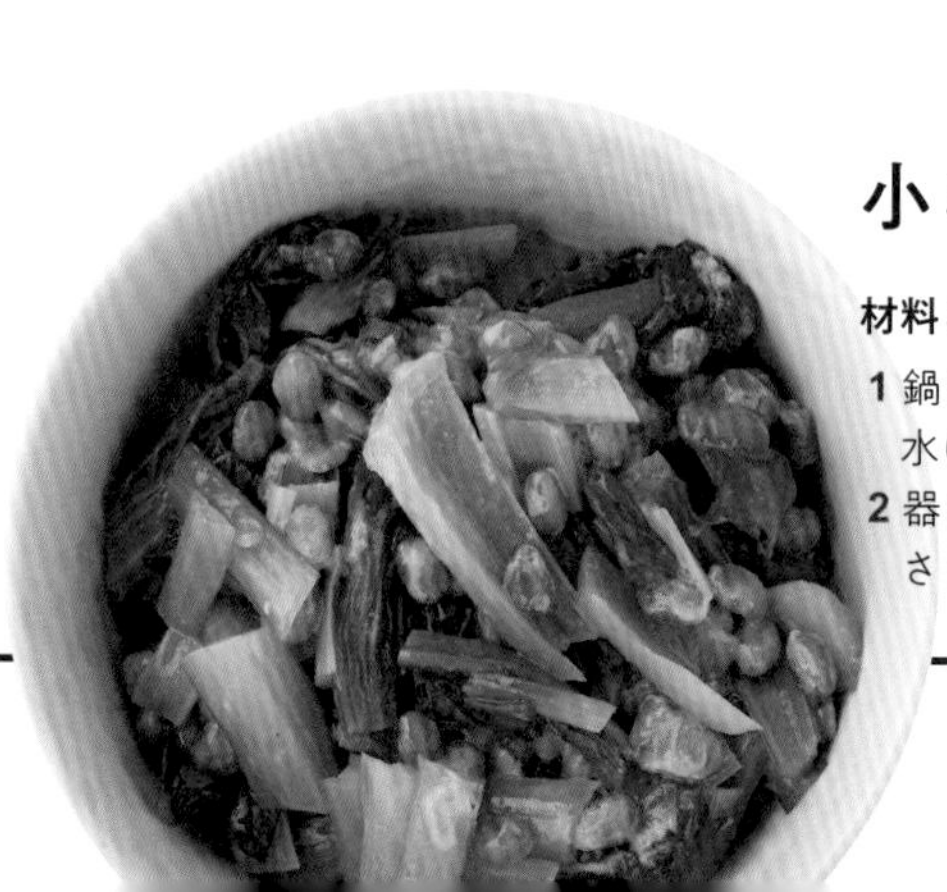

小松菜のからし納豆和え

材料と作り方（1人分）

1 鍋に湯を沸かし、小松菜100gを1分ほどゆで、水けを絞り、3～4cm長さに切る。
2 器に納豆1パック、添付のタレ、**1**、からし小さじ1/2、しょうゆ少々を加えて混ぜる。

8.7g たんぱく質
111kcal エネルギー
5.2g 糖質
5.0g 脂質

納豆の酢の物

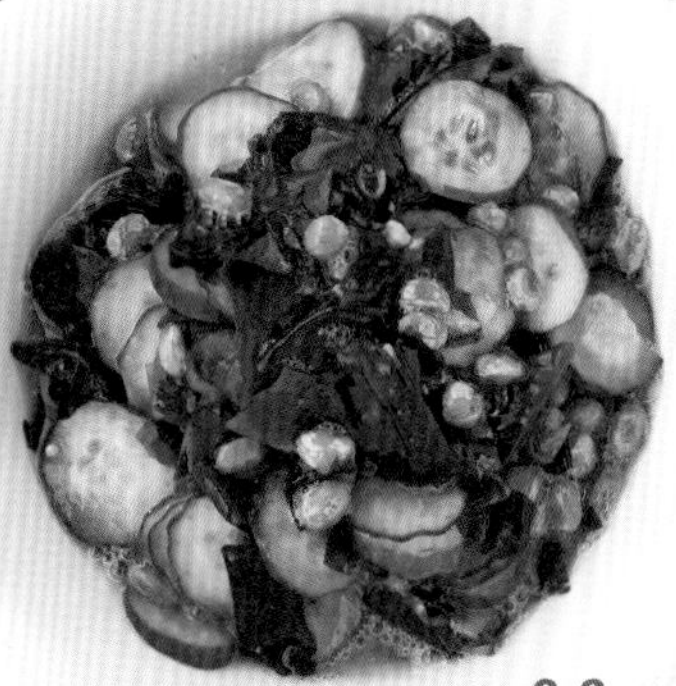

材料と作り方（１人分）

器に納豆１パック、添付のタレ、酢大さじ２、砂糖小さじ１、水で戻し水けを絞ったわかめ（乾燥）５ｇ、薄い輪切りにして塩小さじ1/4でもみ、水けを絞ったきゅうり１本分を入れて混ぜ合わせる。

8.6g たんぱく質
137kcal エネルギー
10.4g 糖質
4.9g 脂質

長いも納豆

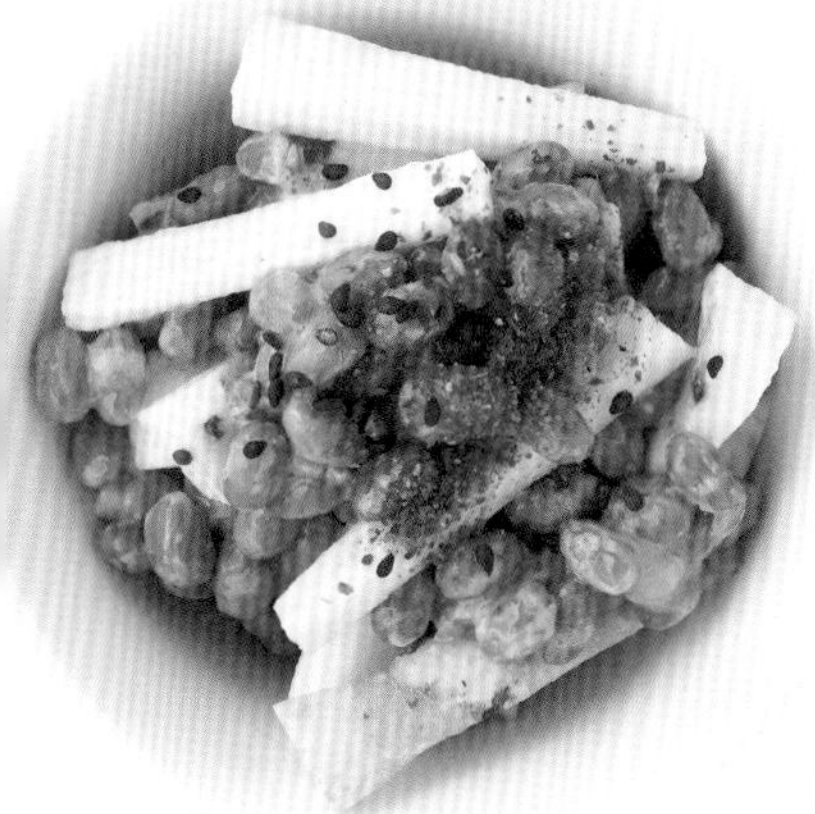

材料と作り方（１人分）

器に納豆１パック、添付のタレ、細切りにした長いも50ｇを入れて混ぜ、七味唐辛子適量をふる。

8.1g たんぱく質
129kcal エネルギー
11.2g 糖質
4.9g 脂質

納豆そぼろ

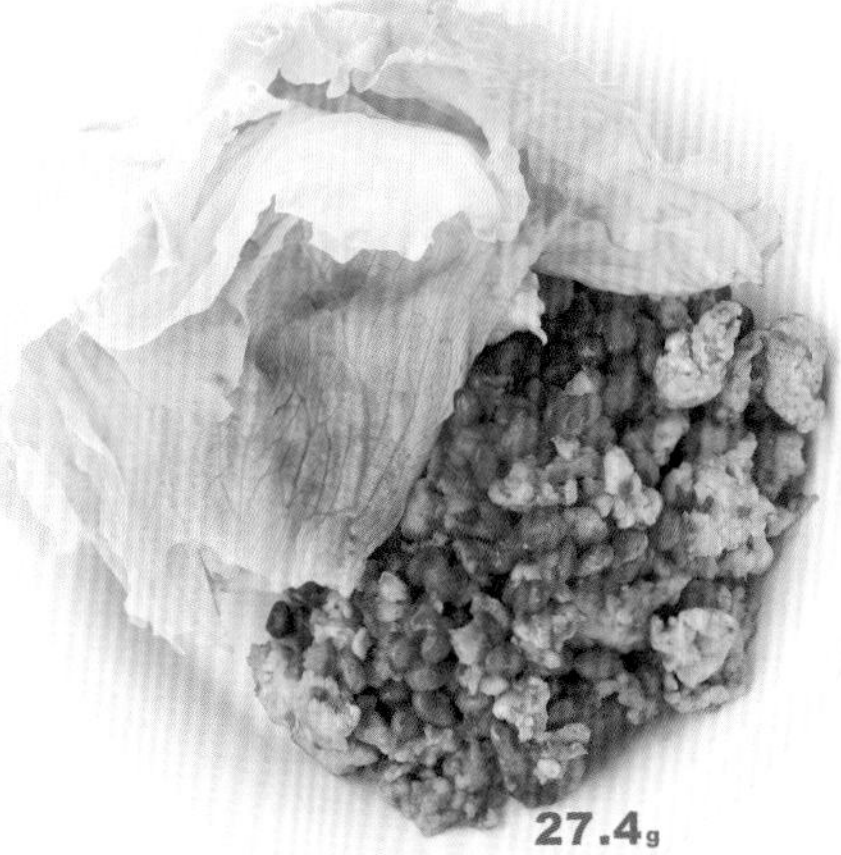

材料と作り方（１人分）

フッ素樹脂加工のフライパンに鶏ひき肉100ｇ、すりおろししょうが・すりおろしにんにく各小さじ１を入れて中火で炒める。ひき肉がポロポロになったら納豆１パック、添付のタレ、みりん小さじ２、しょうゆ小さじ１、豆板醤小さじ1/2を加え、炒め合わせる。器に盛り、レタス２～３枚を添える。

27.4g たんぱく質
249kcal エネルギー
15.5g 糖質
6.5g 脂質

パクチー納豆

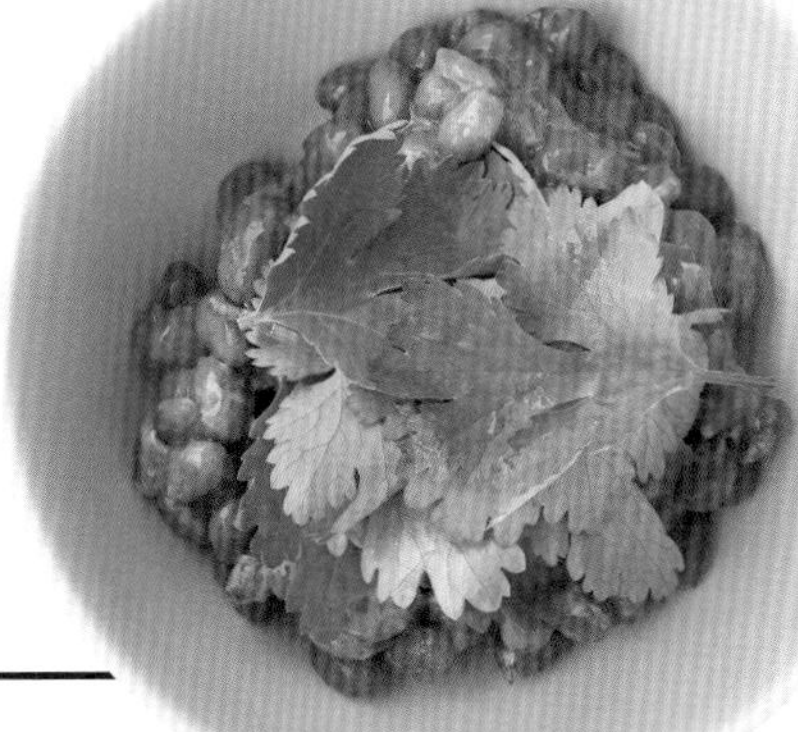

材料と作り方（１人分）

器に納豆１パック、添付のタレを入れて混ぜ、葉を摘んだパクチー適量をのせる。

7.4g たんぱく質
97kcal エネルギー
4.1g 糖質
4.9g 脂質

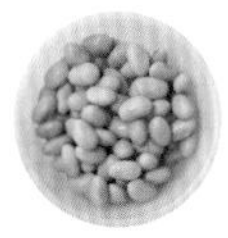

食材栄養 memo

豆類にはエネルギー源である糖質が含まれ、さらにたんぱく質やビタミン、ミネラルなど、栄養素の種類が豊富。

ミックスビーンズで彩りがきれいな一品

ミックスビーンズとなすのガーリック炒め

献立例

■ 副菜 → P100

ミルク餃子

■ 主食

ごはん…160g

材料（2人分）

ミックスビーンズ（水煮）…120g
なす…2本
にんにく（みじん切り）…1かけ分
しょうゆ…大さじ1
塩・こしょう…各適量
オリーブ油…大さじ2

作り方

1 なすは乱切りにする。
2 フライパンにオリーブ油、にんにくを弱火で熱し、香りが出たら中火にし、1を入れて炒める。なすに焼き色がついたらミックスビーンズを加えて炒める。
3 しょうゆをまわしかけ、塩、こしょうで味をととのえる。

memo さまざまな栄養素をおいしく一緒にとれる！

ミックスビーンズの定番はひよこ豆、青えんどう豆、赤いんげん豆の組み合わせ。たんぱく質のほかにカリウムやビタミンB_1、鉄など、含まれる栄養素もそれぞれ異なり、同時にとれるのがうれしいポイントです。水煮以外にもドライパックもすぐに使えて便利。

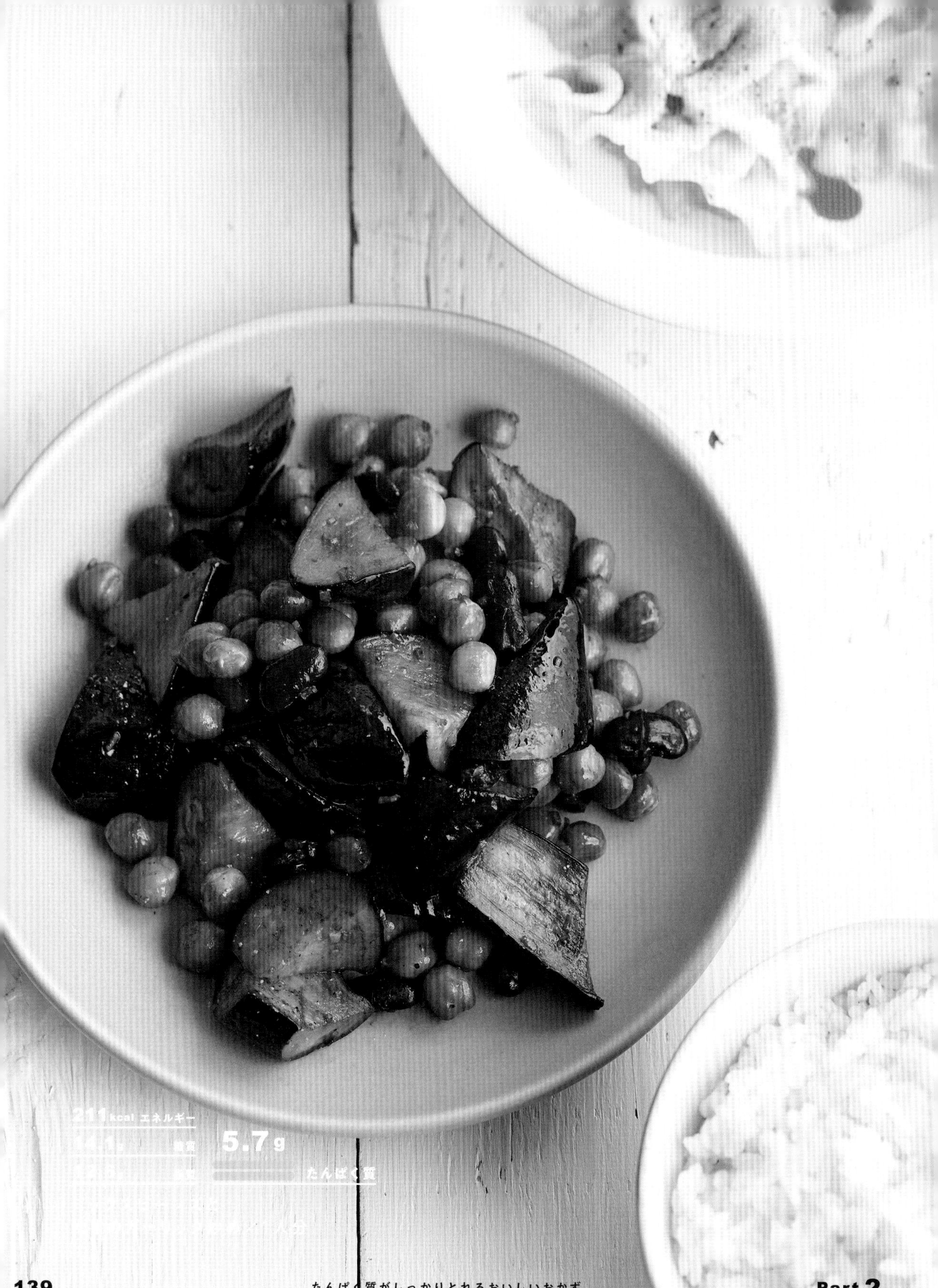
211kcal エネルギー
糖質
5.7g
たんぱく質

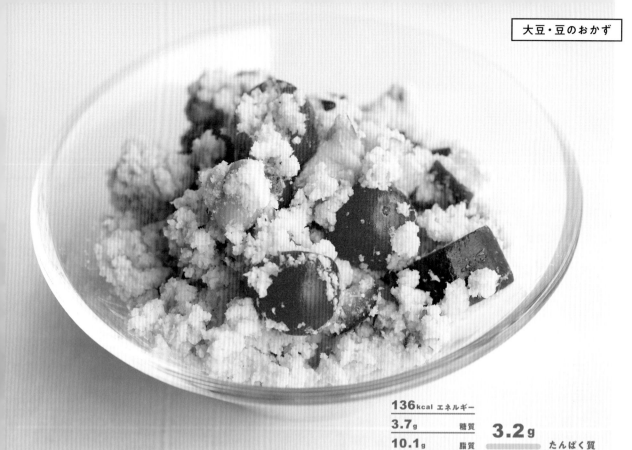

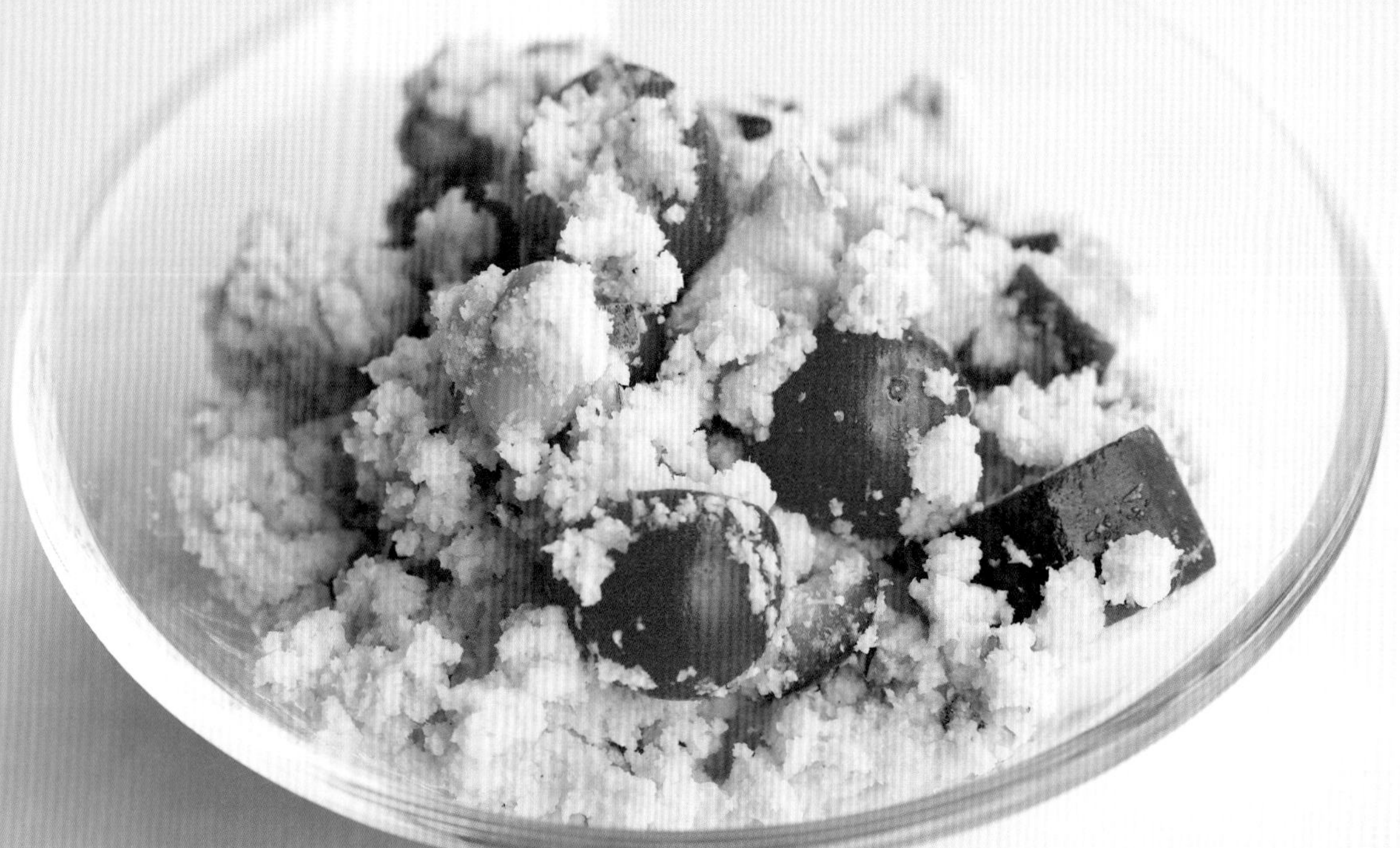

136kcal エネルギー
3.7g 糖質
10.1g 脂質
3.2g たんぱく質

オイルをからめたおからのしっとり感が◎

おからクスクス風サラダ

材料（４人分）

おから…150ｇ
きゅうり…１本
紫玉ねぎ…1/4個
ミニトマト…６～８個
枝豆（冷凍／さやから取り出す）…30ｇ
レモン汁…大さじ１
塩…小さじ１弱
こしょう…適量
オリーブ油…大さじ３

作り方

1 耐熱容器におからを入れ、ラップはかけずに電子レンジで３～４分加熱し、水分を飛ばす。

2 きゅうりは小さめの角切りにし、塩小さじ1/4（分量外）でもみ、水分が出たら水けを絞る。紫玉ねぎは粗みじん切りにして水にさらし、水けをきる。ミニトマトは半分に切る。

3 **1**に**2**、枝豆、レモン汁、オリーブ油を加えて混ぜ、塩、こしょうで味をととのえる。

memo

おからのレンチン加熱は、真空されていないものの場合、作り方通りの加熱を。真空されているものはそのまま使うか、１～２分の加熱でOK！

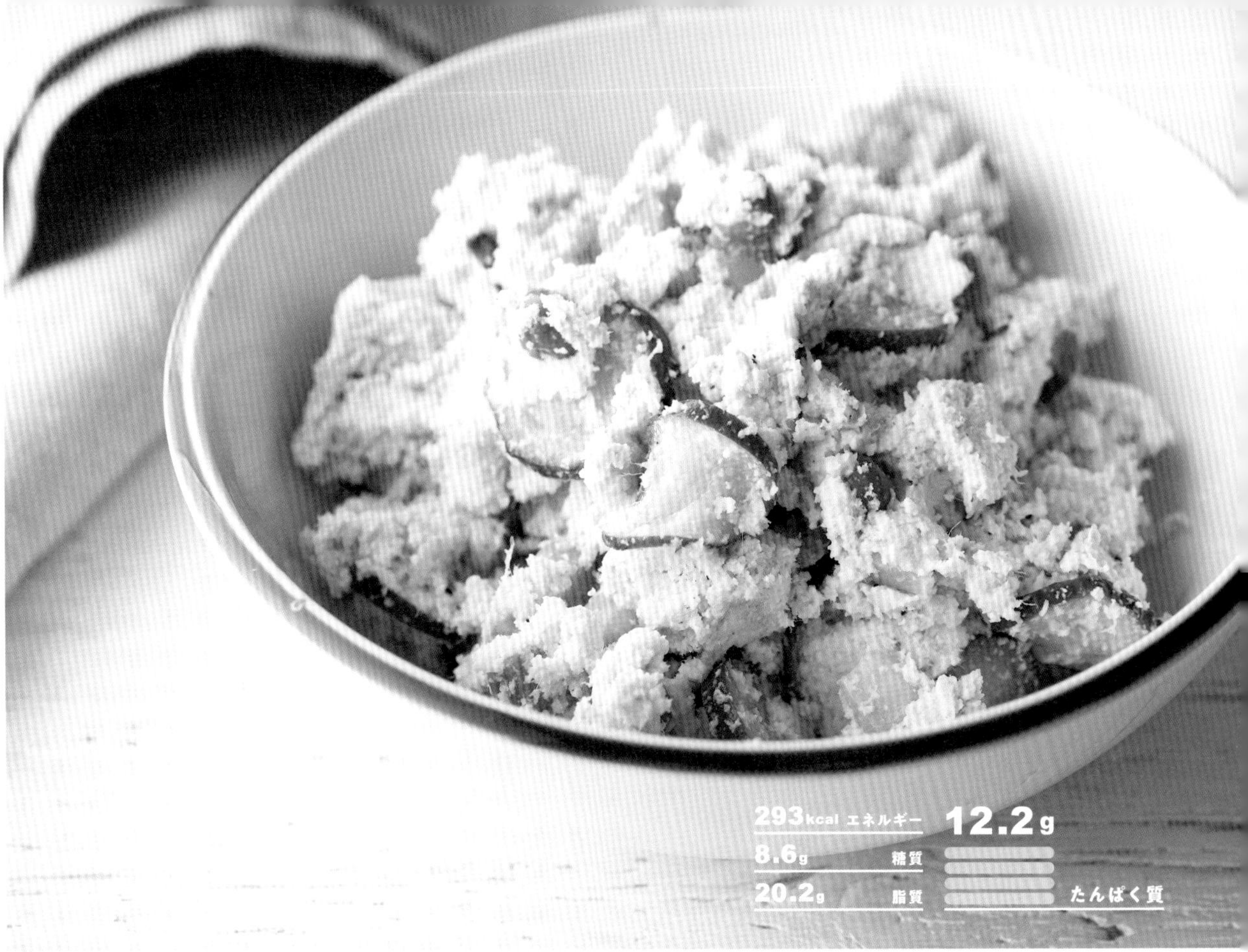
293kcal エネルギー
12.2g
8.6g 糖質
20.2g 脂質
たんぱく質

ミックスベジタブルで手軽に彩りアップ

おからポテサラ風

材料（2人分）

おから…200ｇ
ツナ缶（オイル漬け）…１缶（70ｇ）
きゅうり…１本
ミックスベジタブル（冷凍）…50ｇ
A プレーンヨーグルト（無糖）・マヨネーズ …各大さじ2
塩・こしょう…各適量

作り方

1. 耐熱容器におからを入れ、ラップはかけずに電子レンジで１分加熱し、水分を飛ばし冷ます。
2. ミックスベジタブルは解凍する。きゅうりは薄い輪切りにし、塩小さじ1/4（分量外）でもみ、水分が出たら水けを絞る。
3. **1**にツナを汁ごと入れ、**2**、**A**を加えて混ぜ、塩、こしょうで味をととのえる。

memo

ミックスベジタブルは、生野菜と比較しても栄養価は大きく変わらず、手軽に栄養と彩りをアップできます。冷凍なので長期保存もきき、少量使いたい場合にも便利。

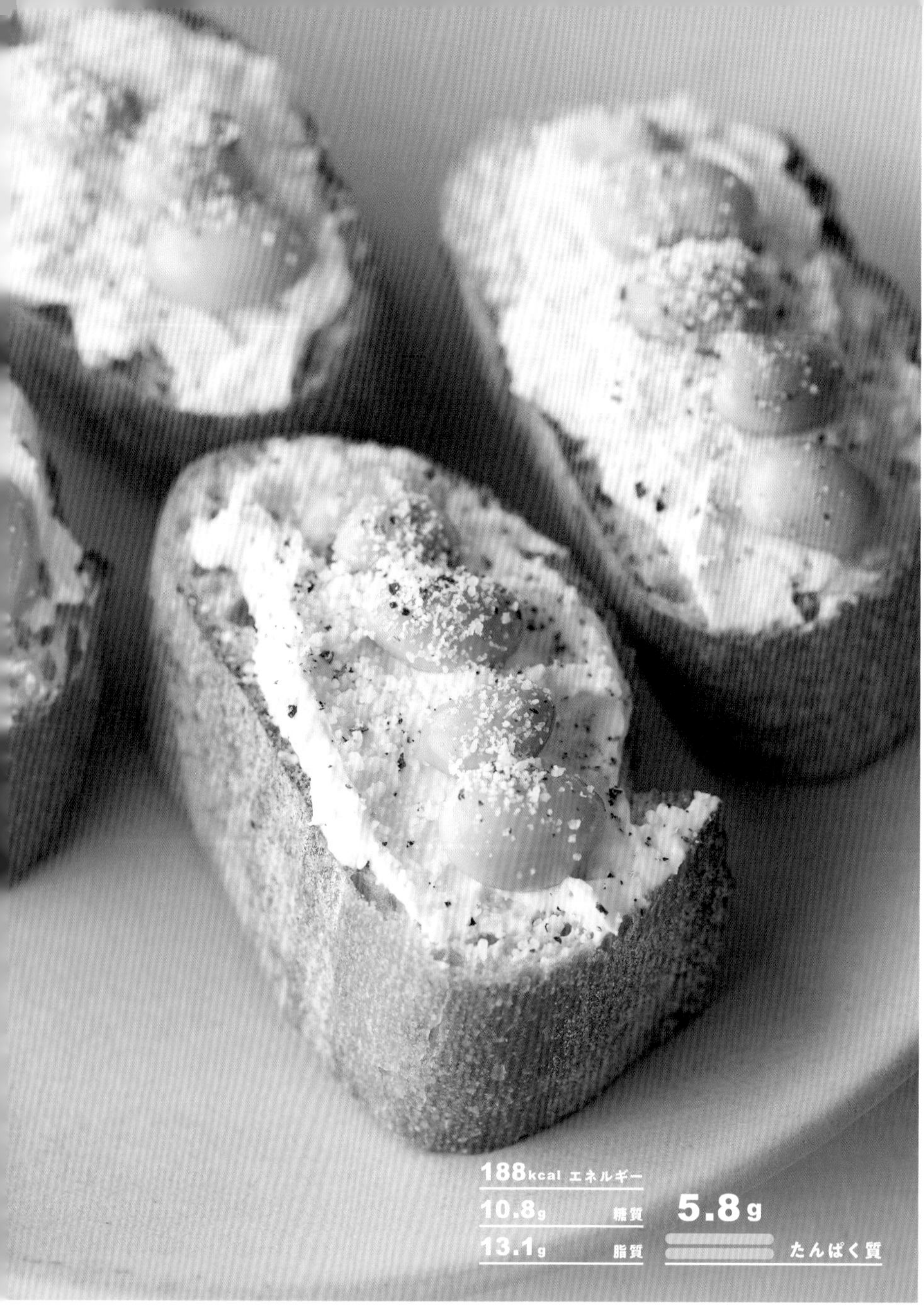
188kcal エネルギー
10.8g 糖質
13.1g 脂質
5.8g たんぱく質

朝食や、フィンガーフードにも！

枝豆のカナッペ

材料（４切れ分）

枝豆（冷凍）…20粒
バゲット…8㎝
クリームチーズ…80ｇ
粗びき黒こしょう・粉チーズ…各適量

作り方

1 バゲットは2㎝厚さに切り、オーブントースター（またはフライパン）で軽く焼く。枝豆は解凍する。

2 バゲットにクリームチーズをぬり、枝豆をのせ、粗びき黒こしょう、粉チーズをふる。

memo

お酒との組み合わせに定番の枝豆は、アルコール代謝に使われるビタミンB_1や、むくみにきくカリウムなどが豊富で、含まれる栄養も相性抜群。夏バテ予防にも。

最後にかつお節をかけてしっとり和風に

大豆の梅おかか和え

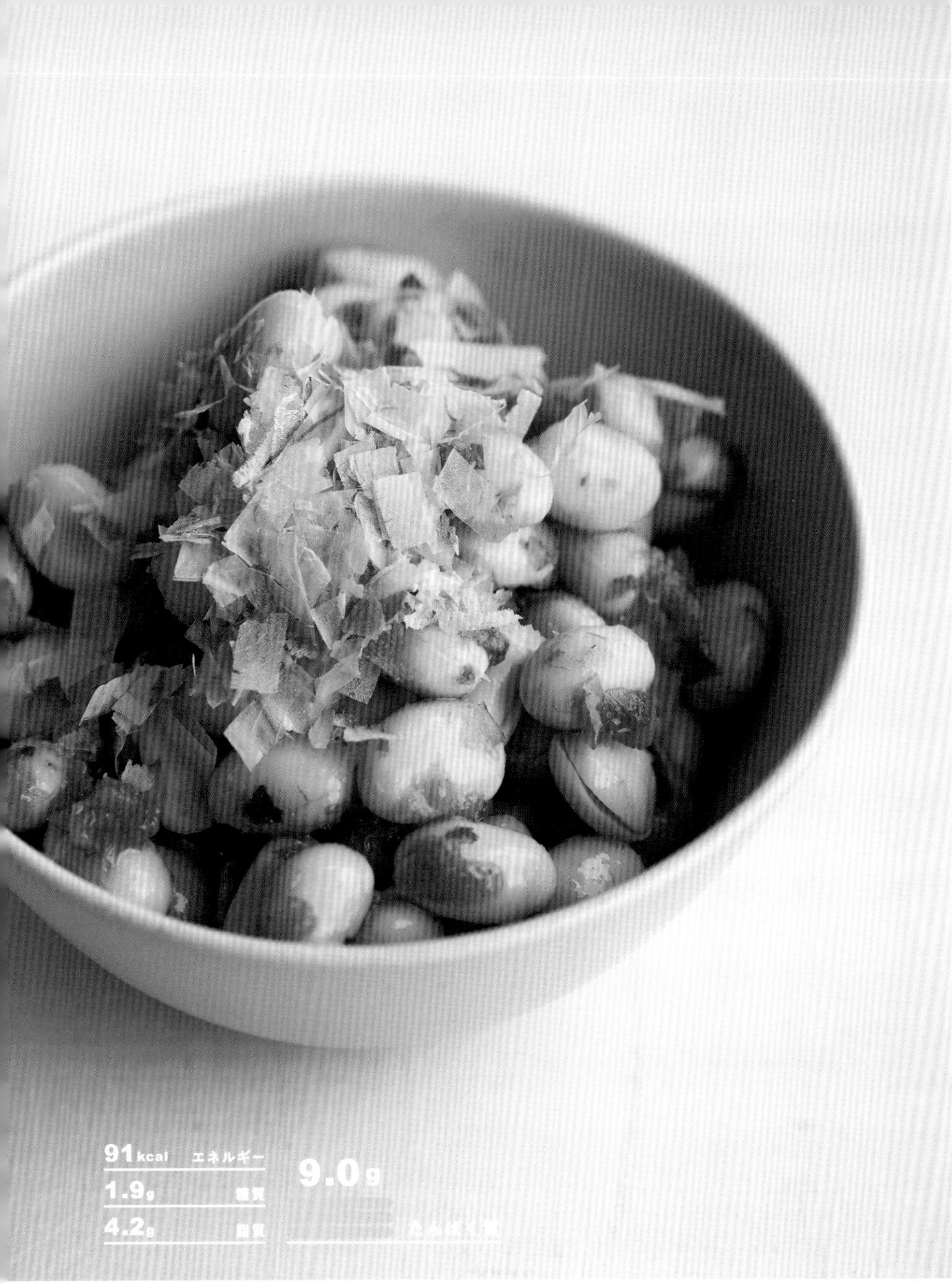
91kcal エネルギー
1.9g 糖質
4.2g 脂質
9.0g
たんぱく質

材料（2人分）

大豆缶（水煮）…130 g
梅肉…12 g
かつお節…2 g
しょうゆ…小さじ1/2

作り方

1 ボウルに大豆、梅肉、かつお節、しょうゆを入れて和える。
2 器に盛り、かつお節（分量外）をかける。

memo

大豆は「畑の肉」といわれるほど高たんぱく。さらに糖質、ビタミン類、ミネラルも豊富に含み、コレステロール値を下げたり、骨粗しょう症の予防も期待できます。

たんぱく質がとれるみそ汁

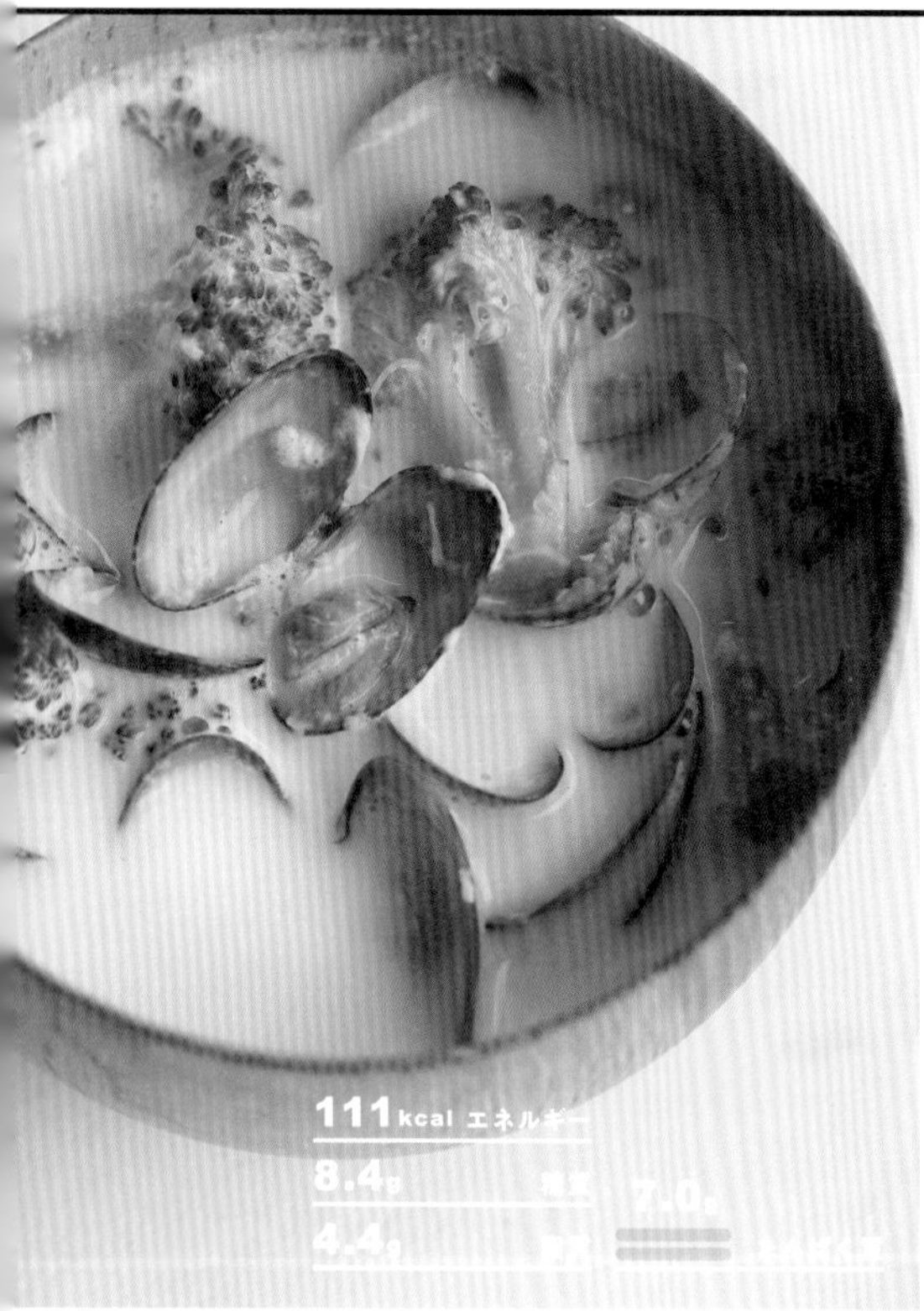

あさりの旨みが溶け込んで美味

ブロッコリーとあさりのチャウダーみそ汁

材料（2人分）

あさり（殻つき／砂抜き済み）…160 g
ブロッコリー…60 g
酒…大さじ1
だし汁・牛乳…各200mℓ
みそ…大さじ1

作り方

1 ブロッコリーは小房に分ける。
2 鍋にだし汁、1、あさり、酒を入れて中火にかける。
3 あさりの口が開いてきたら牛乳を加え、ふつふつしてきたら、みそを溶き入れる。

桜えびの香ばしさが◎

長ねぎと豆腐の桜えびみそ汁

材料（2人分）

絹ごし豆腐…150 g
桜えび（乾燥）…大さじ2
長ねぎ…10cm
だし汁…400mℓ
みそ…大さじ1と1/2

作り方

1 豆腐はさいの目に切り、長ねぎは斜め薄切りにする。
2 鍋にだし汁、1、桜えびを入れてひと煮立ちさせ、みそを溶き入れる。

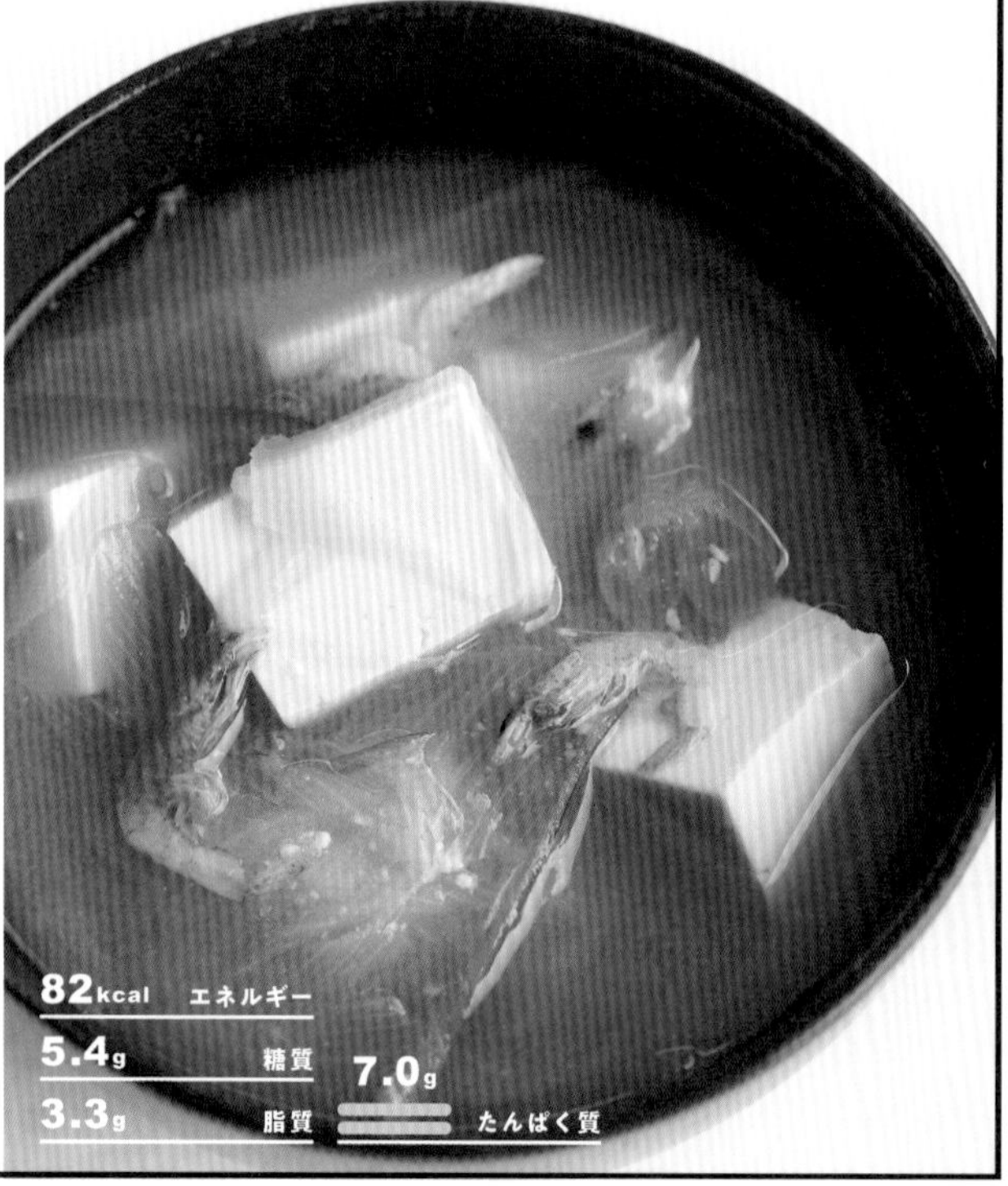

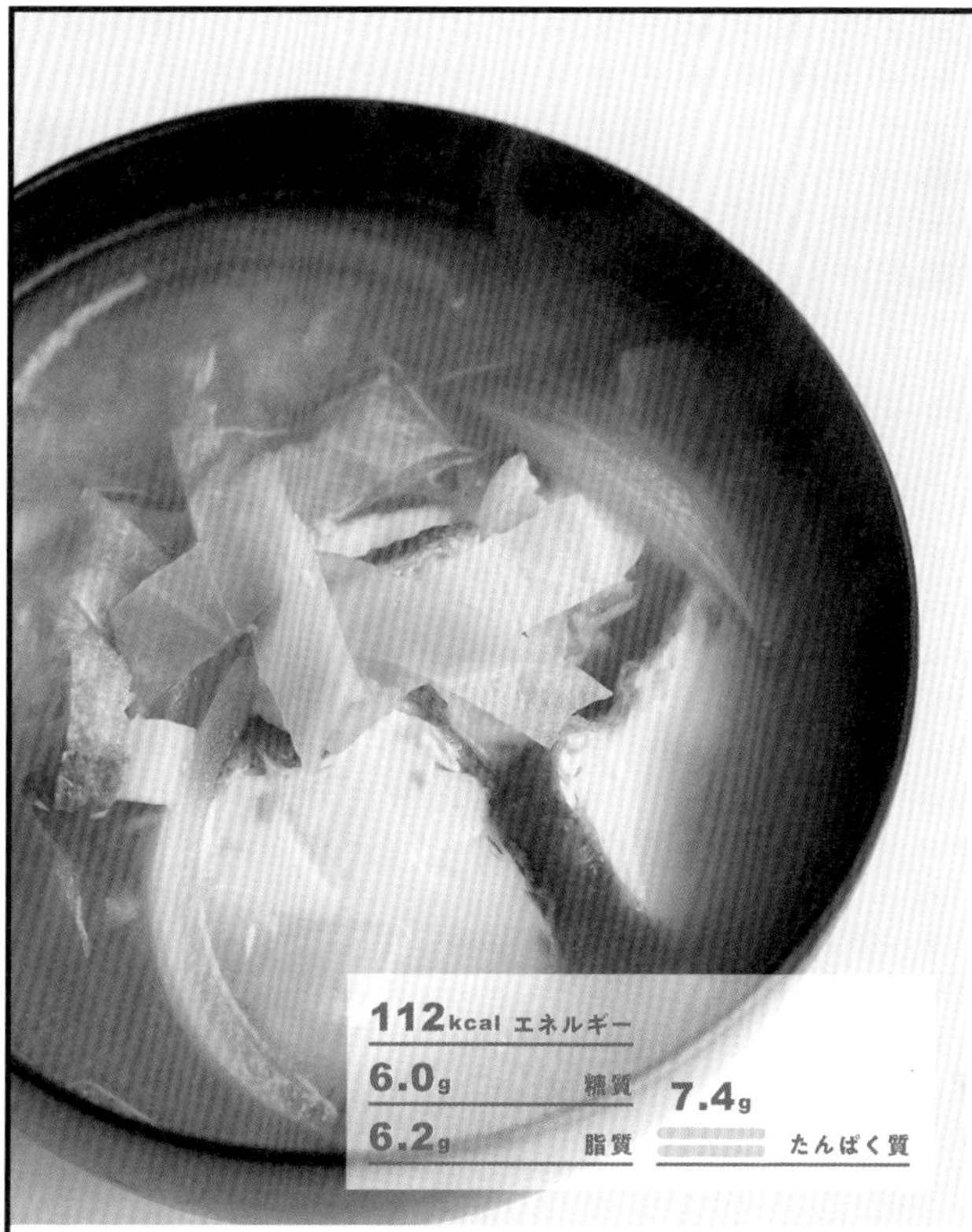

112kcal エネルギー
6.0g 糖質
6.2g 脂質
7.4g たんぱく質

厚揚げのコクで満足度アップ

キャベツと玉ねぎと厚揚げのみそ汁

材料（2人分）

厚揚げ…1/2枚（100ｇ）
キャベツ…50ｇ
玉ねぎ…1/4個
だし汁…400mℓ
みそ…大さじ１と1/2

作り方

1 キャベツは1cm幅に切り、玉ねぎは1cm幅のくし形切りにする。厚揚げは食べやすい大きさに切る。
2 鍋にだし汁、**1**を入れて中火にかけ、ひと煮立ちさせ、みそを溶き入れる。

181kcal エネルギー
7.3g 糖質
10.4g 脂質
12.7g たんぱく質

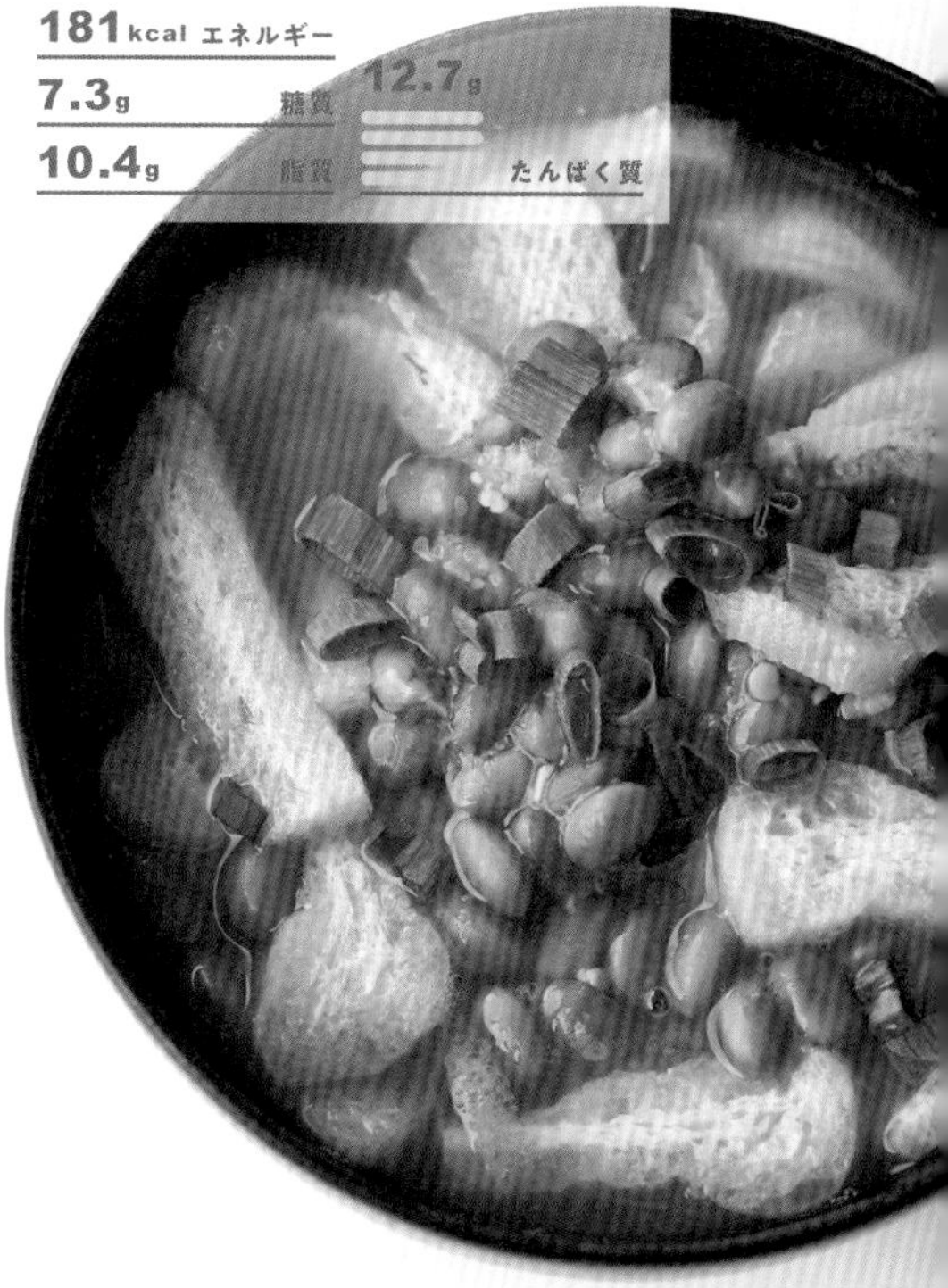

3種類の大豆製品でしっかりたんぱく質！

納豆と油揚げのみそ汁

材料（2人分）

油揚げ…１枚
納豆…２パック
だし汁…400mℓ
みそ…大さじ１と1/2
小ねぎ（小口切り）…適量

作り方

1 油揚げは短冊切りにする。
2 鍋にだし汁、**1**を入れて中火にかけ、ひと煮立ちさせ、みそを溶き入れたら納豆を加える。
3 器に盛り、小ねぎを散らす。

トマトを丸ごと1個入れてさっぱりと

さば缶とキャベツとトマトのみそ汁

材料（２人分）

さば缶（水煮）… １缶
キャベツ…60ｇ
トマト… １個
水…400mℓ
みそ…大さじ１

作り方

1 キャベツはざく切りにし、トマトはくし形切りにする。
2 鍋に水、さばを汁ごと、キャベツを入れて中火にかける。
3 キャベツがくたっとしたらトマトを加えてさっと煮て、みそを溶き入れる。

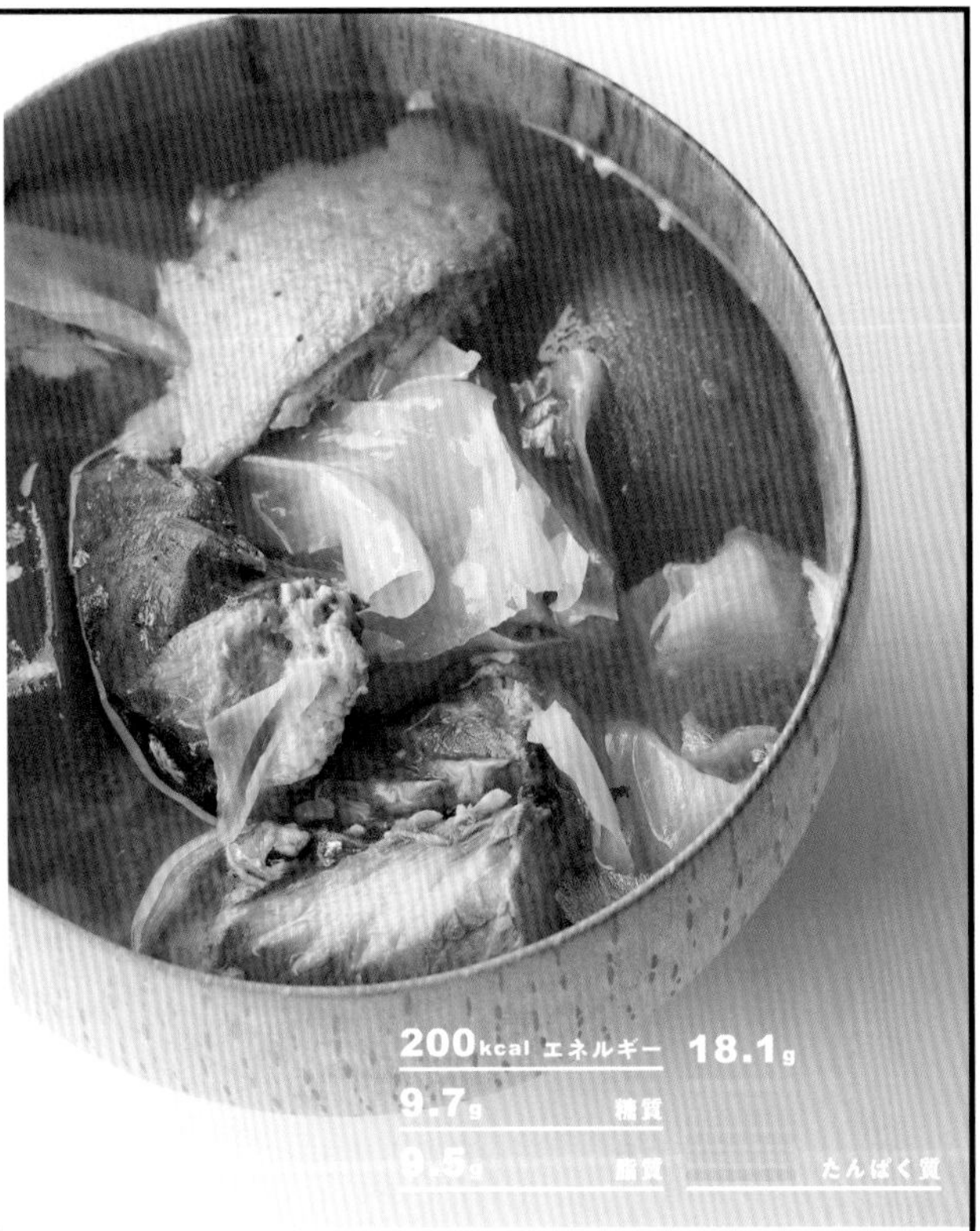
200kcal エネルギー
9.7g 糖質
9.5g 脂質
18.1g たんぱく質

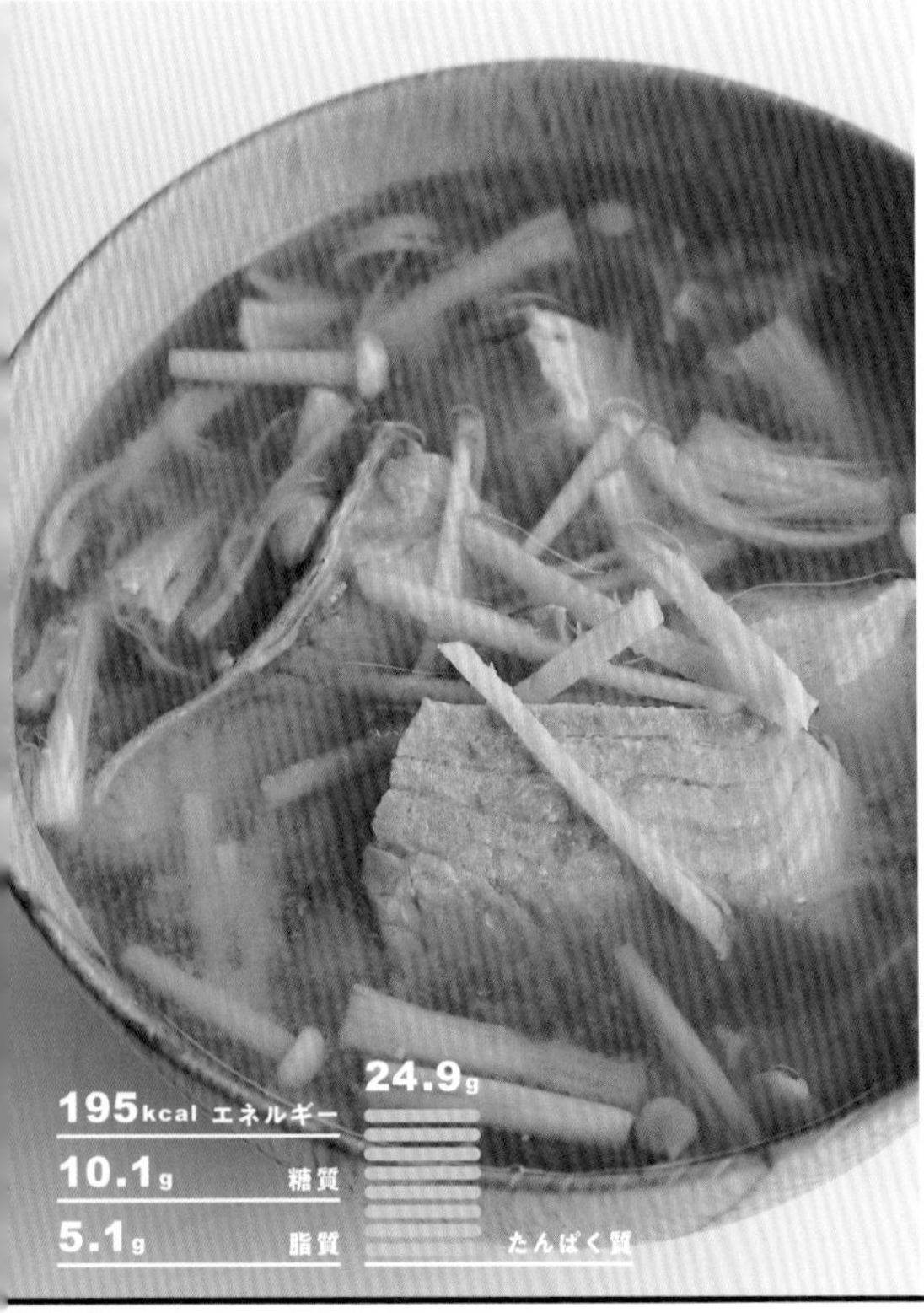
195kcal エネルギー
10.1g 糖質
5.1g 脂質
24.9g たんぱく質

ふわふわの鮭にしょうがをキリッときかせて

鮭とえのきのみそ汁

材料（２人分）

生鮭（切り身）… ２切れ
塩…小さじ1/8
えのきだけ…100ｇ
しょうが（せん切り）…1/2かけ分
酒・みそ…各大さじ１
だし汁…400mℓ

作り方

1 鮭はひと口大に切り、塩をふって、４～５分おく。ペーパータオルで水けを拭き取る。
2 えのきだけは根元を切り落とし、3cm長さに切る。
3 鍋にだし汁、**1**、しょうが、酒を入れて中火にかける。
4 鮭に火が通ったら、**2** を加え、くたっとしたらみそを溶き入れる。

そぼろのコクと旨みが広がる!

豚そぼろと豆腐ともやしの担々みそ汁

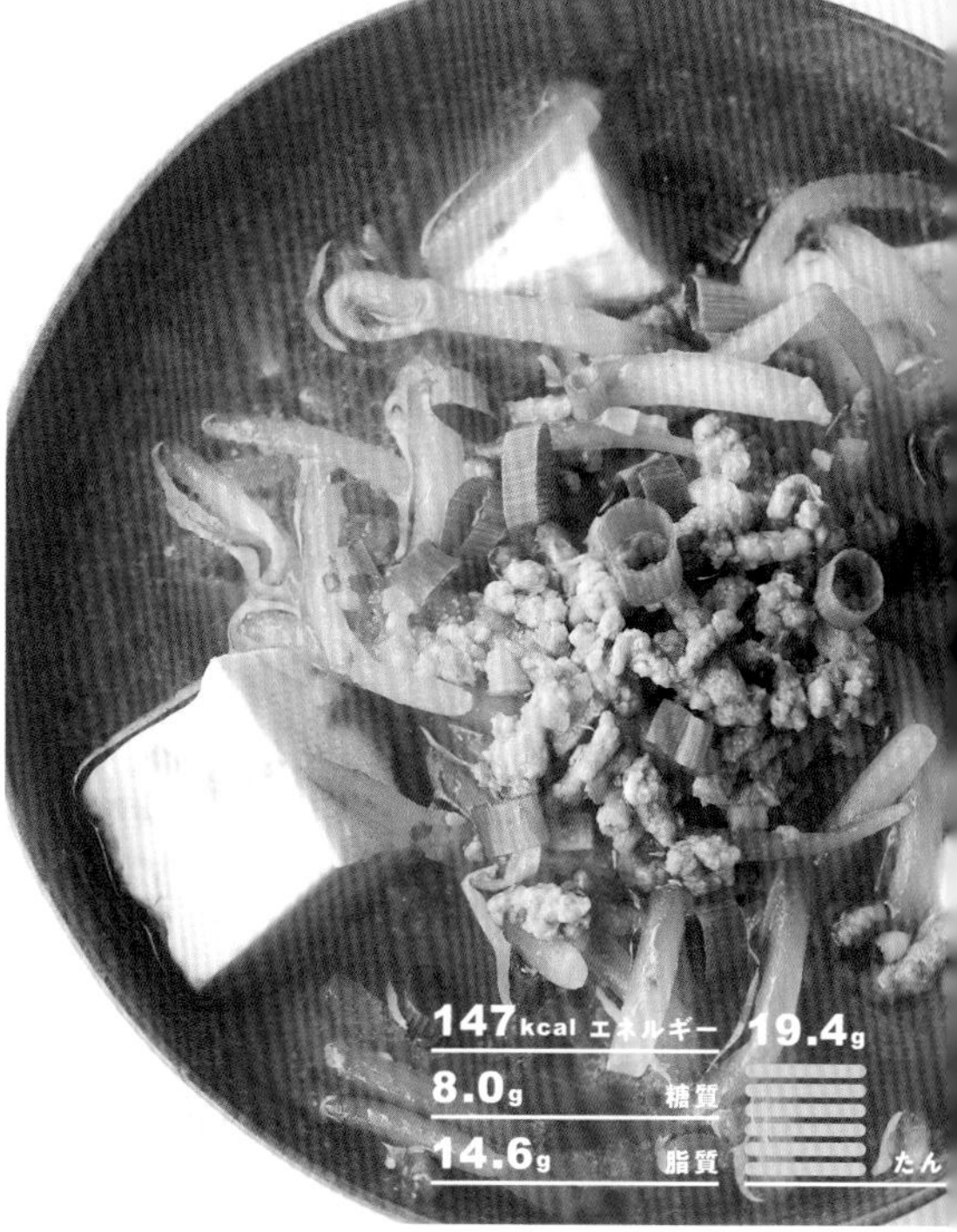
147kcal エネルギー
19.4g
8.0g 糖質
14.6g 脂質

材料(2人分)

絹ごし豆腐…200g
A 豚ひき肉…120g
A 豆板醤…小さじ1
にんにく(みじん切り)・しょうが(みじん切り)…各1/2かけ分
もやし…100g
B 鶏がらスープの素(顆粒)…小さじ1
B 水…400mℓ
白練りごま…大さじ1
みそ…小さじ2~大さじ1
サラダ油…小さじ2
小ねぎ(小口切り)…適量

作り方

1 豆腐は食べやすい大きさにちぎる。
2 鍋にサラダ油を弱火で熱し、にんにく、しょうがを炒め、香りが出たら**A**を加えて炒める。
3 **2**に**B**を加え、その汁を少しとって白練りごまを溶かして加えて中火にかける。ひと煮立ちしたら、**1**、もやしを加える。火が通ったらみそを溶き入れる。
4 器に盛り、小ねぎを散らす。

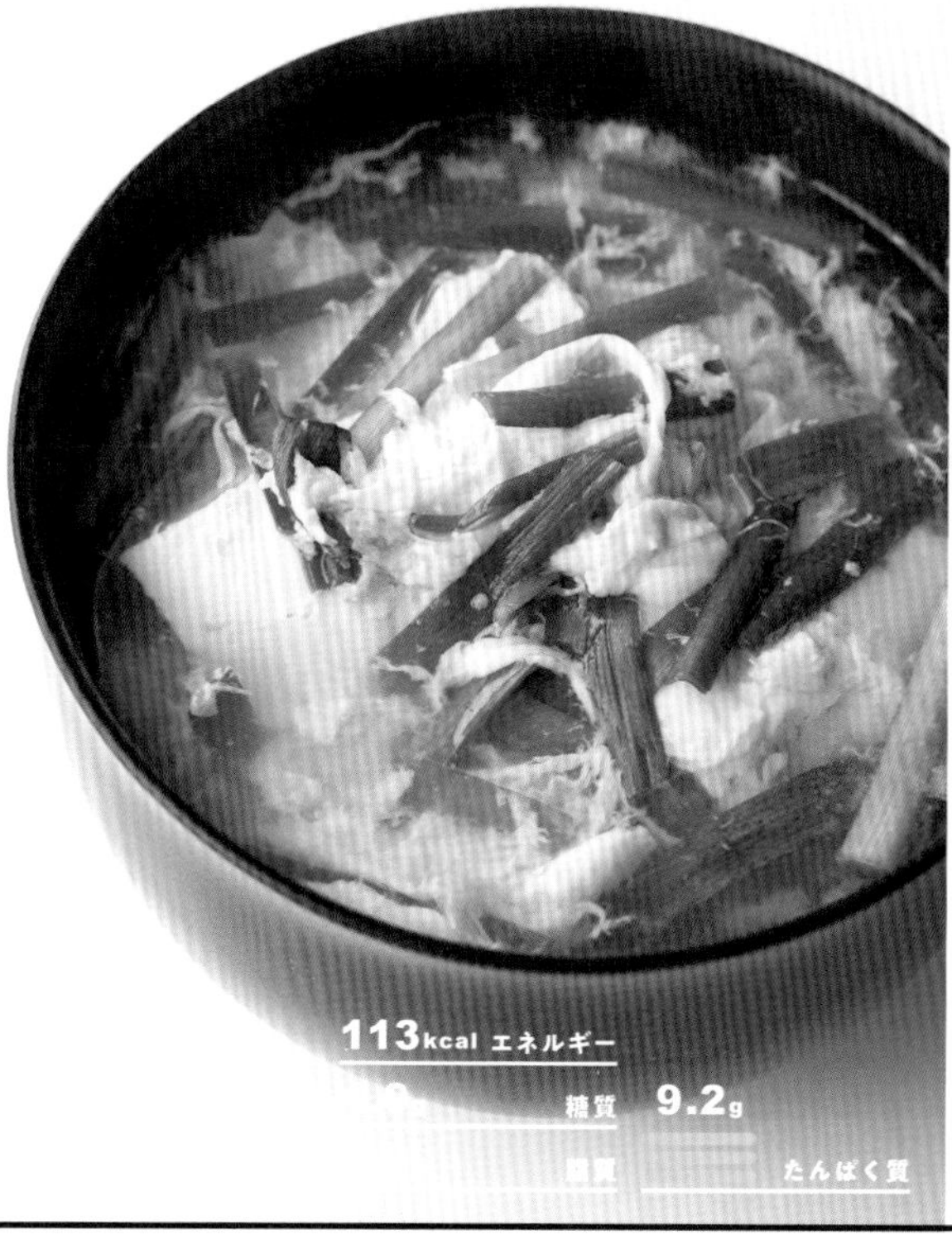
113kcal エネルギー
糖質
9.2g
たんぱく質

溶き卵は最後に入れてふわっと!

にらと豆腐のかきたまみそ汁

材料(2人分)

木綿豆腐…150g
溶き卵…1個分
にら…30g
鶏がらスープの素(顆粒)…小さじ1
水…400mℓ
みそ…大さじ1

作り方

1 豆腐は食べやすい大きさにちぎり、にらは3~4cm長さに切る。
2 鍋に水、鶏がらスープの素、豆腐を入れて中火にかけ、ひと煮立ちさせ、にらを加え、みそを溶き入れる。
3 **2**に溶き卵を回しかけ、かきたまにする。

たんぱく質と一緒に食べたい副菜レシピ

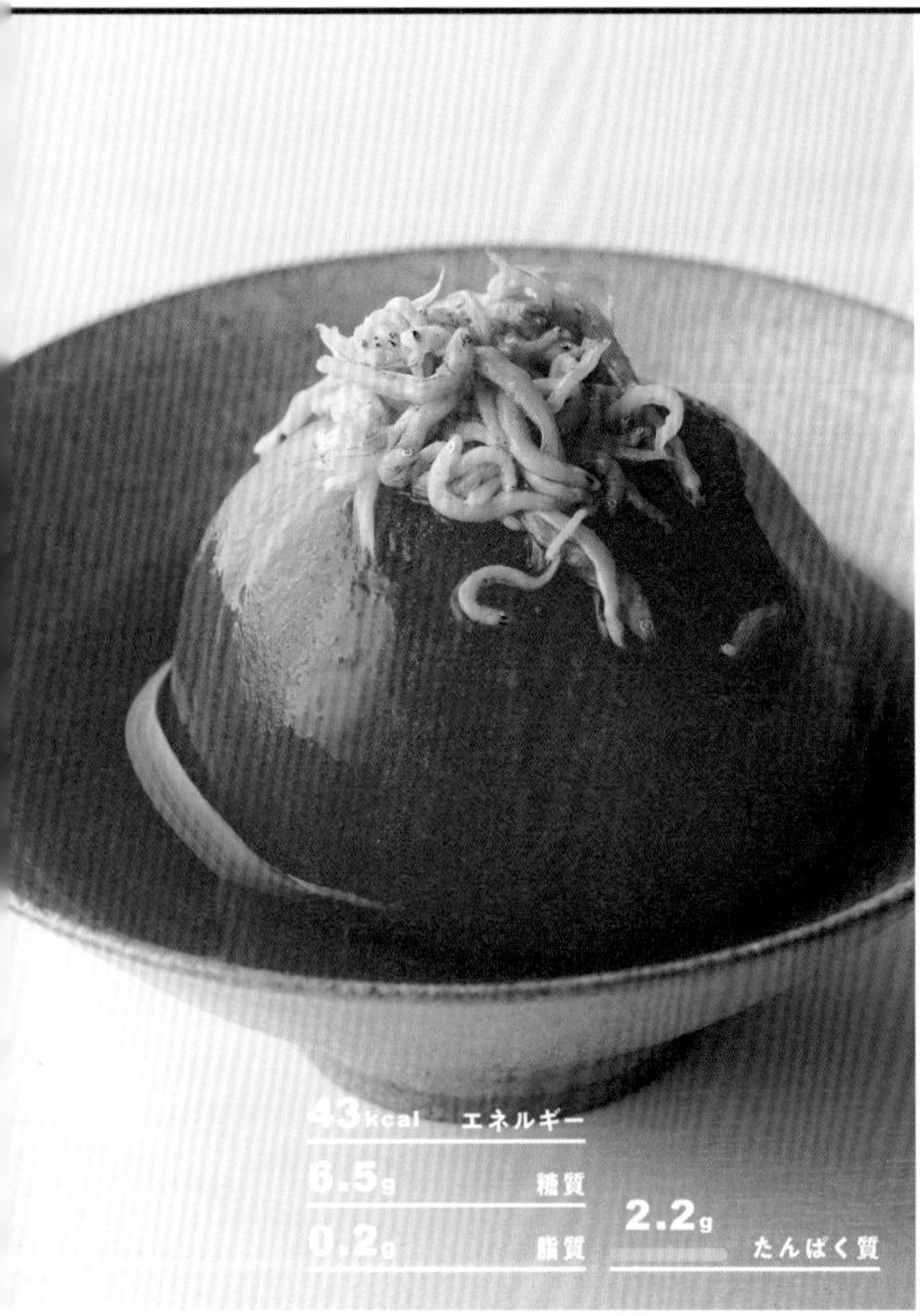
43kcal エネルギー
6.5g 糖質
0.2g 脂質
2.2g たんぱく質

しらすの塩けと旨みがトマトによく合う!

トマトのしらすだし浸し

材料(2人分)

トマト…2個
しらす干し…大さじ2
A
- だし汁…200mℓ
- しょうゆ・みりん…各小さじ2
- 塩…ひとつまみ

作り方

1 トマトはヘタを取り、反対側に十字の切り込みを入れる。熱湯に10秒入れたら氷水にとり、皮をむく。
2 鍋にAを入れて沸騰したら火を止める。
3 保存容器に1、2、しらす干しを入れ、粗熱がとれたら冷蔵庫で1時間以上冷やす。

たらこのプチプチした食感がクセになる

にんじんのたらこ和え

材料(2人分)

にんじん…150g
たらこ…1腹(40g)
プレーンヨーグルト(無糖)…大さじ3
塩・こしょう…各適量

作り方

1 にんじんはせん切りにし、塩小さじ1/4(分量外)をもみ込み、水分が出たら絞る。
2 耐熱容器にたらこを入れてラップをかけ、電子レンジで50秒~1分加熱し、ほぐす。
3 ボウルに1、2、ヨーグルトを入れて和え、塩、こしょうで味をととのえる。

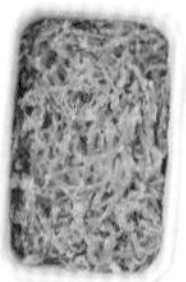

保存期間
冷蔵 4~5日

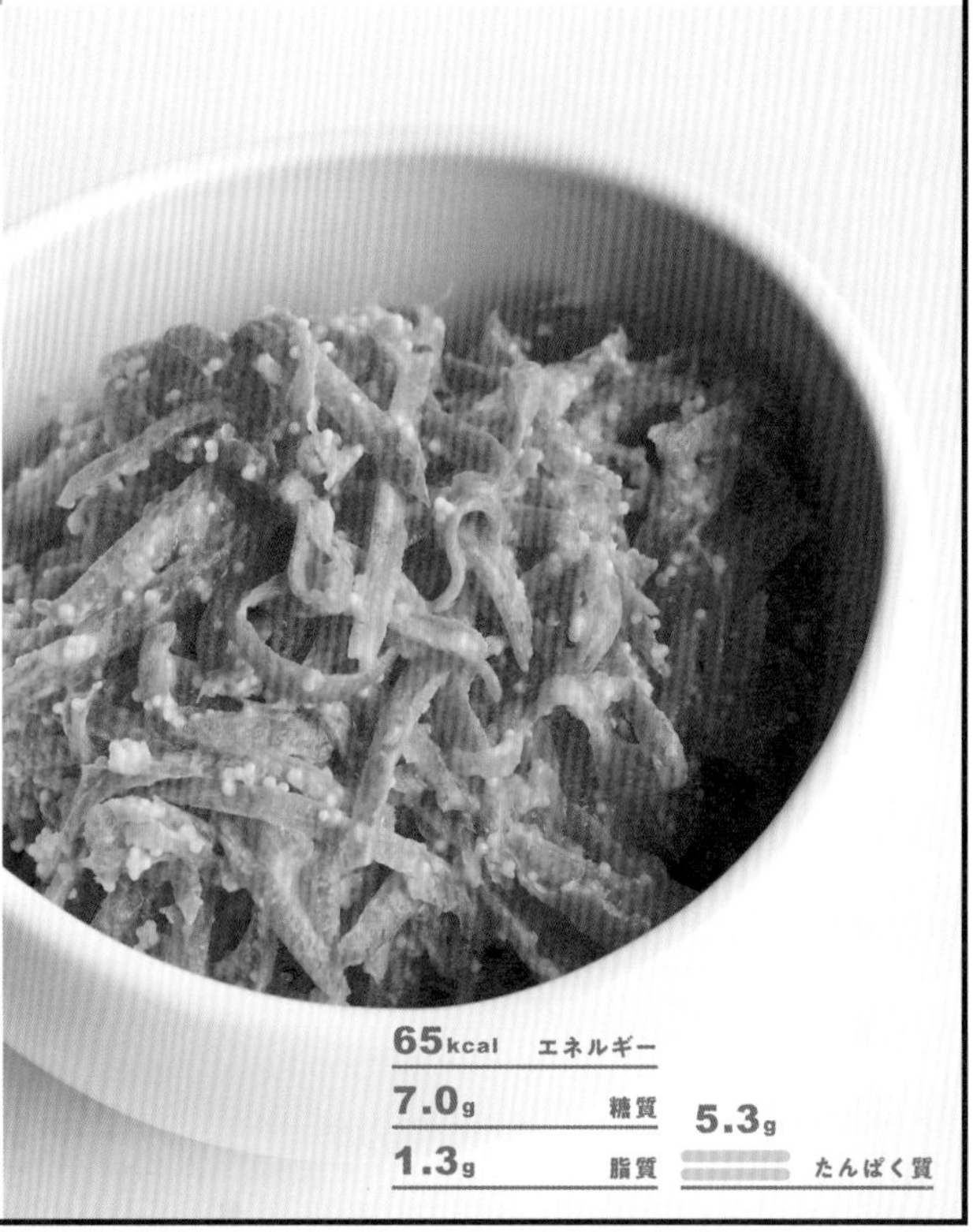

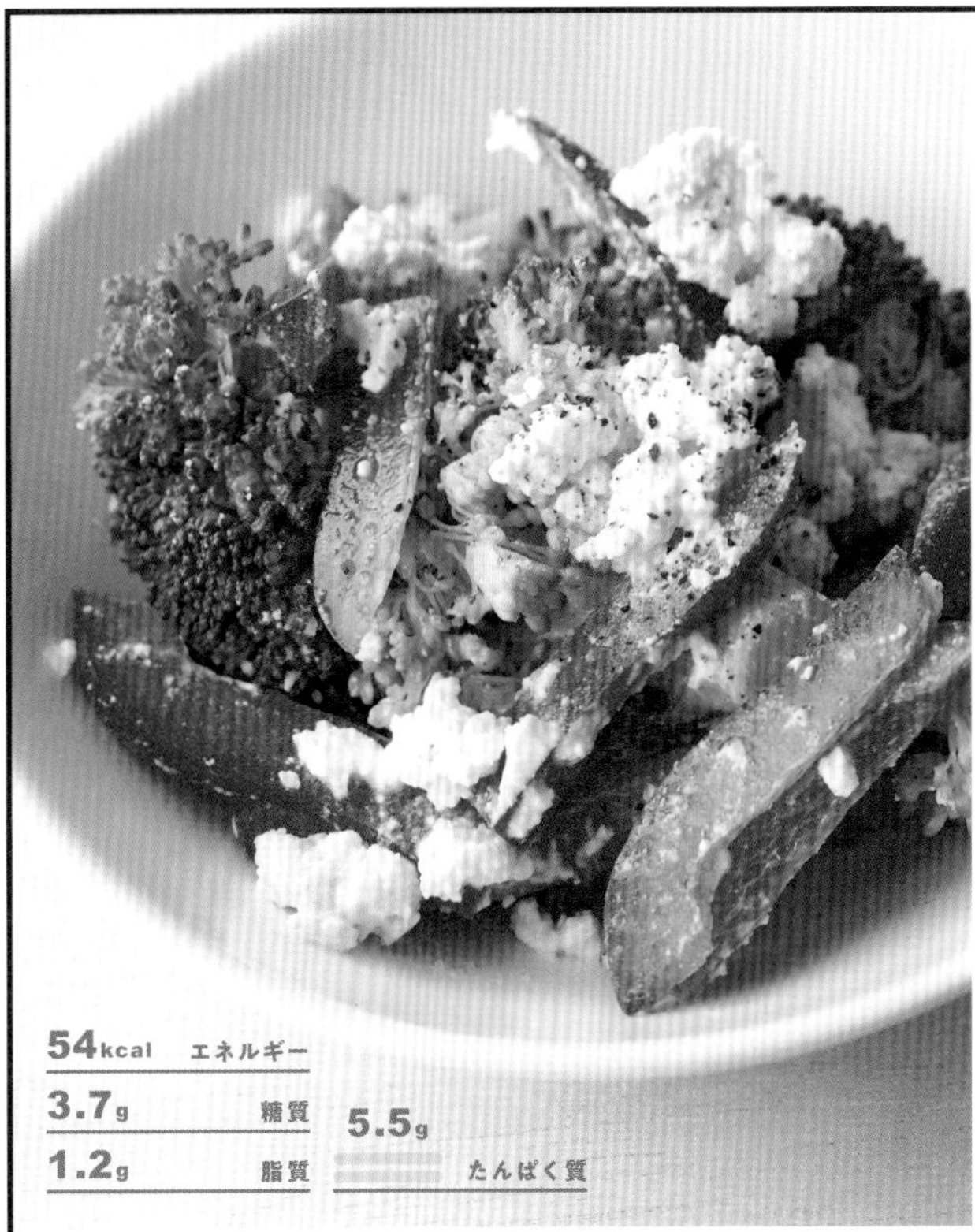
54kcal エネルギー
3.7g 糖質
1.2g 脂質
5.5g
たんぱく質

緑と赤の彩りがきれいなサラダ

ブロッコリーとチーズのサラダ

材料（2人分）

ブロッコリー…120g
赤パプリカ…1/2個
カッテージチーズ…大さじ3
塩…適量

作り方

1 ブロッコリーは小房に分け、塩（分量外）ゆでする。パプリカは細切りにする。

2 ボウルに**1**、カッテージチーズを入れて混ぜ、塩で味をととのえる。

青梗菜の食感が咀嚼を促す!

青梗菜とえびのナムル

材料（2人分）

むきえび（冷凍／解凍する）…100g
青梗菜…1袋（200g）
A すりおろしにんにく…1かけ分
A ごま油・白いりごま…各小さじ2
A 鶏がらスープの素（顆粒）…小さじ1/2
A 塩…小さじ1/4

作り方

1 鍋にたっぷりの湯を沸かし、青梗菜をさっとゆで、食べやすい大きさに切る。同じ湯で、むきえびもさっとゆでて水けを拭き取る。

2 ボウルに**1**、**A**を入れて混ぜ合わせる。

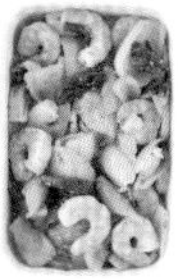

保存期間
冷蔵3日

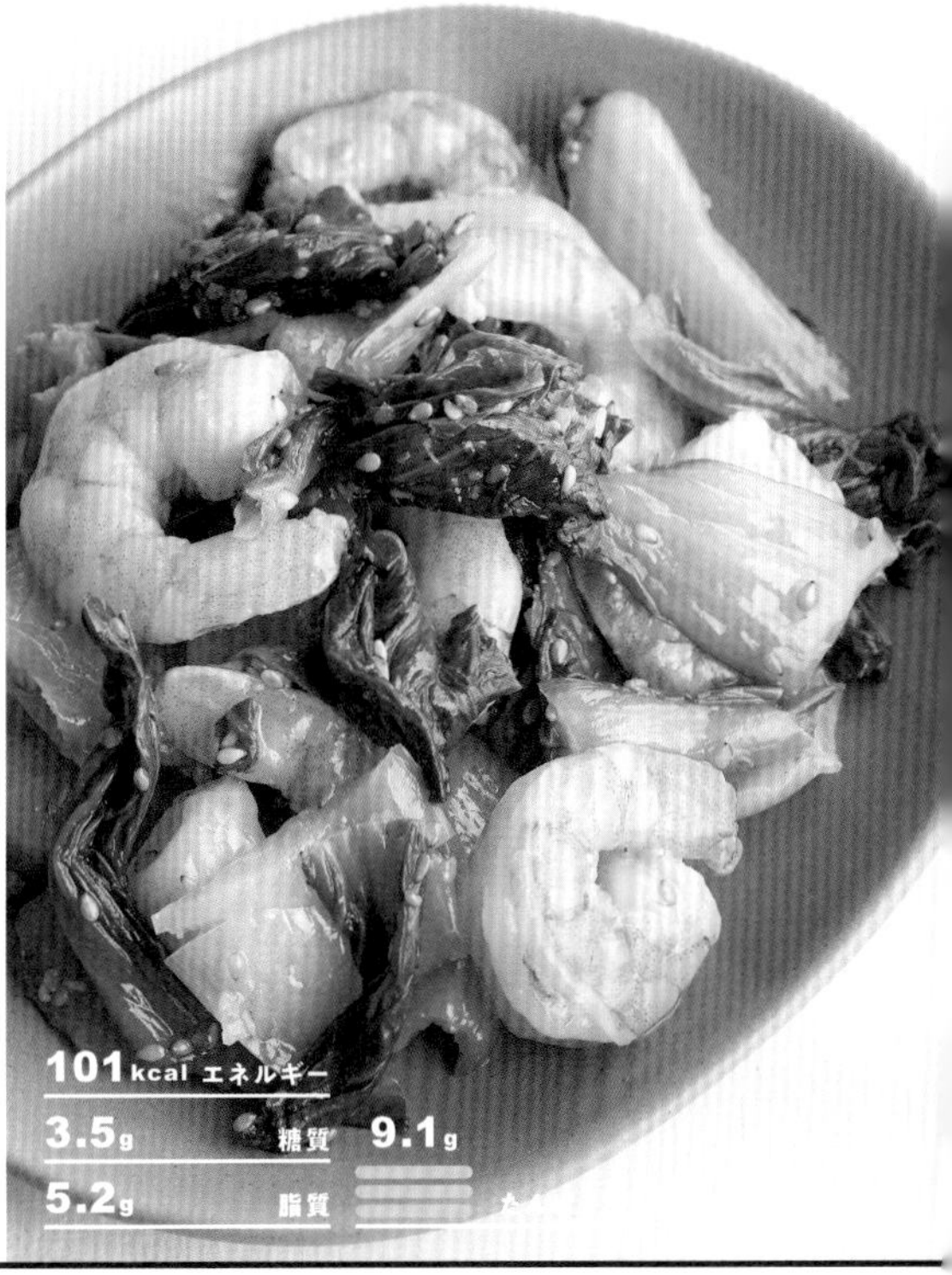
101kcal エネルギー
3.5g 糖質
5.2g 脂質
9.1g

プロセスチーズでコクをアップ!

キャベツとかにかまのチーズコールスロー

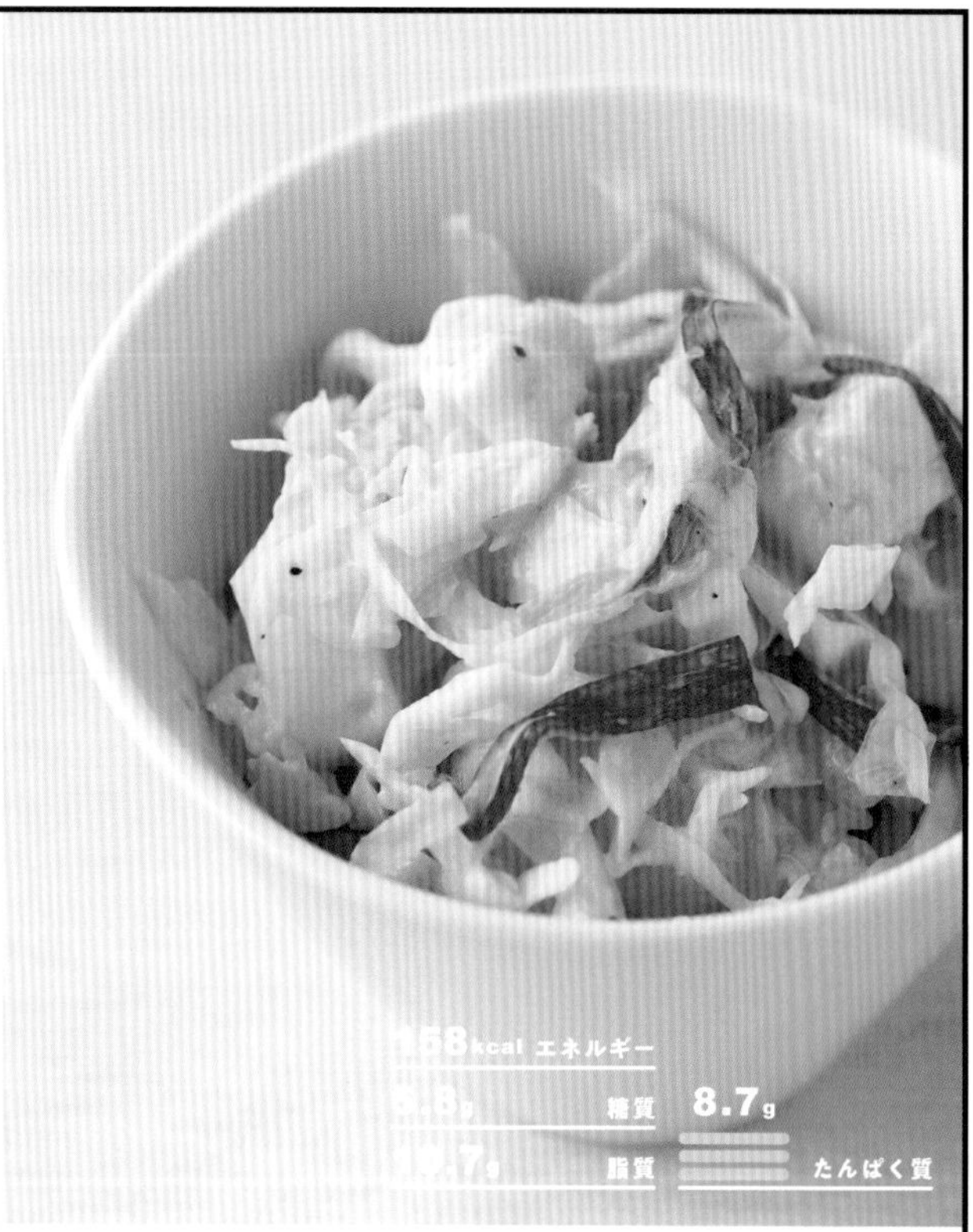
kcal エネルギー
糖質
8.7g
脂質
たんぱく質

材料（2人分）

かに風味かまぼこ…4本
プロセスチーズ…50 g
キャベツ…200 g
A マヨネーズ…大さじ1
A 酢…大さじ1/2
塩・こしょう…各適量

作り方

1. キャベツはせん切りにして塩小さじ1/4（分量外）でもみ、水分が出たら水けを絞る。
2. かに風味かまぼこは手で裂き、プロセスチーズは角切りにする。
3. ボウルに**1**、**2**、**A**を入れて混ぜ合わせ、塩、こしょうで味をととのえる。

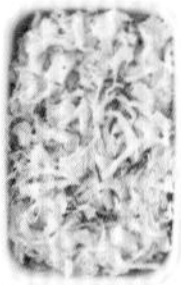

保存期間

冷蔵 **3～4**日

甘辛い味つけの昆布の煮物にお箸がすすむ!

糸昆布と大豆の煮物

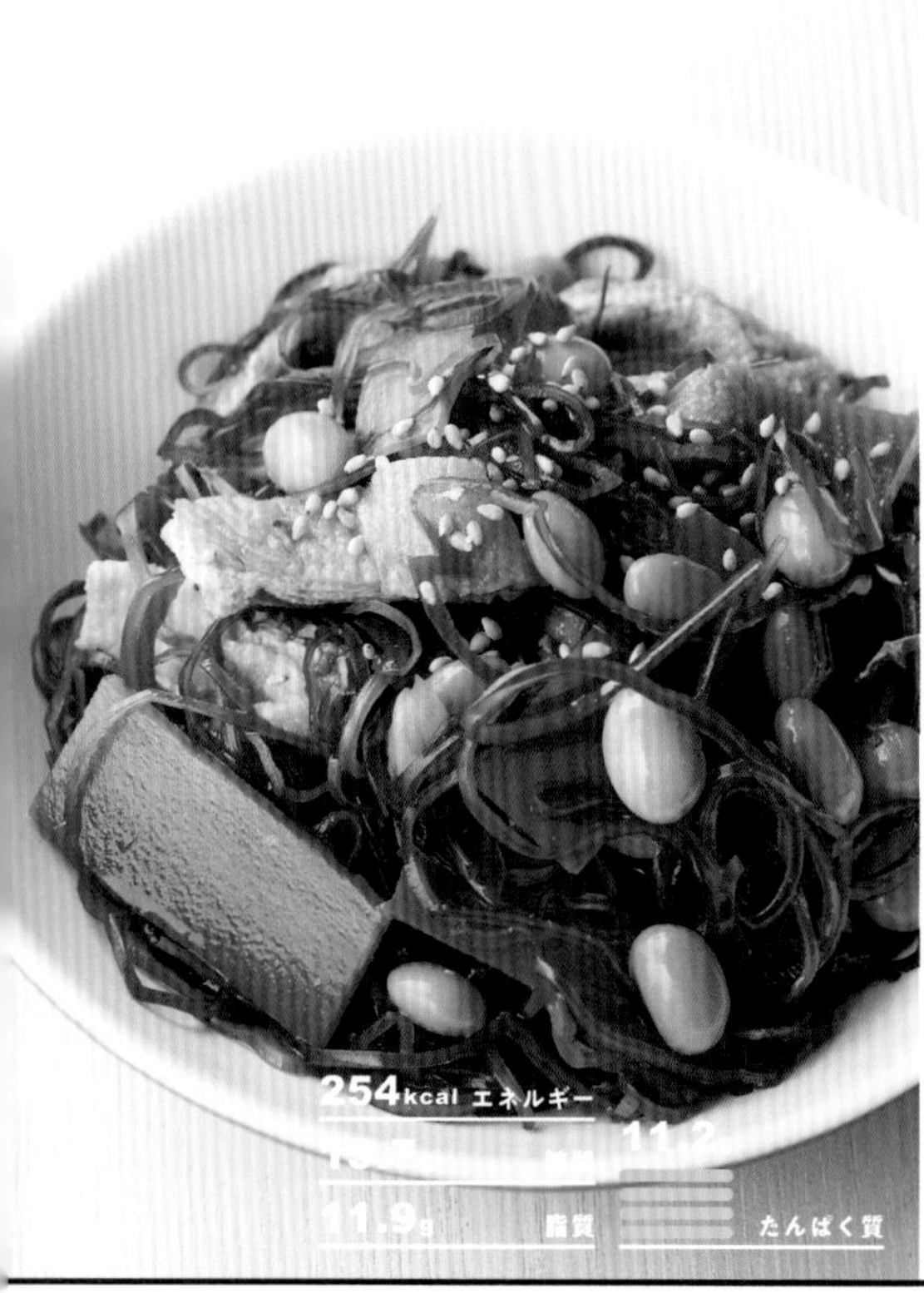
254kcal エネルギー
11.9g
脂質
たんぱく質

材料（2人分）

油揚げ…1枚
大豆缶（水煮）…100 g
にんじん…60 g
糸昆布（乾燥）…20 g
A 水…300mℓ
A しょうゆ・酒・みりん…各大さじ1と1/2
A 砂糖…大さじ1
ごま油…小さじ2

作り方

1. 油揚げとにんじんは短冊切りにする。糸昆布は水で戻し、水けをきる。
2. 鍋にごま油を中火で熱し、糸昆布、にんじんを入れて炒める。油がまわったら油揚げ、汁けをきった大豆を加えてさっと混ぜる。
3. **2**に**A**を加え、汁けがなくなるまで煮る。

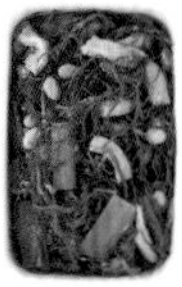

保存期間

冷蔵 **3～4**日

ちくわとしいたけの旨みがたっぷり!

ちくわとしいたけのレンジ煮

材料(2人分)

ちくわ…4本(140g)
しいたけ…6個
A
水…大さじ4
しょうゆ・みりん…各大さじ1
砂糖…大さじ1/2

作り方

1 ちくわは輪切りにし、しいたけは十字の4等分に切る。
2 耐熱容器に1、Aを入れてラップをかけ、電子レンジで3～4分加熱する。そのまま味がなじむまで冷ます。

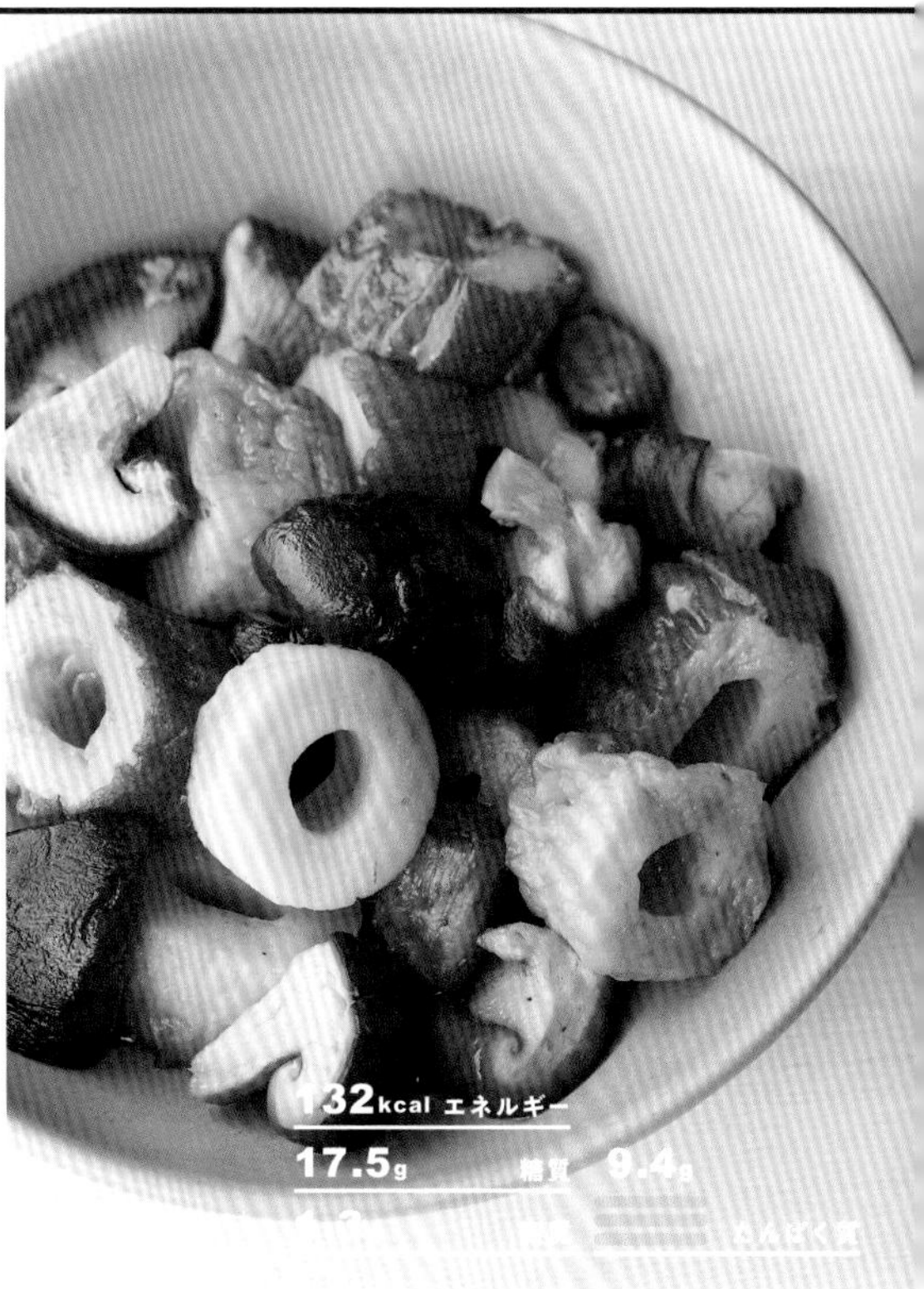
132kcal エネルギー
17.5g
糖質 9.4g

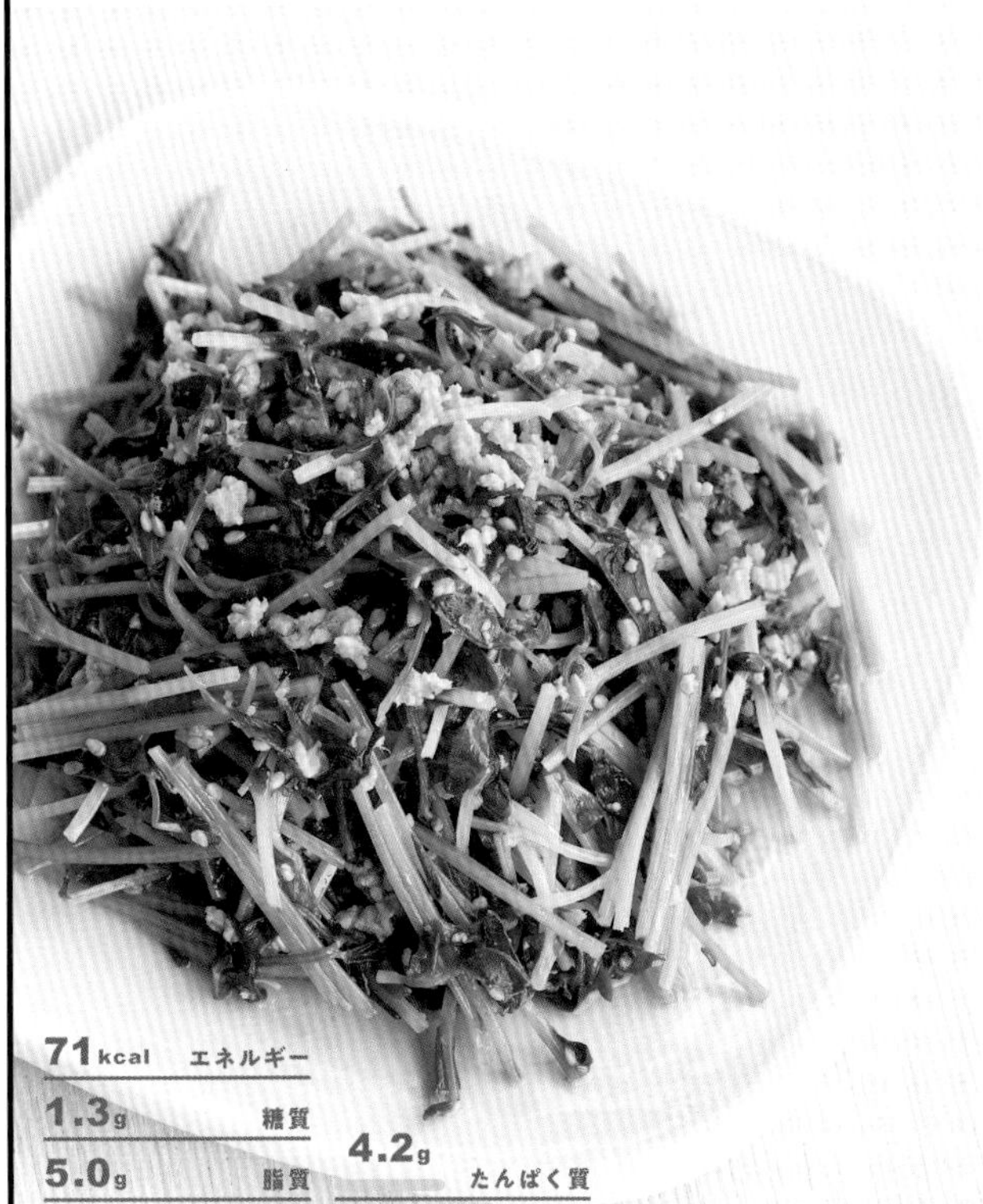
71kcal エネルギー
1.3g 糖質
5.0g 脂質
4.2g たんぱく質

鮭フレークで手軽にたんぱく質を取り入れて!

豆苗の鮭和え

材料(2人分)

豆苗…1袋
A
鮭フレーク…大さじ2
白いりごま・ごま油…各小さじ1
塩…適量

作り方

1 豆苗はざく切りにして耐熱容器に入れ、ラップをかけて電子レンジで2～3分加熱する。
2 1がしんなりしたら、Aを加えて和え、塩で味をととのえる。

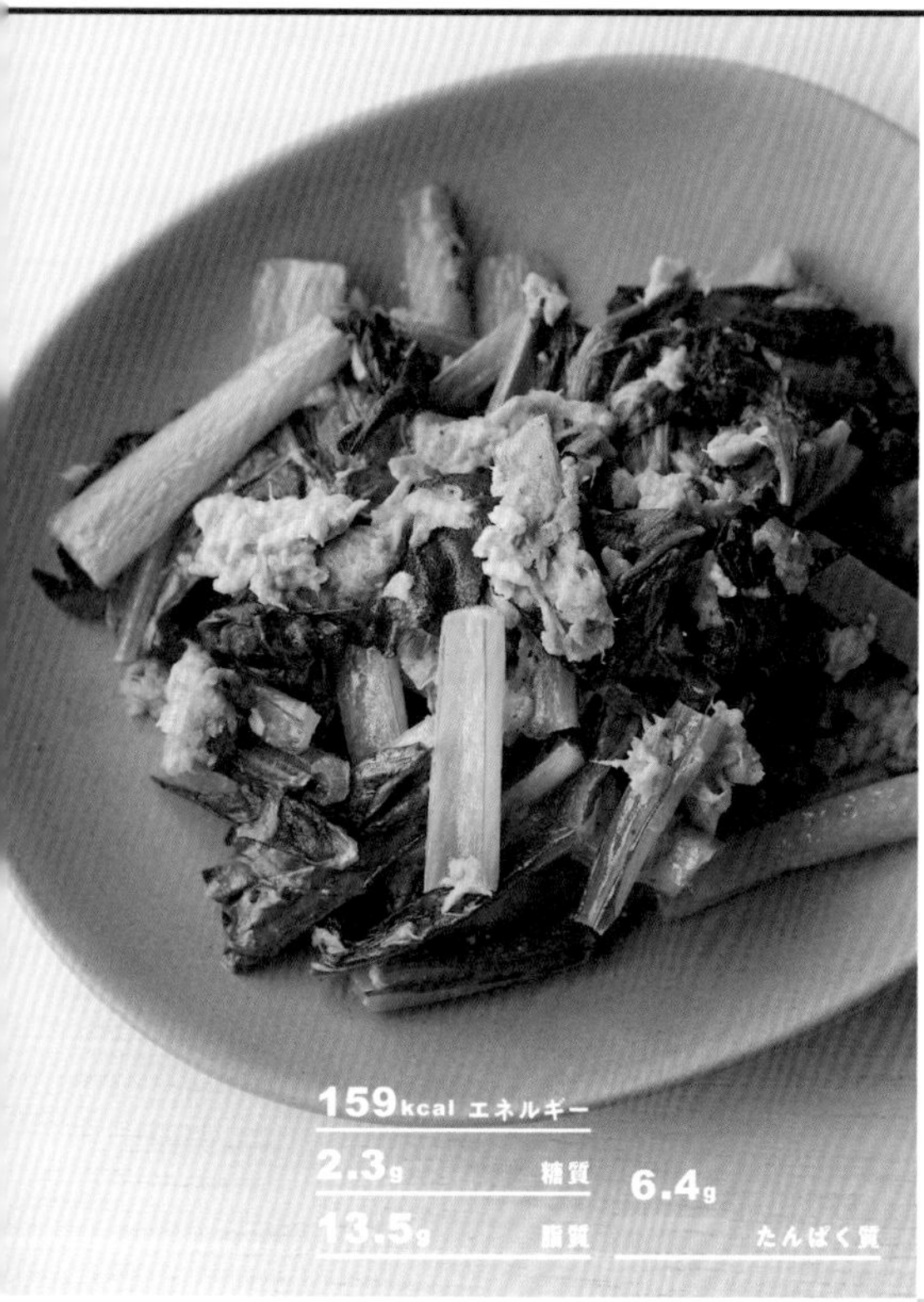
159kcal エネルギー
2.3g 糖質
13.5g 脂質
6.4g たんぱく質

小松菜で鉄分とカルシウムを補給!

小松菜とツナのさっと炒め

材料（2人分）

小松菜…200g
ツナ缶（オイル漬け）…1缶
ごま油…大さじ1
塩・こしょう…各適量

作り方

1 小松菜はざく切りにし、ツナは汁けをきる。
2 フライパンにごま油を中火で熱し、**1**を入れて炒め、塩、こしょうで味をととのえる。

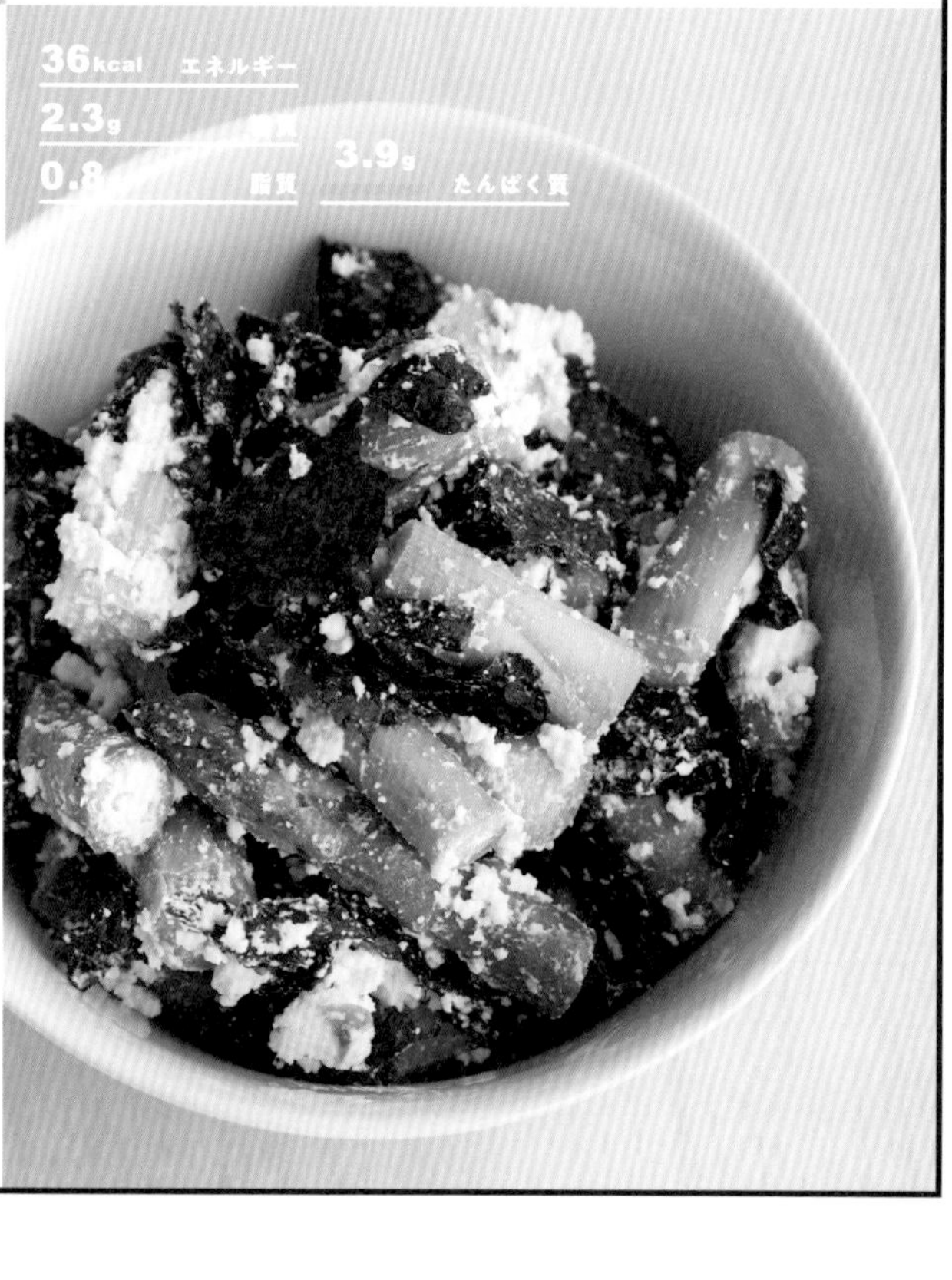
36kcal エネルギー
2.3g 糖質
0.8 脂質
3.9g たんぱく質

アスパラの歯応えを残すのがコツ

アスパラの のりチーズ和え

材料（2人分）

グリーンアスパラガス…8～10本（160g）
カッテージチーズ…大さじ2
塩・こしょう…各適量
焼きのり…1枚

作り方

1 アスパラガスは根元の固い部分とハカマを取り除き、塩（分量外）ゆでし、3～4㎝長さに切る。
2 ボウルに**1**、カッテージチーズを入れて和え、塩、こしょうで味をととのえ、のりをちぎりながら加えてさらに和える。

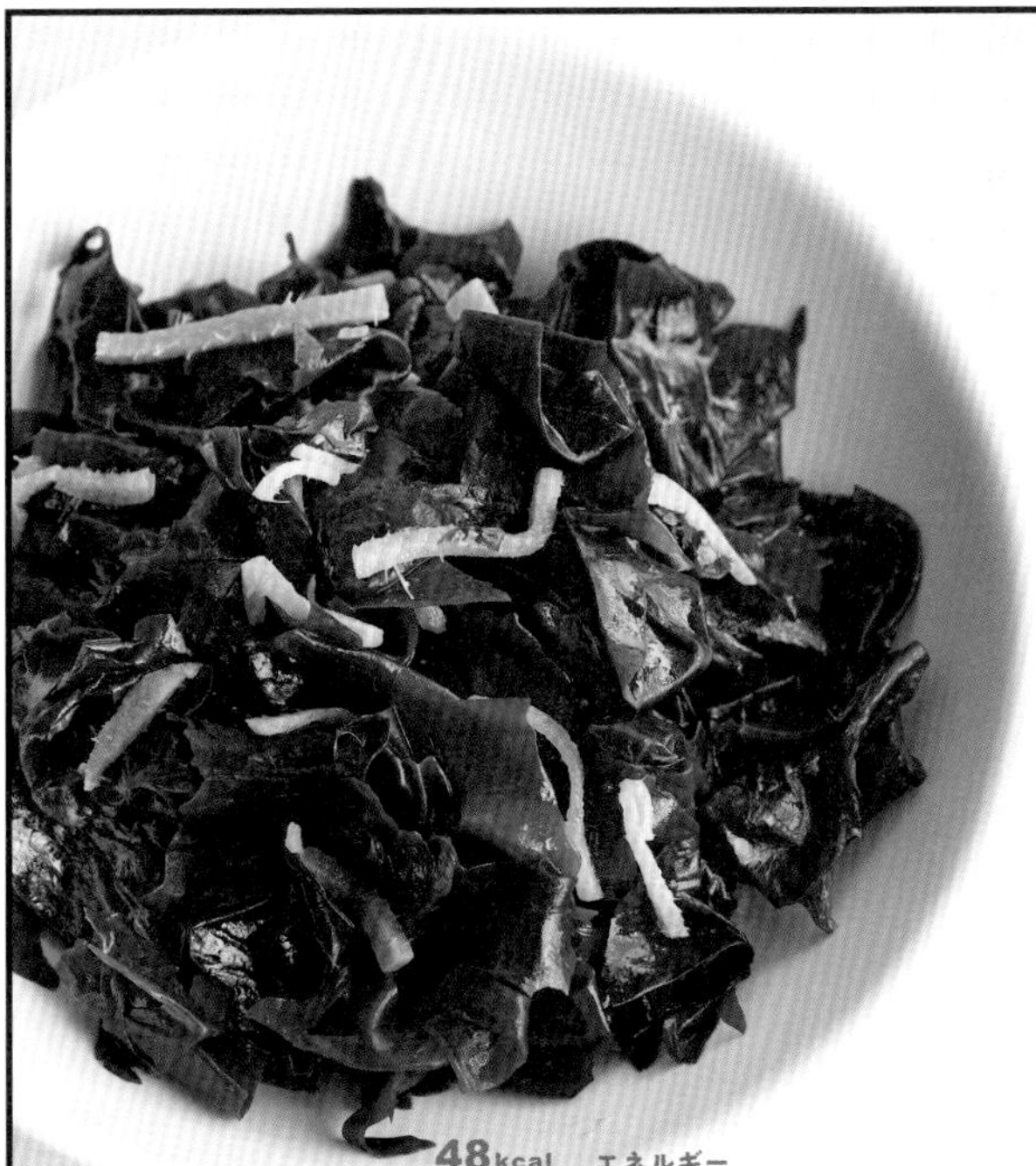

海藻の食物繊維で腸内スッキリ!

わかめのしょうが炒め

48kcal エネルギー
1.4g 糖質
4.0g 脂質
0.8g たんぱく質

材料（2人分）

わかめ（乾燥）…10 g
しょうが… 1かけ
ごま油…小さじ2
A 鶏がらスープの素（顆粒）・しょうゆ …各小さじ1/2

作り方

1 わかめは水で戻し、水けをきる。しょうがはせん切りにする。
2 フライパンにごま油を中火で熱し、1を入れて炒める。さっと火を通したら、Aを加えて炒め合わせる。

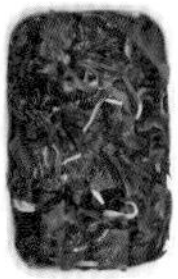

保存期間
冷蔵 **4～5**日

切り干し大根の食感がたまらない!

切り干し大根の納豆和え

材料（2人分）

納豆… 2パック
切り干し大根…30 g
たくあん…50 g
しょうゆ…少々
小ねぎ（小口切り）…適量

作り方

1 切り干し大根は水で戻し、水けを絞る。たくあんは細切りにする。
2 ボウルに1、納豆、付属のタレ、しょうゆを入れて和える。
3 器に盛り、小ねぎを散らす。

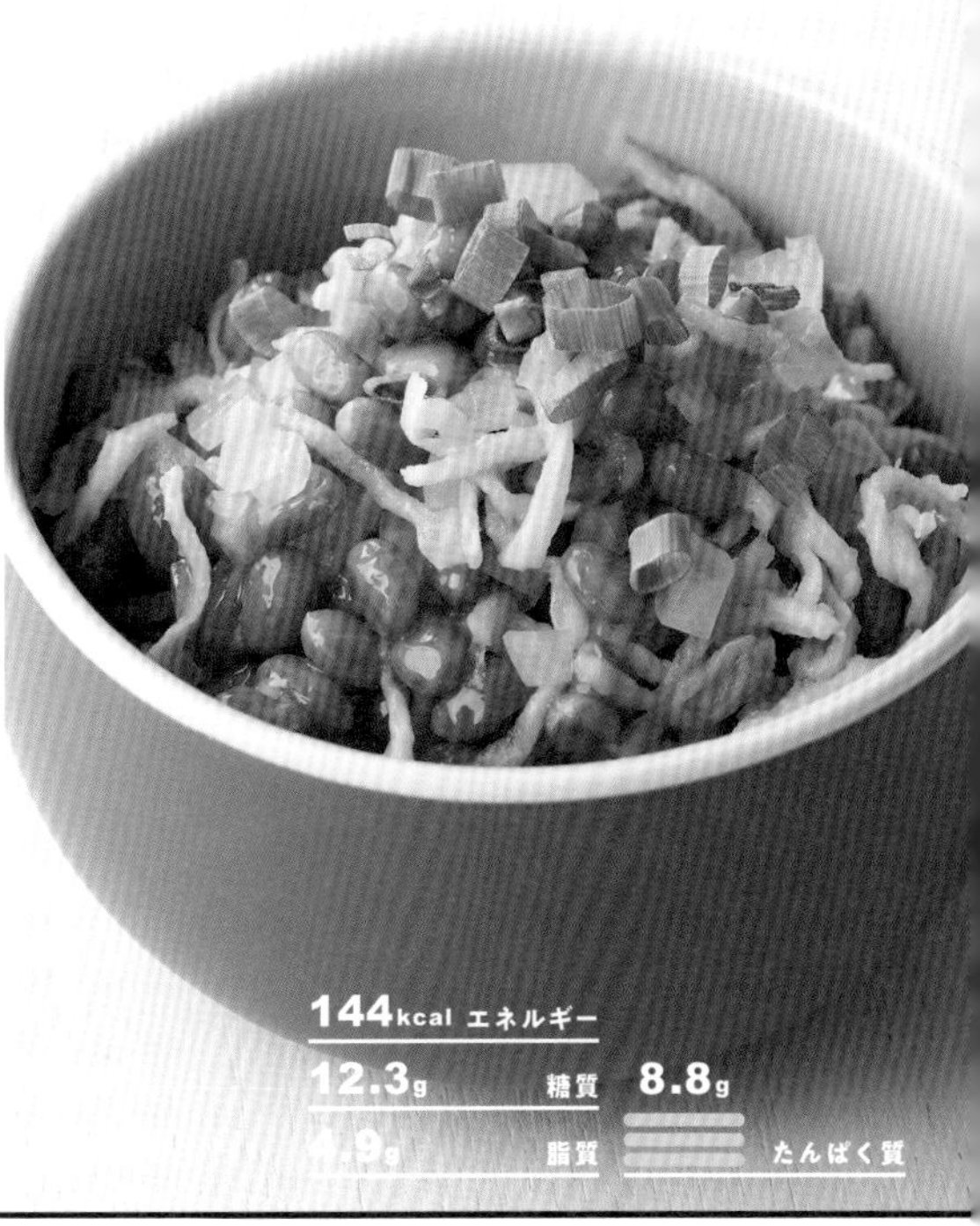

144kcal エネルギー
12.3g 糖質
4.9g 脂質
8.8g たんぱく質

カリッとしたナッツがアクセントに

ひじきのチーズナッツ和え

材料（2人分）

芽ひじき（乾燥）…10 g
にんじん…80 g
カッテージチーズ…大さじ3
好みのナッツ（くるみ・アーモンドなど）
…合わせて20 g
塩…適量

作り方

1 ひじきは水で戻す。にんじんはせん切りにして、塩でもむ。
2 ボウルに**1**、カッテージチーズ、塩を入れて混ぜ合わせ、刻んだナッツを加えて和える。

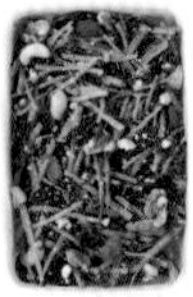

保存期間
冷蔵 **4～5** 日

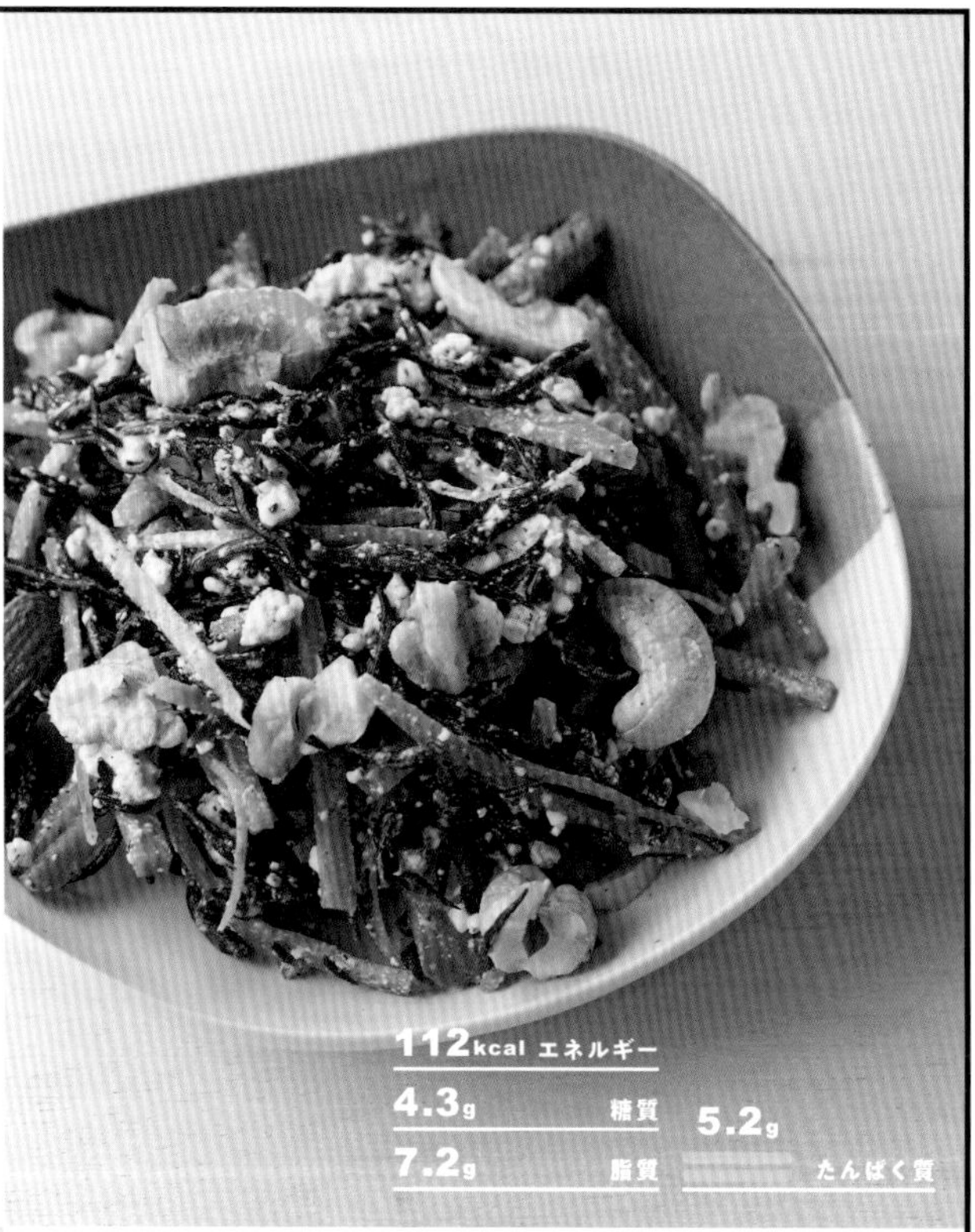
112kcal エネルギー
4.3g 糖質
7.2g 脂質
5.2g たんぱく質

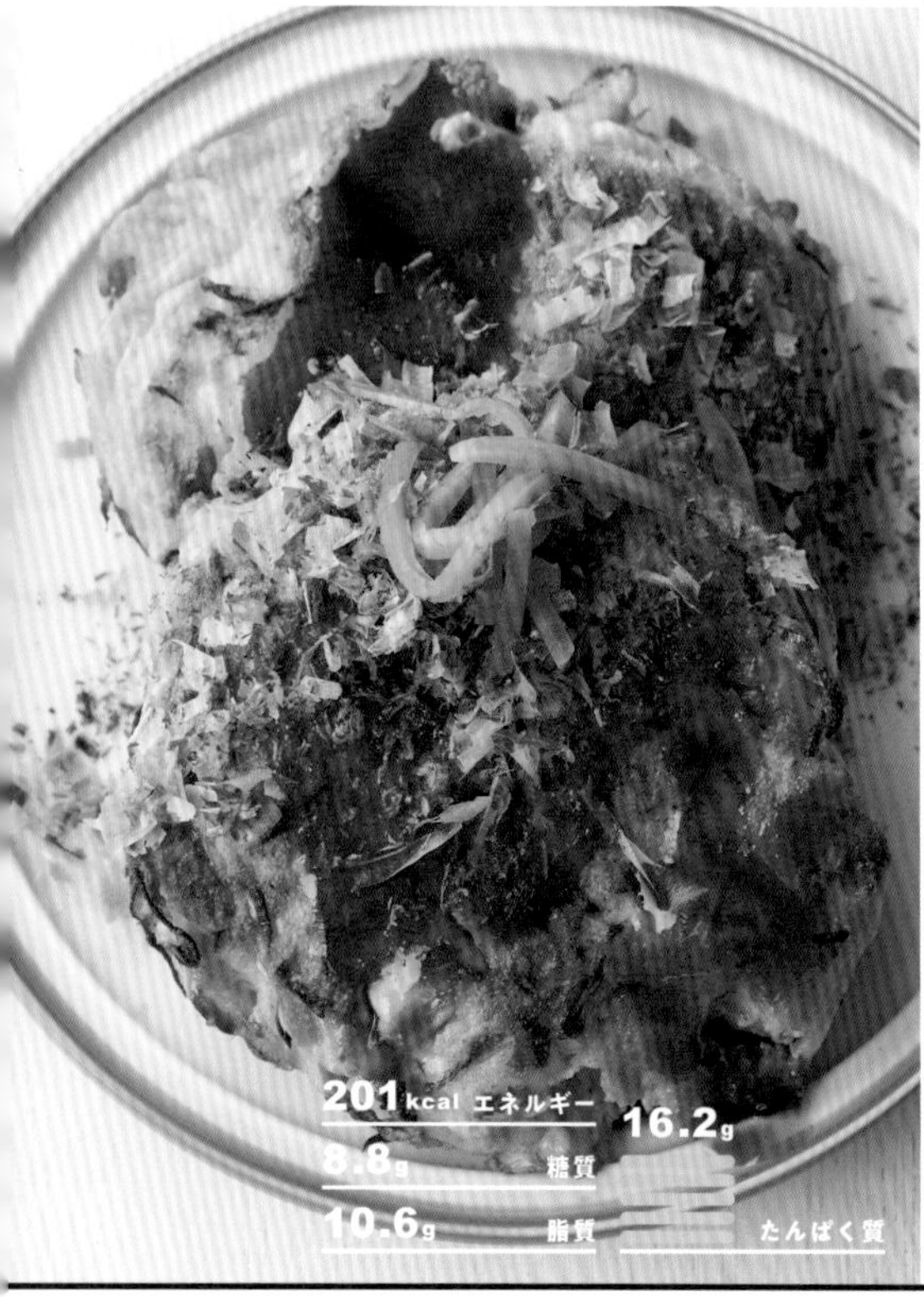
201kcal エネルギー
8.8g 糖質
10.6g 脂質
16.2g たんぱく質

低糖質なのに、大満足のお好み焼きに！

おからのお好み焼き

材料（2人分）

A
シーフードミックス（冷凍）…100 g
溶き卵… 3個分
キャベツ（せん切り）…50 g
紅しょうが…18 g
おからパウダー…大さじ3

サラダ油・ソース・かつお節・青のり・紅しょうが
…各適量

作り方

1 **A**のシーフードミックスは解凍する。
2 ボウルに**A**を入れて混ぜ合わせる。
3 フライパンにサラダ油を中火で熱し、**2**の生地を4等分にして流し入れる。焼き目がついたら上下を返し、中まで火を通す。
4 器に盛り、ソースをかけ、かつお節、青のりをふり、紅しょうがをのせる。

ツナが全体に行き渡って、
濃厚な仕上がり

大豆とツナのトマト煮

材料（２人分）

大豆缶（水煮）…100～130ｇ
ツナ缶（オイル漬け）…１缶
玉ねぎ…1/2個
A トマトジュース（無塩）…200mℓ
A 顆粒ブイヨン・はちみつ…各小さじ１
塩・こしょう…各適量
オリーブ油…小さじ２

作り方

1. 玉ねぎは薄切りにする。
2. 鍋にオリーブ油を中火で熱し、**1**、水けをきった大豆、汁ごとのツナ、**A**を入れる。煮汁が少なくなるまで煮詰め、塩、こしょうで味をととのえる。

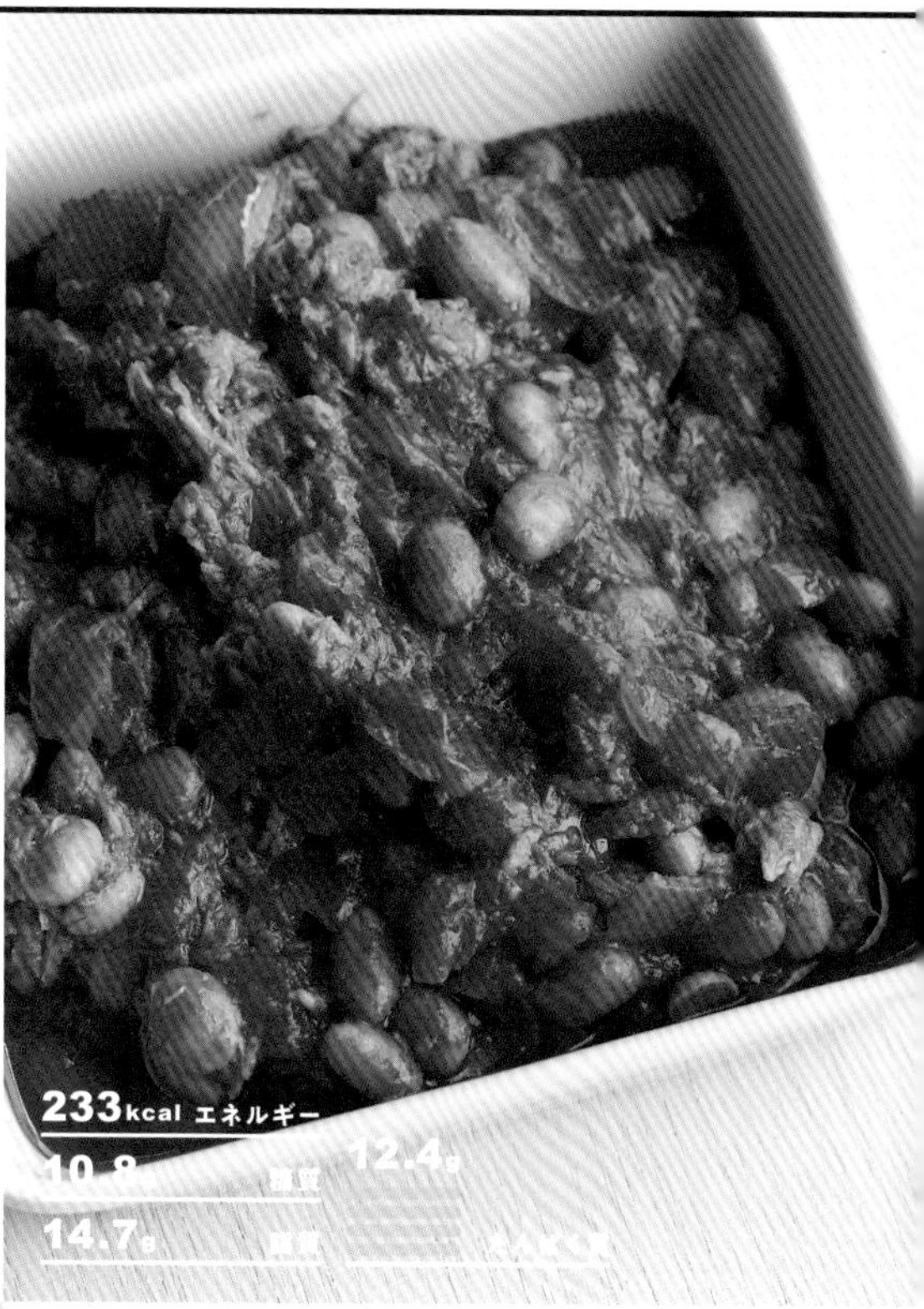
233kcal エネルギー
10.8
12.4g
14.7g

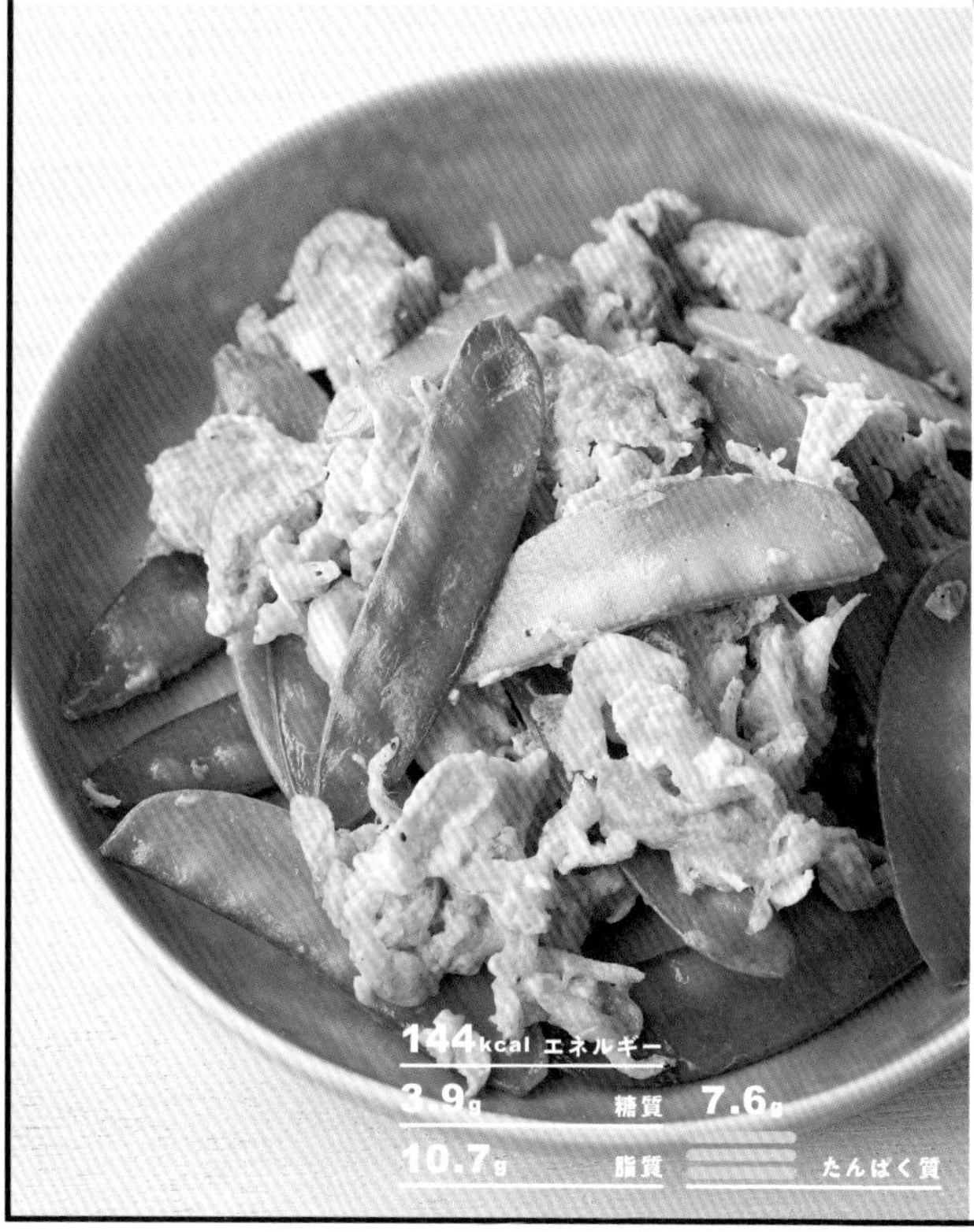
144kcal エネルギー
3.9g 糖質
7.6g
10.7g 脂質
たんぱく質

ふわふわの卵に
ちりめんじゃこの旨みをプラス

絹さやとじゃこの卵炒め

材料（２人分）

溶き卵…２個分
ちりめんじゃこ…大さじ２
絹さや…50ｇ
しょうゆ…小さじ１
塩・こしょう…各適量
ごま油…大さじ１

作り方

1. 絹さやは筋を取り除く。
2. フライパンにごま油を中火で熱し、溶き卵を入れてふわっと火を通し、一度取り出す。
3. **2**のフライパンに残りのごま油を足し、**1**、ちりめんじゃこを入れて炒める。しょうゆを加えて混ぜ合わせたら、**2**を戻し入れ、塩、こしょうで味をととのえる。

Profile

監修 宮地元彦（みやちもとひこ）

1965年愛知県生まれ。早稲田大学 スポーツ科学学術院教授。博士（体育科学）(1999年３月筑波大学)。健康・スポーツ科学の研究者として、身体活動と食事が健康に及ぼす相互作用を生理学や疫学の手法を用いて明らかにする研究を行っている。厚生労働省の「アクティブガイド」や「健康日本21（第２次）」の策定などに関わるほか、テレビや雑誌、各地の講演会など多方面で活躍。任天堂「Wii Fit Plus」の開発にもアドバイザーとして携わる。

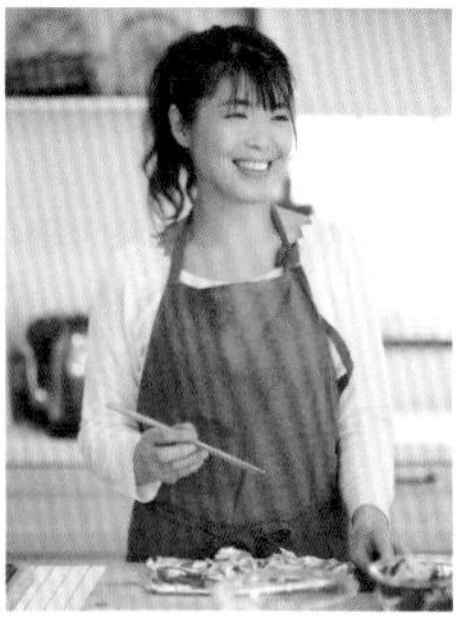

料理（レシピ制作・調理）ほりえさちこ

料理家、栄養士。食育アドバイザー、ヨーグルトマイスター、乳酸菌マイスター取得。自らの育児経験を活かした栄養バランスのとれた簡単でおいしい料理を提案している。糖質オフや美肌レシピなども得意とするほか、食育やスポーツ栄養の講演も行うなど、食に関する活動にも力を入れており、多方面で活躍中。ナチュラルでかわいいアイデアあふれるレシピとスタイリングも人気。著書に『あと一品がすぐできる！おいしい副菜』(池田書店)、『中高生アスリートを応援！ パフォーマンスがアップするラクうま部活弁当』(ナツメ社) などがある。

Staff

撮影	キッチンミノル
スタイリング	ダンノマリコ
デザイン	大橋千恵 (Yoshi-des.)
調理アシスタント	いのうえ陽子
栄養計算	角島理美
執筆協力	園岡志麻
編集・構成	丸山みき (SORA企画)
編集アシスタント	樫村悠香、秋武絵美子、永野廣美 (SORA企画)
画像提供(食材)	田中宏幸
企画・編集	森 香織 (朝日新聞出版　生活・文化編集部)

美容・健康・免疫力アップ
からだづくりに欠かせない

たんぱく質のきほんとレシピBOOK

監　修　　宮地元彦
料　理　　ほりえさちこ
発行者　　片桐圭子
発行所　　朝日新聞出版
〒104-8011　東京都中央区築地5-3-2
(お問い合わせ) infojitsuyo@asahi.com
印刷所　　図書印刷株式会社

Published in Japan by Asahi Shimbun Publications Inc.
ISBN　978-4-02-334118-0

定価はカバーに表示してあります。
落丁・乱丁の場合は弊社業務部（電話03-5540-7800）へご連絡ください。
送料弊社負担にてお取り替えいたします。